ESKKA BASIC SERIES

エスカベーシック

栄養指導論
第三版

[編著] 古畑　　公
　　　 田中　弘之

[著] 藤澤由美子
　　 円谷　由子
　　 荒井　裕介
　　 岩瀬　靖彦
　　 笠原　賀子
　　 風見　公子
　　 服部　富子
　　 本田佳代子
　　 三田　陽子
　　 改元　　香
　　 阪田　直美

同文書院

『エスカベーシック・シリーズ』の刊行にあたって

　今，管理栄養士・栄養士を取り巻く環境は激変している。2000 年 3 月の「栄養士法」改正により，とりわけ管理栄養士は保健医療分野の重要な担い手に位置づけられた。しかし，現代の大きなテーマとなっている「食の安全」や国民の「健康保持活動」の分野で，管理栄養士・栄養士が十分な役割を果たしているかは意見が分かれるところである。

　同文書院では，2002 年 8 月に「管理栄養士国家試験出題基準（ガイドライン）」が発表されたのを受けて，『ネオエスカ・シリーズ』を新ガイドラインに対応して全面的に改訂し，より資質の高い管理栄養士の育成を目指す教科書シリーズとしての強化を図ってきた。

　『エスカベーシック・シリーズ』は，『ネオエスカ・シリーズ』のいわば兄弟版として位置づけ，ガイドラインの「社会・環境と健康」「人体の構造と機能および疾病の成り立ち」「食べ物と健康」「基礎栄養学」「応用栄養学」「臨床栄養学」「公衆栄養学」「栄養教育論」「給食管理」の各分野の基本を徹底的に学ぶことに焦点をあて，応用力があり，各職域・現場で即戦力になりうる人材の養成を目指すことにした。

　本シリーズは『ネオエスカ・シリーズ』と同様，"基本的な事項を豊富な図表・イラストと平易な文章でわかりやすく解説する"とのコンセプトは踏襲しているが，より一層「コンパクト」に「見やすく」したのが最大の特徴で，内容もキーワードを網羅し，管理栄養士・栄養士養成施設校のみならず，栄養を学ぶすべての関係者に活用いただけるものと，自負している。

　2009 年 4 月

監修者代表
（株）同文書院

執筆者紹介

【編著者】

古畑公（ふるはた ただし）：総論 chapter2
和洋女子大学 名誉教授

田中弘之（たなか ひろゆき）：総論 chapter1
北海道文教大学 教授

【著　者】※執筆順

藤澤由美子（ふじさわ ゆみこ）：総論 chapter2
和洋女子大学 教授

円谷由子（つむらや よしこ）
：総論 chapter3　総論 chapter7
相模女子大学 准教授

荒井裕介（あらい ゆうすけ）
：総論 chapter4　総論 chapter8
千葉県立保健医療大学 准教授

岩瀬靖彦（いわせ やすひこ）：総論 chapter5-1〜6
大妻女子大学 教授

笠原賀子（かさはら よしこ）
：総論 chapter6　各論 chapter5
長野県立大学 名誉教授

風見公子（かざみ きみこ）
：各論 chapter1-5,6　各論 chapter2-1〜2
東京聖栄大学 教授

服部富子（はっとり とみこ）
：各論 chapter3
十文字学園女子大学 名誉教授

本田佳代子（ほんだ かよこ）
：演習問題
鎌倉女子大学 非常勤講師

三田陽子（みた ようこ）：総論 chapter6-5
北陸学院大学 講師

改元香（かいもと かおり）：総論 chapter5-7
各論 chapter2-3　各論 chapter4-1,5
鹿児島女子短期大学 准教授

阪田直美（はんだ なおみ）
：各論 chapter1-1〜4　各論 chapter4-2〜4
精華女子短期大学 准教授

introduction

まえがき

　本書は，栄養士・管理栄養士にとって必要な専門分野のうち，栄養指導・栄養教育分野の内容をまとめたものです。管理栄養士養成校の導入教育にも使用できるよう編集していますが，とくに，次の4点をポイントとして作成させていただきました。

① 基本的な内容は，社団法人全国栄養士養成施設協会「栄養士養成課程コアカリキュラム」および「管理栄養士国家試験出題基準（ガイドライン）」に沿った構成となっています。

② 図表を多く採用し，可能な限り，わりやすい記述に留意しています。

③ 各章のまとめの学習を効果的に進められるように，章末に演習問題を設けております。これによって，全国栄養士養成施設協会が実施する「栄養士実力試験」にも対応できるものとなっております。

④ 教員が本書を活用する際に，図表をボード上などに示して講義を進めやすくできるよう，図表データをまとめたCD-ROMを無償で供与いたします。

　本書は2012年の刊行以来，多くの栄養士・管理栄養士養成校にてご採用いただいてきました。ただ，第二版刊行から5年以上を経過し，食・栄養をめぐる社会環境，法整備，各学会のガイドラインなどが大きく変化してきました。そこで今回，第三版として最新のガイドライン，データに沿った内容となるよう大幅に刷新いたしました。

　栄養士・管理栄養士の業務内容は，法規的に一般的か，高度かつ専門的かの違いはありますが，いずれも，それぞれの名称を用いて「栄養の指導を業とする者」です。今後も，栄養士・管理栄養士にとって「栄養指導」はもっとも基礎となるものですので，本書を大いに活用していただけたら幸いです。

　また，本書は，お忙しいなか，関係する諸先生方が，各章それぞれ分かりやすさと正確さを追求してまとめてくださいました。ただ，短時間で執筆をお願いしましたことから，思わぬ表現や分かりにくい表現があるかもしれません。何かお気づきの点等がありましたら，まず，私ども編著者にご連絡いただけますようお願いいたします。

　最後に，本書の企画・編集・発行について，同文書院の編集担当者には，多大なるご尽力に対して敬意と深謝を申し上げる次第です。

　2025年4月

編著者一同

contents ■もくじ

まえがき　iii

総論

chapter 1　栄養指導の概念　3

1. 栄養指導の意義　3
1) 栄養指導の意義と目的
2. 栄養指導の目標　3
1) 知識・食行動の変容と望ましい食習慣の確立（QOL の向上）／2) 自己管理能力の獲得と食生活

（食事計画）
3. 栄養指導と栄養士・管理栄養士　7
1) 栄養指導の対象／2) 栄養指導の現場／3) 環境と栄養指導
◆演習問題　12

chapter 2　栄養指導の沿革　13

1. 栄養指導の歴史　13
1) 栄養指導・栄養改善の変遷（黎明期）／2) 明治・大正期の栄養改善指導
2. 第二次世界大戦前，戦後復興期の栄養指導　14
1) 栄養改善活動と栄養指導（栄養行政のはじまり）／2) 食糧援助と学校給食
3. 経済成長期の栄養指導　18
1) 外食産業の普及と栄養指導／2) ライフスタイルの変容

4. 栄養指導の現状　19
1) 生活習慣病と栄養指導／2) 健康増進と栄養指導
5. 栄養指導の展望　21
1) 高齢社会と栄養指導／2) 健康志向と食の安全／3) 食育と健康づくり／4) 管理栄養士国家試験出題基準（ガイドライン）の改定／5) 日本人の食事摂取基準（2025 年版）の策定／6) 健康格差と食料安全保障
◆演習問題　25

chapter 3　栄養指導と関係法規　27

1. 栄養士制度と法律　27
1) 栄養士法／2) 諸外国の栄養士制度
2. 栄養指導にかかわる法律　28
1) 健康増進法／2) 学校給食法／3) 母子保健法／4) 労働安全衛生法
3. そのほかの関連する法律　31
1) 食育基本法／2) 教育基本法／3) 学校教育法／

4) 地域保健法／5) 日本農林物資規格等に関する法律（JAS 法）／6) 食品衛生法／7) 食品表示法／8) 医療法／9) 障害者基本法／10) 高齢者の医療の確保に関する法律
◆演習問題　34

chapter 4　食生活・栄養に関する諸調査　35

1. 集団および個人を対象にした栄養調査　35
1) 食事調査の方法と活用／2) さまざまな食事調査方法
2. 国民健康・栄養調査の沿革　39
1) 法的根拠，調査の意義・目的／2) 調査の実際

3. 調査結果の推移と国民栄養の現状　42
1) 栄養素等摂取量の推移／2) 食品群別摂取量の推移／3) 体型および身体症候の推移
◆演習問題　50

chapter 5　栄養指導・教育（相談）の方法と技術　51

1. 栄養指導・教育（相談）の方法と技術　51
1) マネジメントサイクル／2) 5W1H
2. 個別栄養指導・教育（相談）　53
1) 個別栄養指導・教育（相談）の特徴と方法
3. 集団栄養指導・教育（相談）　54
1) 集団栄養指導・教育（相談）の特徴と方法
4. 栄養指導・教育（相談）の計画　54
1) 指導・教育（相談）目標の設定

5. 栄養指導・教育（相談）の実施　54
1) 行動変容段階モデル
6. 栄養指導・教育（相談）の評価　56
1) 栄養指導・教育（相談）方法の評価／2) 栄養アセスメント／3) 評価の種類
7. 行動変容技法の各方法　57
1) 行動科学の理論とモデル／2) 行動変容技法
◆演習問題　60

chapter 6　栄養指導の実際　　61

1．指導方法の選択　61
1）指導方法の種類／2）集団指導の形態
2．教材・媒体　64
1）教材・媒体活用の意義／2）教材・媒体の種類
3．プレゼンテーションの技術　66
1）プレゼンテーションの方法と技術
4．コミュニケーション技術　68
1）コミュニケーションの方法と技術
5．栄養指導におけるカウンセリング　68
1）カウンセリングの理論と意義／2）認知行動療法／3）動機づけ面接法／4）コーチング／5）社会的認知理論
◆演習問題　76

chapter 7　栄養指導に必要な基礎事項　　77

1．日本人の食事摂取基準（2025年版）　77
1）策定の目的，対象と使用期間／2）エネルギーおよび各栄養素の指標／3）活用の基本的考え方
2．食生活指針と食事バランスガイド　81
1）食生活指針の変遷と内容／2）食事バランスガイドの基本的な考え方と料理区分／3）活用のあり方
3．日本食品標準成分表　86
1）日本食品標準成分表の目的と性格／2）活用のあり方
4．食育関連　87
1）食育基本法，食育推進基本計画と栄養指導／2）食育と栄養教諭制度
5．食料需給表と食の安全性　90
1）食料需給表の性格と内容／2）食料需給と自給率／3）食料安全保障
6．健康日本21　91
1）趣旨と基本方針／2）健康日本21（第二次）／3）健康日本21（第三次）
7．栄養指導と運動指導　91
1）運動指導の原則／2）健康づくりのための運動基準／3）健康づくりのための身体活動・運動ガイド2023
8．栄養指導と睡眠・飲酒指導　94
1）健康づくりのための睡眠ガイド2023／2）健康に配慮した飲酒に関するガイド
◆演習問題　99

chapter 8　栄養指導と情報収集・資料活用　　101

1．栄養指導に必要な情報項目　101
1）情報収集の方法／2）情報の解析
2．インターネット情報の正しい使い方　104
1）政府統計の活用／2）専門誌（学会誌）の活用
◆演習問題　109

各論

chapter 1　ライフステージ別栄養指導　　113

1．妊娠期，授乳期　113
1）妊娠の成立・維持／2）妊娠期・授乳期／3）妊娠期・授乳期の栄養・食生活指導
2．乳児期　120
1）乳児期の栄養特性／2）発育・発達と栄養指導／3）授乳・離乳の支援ガイド
3．幼児期　123
1）幼児期の栄養特性／2）幼児期の栄養指導／3）間食の役割と栄養指導／4）食育
4．学童期，思春期　126
1）学童期の栄養特性／2）思春期の栄養特性／3）学校給食と栄養指導
5．成人期　135
1）成人期全般／2）生活習慣病予防と栄養教育／3）労働環境と栄養指導／4）外食と栄養指導／5）「『健康な食事』の普及」と認証制度
6．高齢期　140
1）高齢期の生活の特徴／2）介護・食事サービスと栄養指導
◆演習問題　148

chapter 2　生活環境別の栄養指導　　149

1．単独生活者　149
1）青年期／2）中高年／3）高齢期
2．スポーツ栄養　150
1）ライフステージ別スポーツ栄養／2）スポーツの種類別
3．被災地における栄養指導　153
1）災害時に起こる食と栄養の問題／2）平常時からの食の備えと支援
◆演習問題　157

chapter 3　疾病治療と栄養指導　159

1．エネルギーコントロール食対応の栄養食事指導　159
1）適応される疾患／2）エネルギーコントロール食対応の栄養食事指導における共通事項／3）疾病別の留意点

2．塩分コントロール食対応の栄養食事指導　172
1）塩分コントロール食の適応疾患／2）塩分コントロール食対応の栄養食事指導の共通事項／3）疾病別の留意点

3．たんぱく質・塩分コントロール食対応の栄養食事指導　175
1）たんぱく質・塩分コントロール食の適応疾患／2）慢性腎臓病（CKD）の栄養食事指導基準

4．消化・吸収に配慮した食事に対応する栄養食事指導　179
1）胃・十二指腸潰瘍／2）下痢／3）便秘

5．そのほかの疾病に対する栄養食事指導　181
1）鉄欠乏性貧血／2）るいそう／3）神経性やせ症・神経性過食症／4）食物アレルギー

◆演習問題　186

chapter 4　給食利用者（喫食者）に対する栄養指導　187

1．病院給食（入院時食事療養）　187
1）傷病者に対する栄養指導／2）栄養指導後の記録

2．児童・生徒に対する栄養指導　189
1）学校給食法／2）学校給食と栄養指導

3．幼児・児童（児童福祉施設）への栄養指導　192
1）児童福祉施設の栄養指導上の特性／2）保育所における食育の推進／3）保育所以外の幼児教育施設での栄養・食事指導／4）児童を対象とした栄養指導

4．社会福祉施設における栄養指導　198
1）高齢者・介護福祉施設／2）高齢者に対する栄養指導／3）障害者支援制度と食事・栄養支援

5．事業所給食　202
1）労働者のQOLと栄養指導／2）事業所給食の特性を活かした栄養指導

◆演習問題　204

chapter 5　諸外国の栄養状況　205

1．先進諸国における栄養問題　206
1）過栄養と疾病／2）社会環境と肥満

2．開発途上国における栄養問題　207
1）低栄養と疾病／2）食料問題

3．持続可能な開発目標　209
◆演習問題　211

index　212

総　論

総論 chapter 1 栄養指導の概念

〈学習のポイント〉
①栄養指導の意義・目的および目標を理解する。
②栄養指導における栄養士・管理栄養士の役割を理解する。

め栄養士・管理栄養士などは、さまざまな職域の力が十分に発揮されるようにかかわっていくことが求められている。

1. 栄養指導の意義

1) 栄養指導の意義と目的

　近年、国民の健康保持増進の問題は、重要な課題となっている。健康増進法では、表1-1の「国民の責務　第二条」に示すように、国民一人ひとりが自らの健康状態を自覚し、健康の増進に努めることが規定されている。つまり、一人ひとりが正しい知識を持ち、自覚して自分の意志で生活習慣を変えていく必要があるということである。こうした人々の健康増進を支えるうえで、栄養士・管理栄養士は重要な役割を果たしており、栄養士法の第1条では「栄養士とは、都道府県知事の免許を受けて、栄養士の名称を用いて栄養の指導に従事することを業とする者をいう」と定められている。また、健康増進法第十七条では、「市町村は、住民の健康の増進を図るため、医師、歯科医師、薬剤師、保健師、助産師、看護師、准看護師、管理栄養士、栄養士、歯科衛生士その他の職員に、栄養の改善その他の生活習慣の改善に関する事項につき住民からの相談に応じさせ、及び必要な栄養指導その他の保健指導を行わせ、並びにこれらに付随する業務を行わせるものとする」と定めている。人々が自立して健康管理ができるように、個々人を中心にすえ、国および地方自治体をはじ

表1-1　栄養指導の法的根拠

健康増進法
（目的）
第一条　この法律は、我が国における急速な高齢化の進展及び疾病構造の変化に伴い、国民の健康の増進の重要性が著しく増大していることにかんがみ、国民の健康の増進の総合的な推進に関し基本的な事項を定めるとともに、国民の栄養の改善その他の国民の健康の増進を図るための措置を講じ、もって国民保健の向上を図ることを目的とする。
（国民の責務）
第二条　国民は、健康な生活習慣の重要性に対する関心と理解を深め、生涯にわたって、自らの健康状態を自覚するとともに、健康の増進に努めなければならない。
（市町村による生活習慣相談等の実施）
第十七条　市町村は、住民の健康の増進を図るため、医師、歯科医師、薬剤師、保健師、助産師、看護師、准看護師、管理栄養士、栄養士、歯科衛生士その他の職員に、栄養の改善その他の生活習慣の改善に関する事項につき住民からの相談に応じさせ、及び必要な栄養指導その他の保健指導を行わせ、並びにこれらに付随する業務を行わせるものとする。

栄養士法
第1条　この法律で栄養士とは、都道府県知事の免許を受けて、栄養士の名称を用いて栄養の指導に従事することを業とする者をいう。

（栄養士、管理栄養士の定義については、p.27 参照。）

2. 栄養指導の目標

1）知識・食行動の変容と望ましい食習慣の確立（QOLの向上）

栄養・食生活は，人類が生命を維持していく上で不可欠である。それは，子どもたちが健やかに成長し，また人々が健康で幸福な生活を送るために欠くことのできない営みである。身体的な健康という点からは，栄養状態を適正に保つために必要な栄養素等を摂取することが求められる。同時に食生活は，社会的，文化的な営みであり，人々の生活の質（QOL, Quality of Life）とのかかわりが強く，また多くの生活習慣病との関連も深い。

そこで栄養指導の目標は，人々の健康およびQOLの向上を図るために，身体的，精神的，社会的に良好な食生活の実現を図ることである。すなわち，栄養士・管理栄養士には，人々の健康・栄養状態を是正するとともに，すべての人が良好な食生活を実践できるよう，一人ひとりの栄養に関する能力を十分に育み，その能力が発揮できるような平等な機会と資源の確保を図ることが求められている。具体的には，①「栄養状態」をよりよくするための「適正な栄養素（食物）摂取」，②適正な栄養素（食物）摂取のための「行動変容」，③個人の行動変容を支援するための「環境づくり」，などへの援助が必要となる。

2）自己管理能力の獲得と食生活（食事計画）

（1）自己管理能力（エンパワメント）の獲得

栄養指導の目標は，一人ひとりが自立し，生涯を通じた適正な生活習慣を形成すること，そして自己管理能力を身につけ，健康でQOLの高い生涯をおくることができるようにすることである。

このためには，栄養指導を行う栄養士・管理栄養士にとって，対象者が「自分がセルフマネジメントの主体である」という自覚を持つようにすることが重要となる。つまり，適正な生活習慣を形成するための問題解決を図るのは，栄養指導者ではなく，最終的には「自分である」ということを自覚してもらい，その力を「自分は持っている」と思えるようにすることが必要となる。以下に，対象者に自信を持ってもらうためのさまざまな援助方法を示す。

❶話しやすい環境調整のための援助（傾聴）

対象者が，自分の意見を述べやすくするため，栄養士・管理栄養士は「いつでも，なんでも話してください。どんなささいなことでも聞く耳を持っています。」という姿勢を示す。

❷目標設定のための援助

対象者に高い目標を提示したり，また，やる気になっている対象者が高すぎる目標を持つと，その目標を達成できないことにより，対象者が自信を失うことがある。目標設定は対象者が達成可能なレベルから開始するようにする。

❸知識を増やすための援助

行動を起こすためには知識が必要となる。栄養士・管理栄養士は，対象者が行動を起こす上で必要となる知識を獲得できるよう援助する。また，栄養士・管理栄養士自身も，常に新しい知識・情報を取得できるよう努力することが重要である。

❹感性的な援助

対象者によっては，指導されることに対して不安，悲観，ときには不平・不満，いきどおりなどさまざまな感情を持つことがある。内面を隠して表面上，冷静を装っている場合もあれば，逆に攻撃的な反応を示す場合もある。そのため栄養士・管理栄養士は対象者の心の動きに注意し，対象者が安心できる環境づくりに努める。

（2）栄養指導計画

栄養指導においては，健康およびQOLの向上が最終目標となる。そのため，対象者が健全な食生活を営み，良好な栄養状態を維持し，健康を維持できるよう援助することが求められる。しかし，食生活は社会的・文化的な営みであり，対象

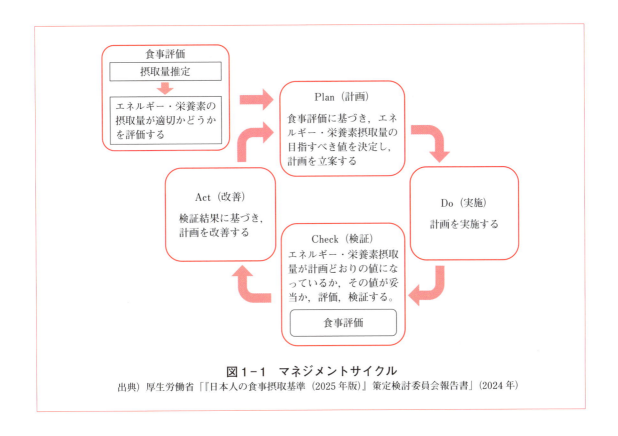

図1-1 マネジメントサイクル
出典）厚生労働省「『日本人の食事摂取基準（2025年版）』策定検討委員会報告書」（2024年）

者にとって長年にわたり慣れ親しんだ食生活を変えることは容易ではない。そこで，栄養指導を効果的かつ効率的に実施し，対象者の行動変容を実現するためには，適切な栄養指導計画が重要となる。

こうした栄養指導の計画策定には，一般にPlan-Do-Check-Actサイクルとよばれる手法を用いる。これは計画（Plan）→実施（Do）→検証（Check）→改善（Act）というマネジメントサイクルを活用するもので，栄養指導においては，行動変容が確認されるまで継続的に指導を行うことになる（図1-1）。

❶対象者の把握

個人，集団を対象に地域の疾病別受療状況や健康状態，食習慣，運動習慣，休養，喫煙，飲酒などの生活習慣のほか，食料品の流通，地理的条件，活用可能な社会資源施設などを把握する。

❷課題の抽出・分析

対象者の実態把握の結果から得られた個人，集団および地域における健康，生活習慣の課題を抽出し，その原因を調査して，指導の目的・目標となるよう分析する。

❸指導計画の作成（Plan）

対象者がかかえる問題のレベルを把握し，対象者にとって実行可能なレベルを予測する。そして緊急性，実行可能性および経済性を踏まえた，優先度の高い，もっとも効果的な方策を講じて計画を作成する。

❹指導の実施（Do）

作成された計画に基づいて栄養指導を実施する。

❺評価・効果判定（Check）

比較的短期間の栄養指導計画では計画の終了後，また長期にわたる計画では区切りのよい時点で，対象者の知識の理解度，態度および行動の変

年齢	0〜3歳	4〜15歳	16〜65歳	65〜74歳	75歳〜
健康増進関連事業	○母子保健法（健診対象）満1歳半を超え満2歳に達しない幼児，満3歳を超え満4歳に達しない幼児／乳幼児（小学校就学の始期に達するまでの者）（実施主体等）市町村［義務／努力義務］	○学校保健安全法（実施主体等）市町村教育委員会（学校に就学させるべき者）［義務］，学校（児童，生徒，学生及び幼児）［義務］	○医療保険各法（健康保険法，国民健康保険法等）（健診対象）被保険者・被扶養者（実施主体等）保険者［努力義務］○労働安全衛生法（健診対象）労働者（実施主体等）事業者［義務／努力義務］○学校保健法（健診対象）学校の職員（実施主体等）学校の設置者［義務］○医療保険各法（健診対象）被保険者・被扶養者（実施主体等）保険者［努力義務］	○高齢者医療確保法（健診対象）被保険者・被扶養者（実施主体等）保険者［義務］	後期高齢者医療制度○介護保険法

ライフステージ／ライフイベント	ライフステージ呼称	胎児期	乳児期	幼児期	学童期	思春期	若年成人・実年期	前期高齢期	後期高齢期
	母体（母子保健）	妊娠・出産	授乳				妊娠・出産・授乳／更年期	更年期	
	保健事業の推進	母子保健			学校保健		産業保健・医療保健・母子保健		老人保健
生活環境・社会環境（ライフスタイル）別	教育機関（集団属性）		保育所	幼稚園	小学校	中学・高等学校	大学／短大など		
	職場機関（就労の有無）					農，林，水産業，商業，製造・販売業，飲食業，サービス・輸送業，教育，医療，福祉など			
	就労環境					通常勤務，交代勤務，深夜勤務，特殊環境下での勤務			
	個人行動（身体活動の有無）			スポーツの実践					
	疾病の有無					疾病による入院・通院など			
	文化・伝統・風習			国，地域，宗教，政治，風俗，慣習，価値観など					
	世帯生活状況			3世代同居世帯，核家族（2世代）世帯，単身世帯（一人暮らしを含む），施設入居					
	居住地域（行政施策の影響）			日本，都道府県，市町村					
	気候・風土・地理的要因			生活環境・居住環境・自然環境					
	ライフステージ別に見た栄養上の問題点	先天性疾患 発育障害 周産期異常（母胎）	先天性疾患 栄養不良 アレルギー疾患 発育不良 小児肥満	アレルギー疾患 偏食 発育不良 栄養不良 小児肥満	小児肥満 運動不足 骨折 生活習慣病 発育不良	ダイエット 朝食欠食 思春期やせ症 生活習慣病 肥満	外食依存傾向 周産期異常 生活習慣病 やせ症 肥満 生活習慣の乱れ ／ 生活習慣病など	生活習慣病 更年期障害 など	低栄養 骨折 骨粗鬆症 高齢による衰弱 二大疾患 認知症など

図1-2 栄養教育の対象となる集団と個人および健康保険制度に関する法律

参考資料）川田智恵子，村上淳編「栄養教育論第2版―『栄養教育の体系』」〈エキスパート管理栄養士養成シリーズ〉

化学同人（2011）

容状況などを，設定した目標値などと比較して評価し，効果判定を行う。

❻計画の見直し（Act）

評価・効果判定によって，実際の結果と計画当初に設定した目標値との違いが小さいときには，栄養指導計画を見直して補正し，補正後の栄養指導計画に基づく計画を再度，実施する。一方，目標値との違いがいちじるしいときには，実態把握，課題の抽出の明確化あるいは目的・目標の洗い出しが適切に行われなかったことなどが考えられるので，計画全体を再度見直すことになる。

（3）栄養指導計画の評価

栄養指導を効果的，効率的に実施するためには，指導計画の策定段階における「計画」そのものの評価が求められる。策定段階で計画を評価することによって，実際の結果と目標値との間のいちじるしい違いの防止，また，栄養指導計画の中断や大幅な遅延などのリスクを軽減することができる。

評価の指標には，つぎのようなものがある。
①明確な目標が設定され，達成時期が示されているか。
②具体的な実施計画および評価計画が作成されているか。
③計画の意思決定が，科学的根拠に基づいて行われているか。
④目標を達成するために，仮説に基づく調査・研究が行われているか。
⑤指導の結果を評価・効果判定する手法が設定されているか。
⑥事業終了後に，未解決となった課題への取り組みが可能か。
⑦あらたな改善目標の設定につながる栄養指導計画となっているか。

3. 栄養指導と栄養士・管理栄養士

1）栄養指導の対象

栄養指導の現場には，社会のなかでのさまざまな環境や，対象者が存在する。また対象者を個人や集団としてとらえる場合，ライフステージからとらえる場合，社会集団としてとらえる場合などがあり，さらにこれを支える健康保険制度がある。図1-2に示した状況を把握しながら，個人が属する地域および社会と，これらにかかわる保健，医療，介護サービスの健康増進事業といった，行政および保険者などの責務に見合った栄養指導が求められる。

また，健康と病気の間には，半健康，調子がわるい，膝が痛いなどさまざまな段階があり，明確に区別できないことが多い。

健康あるいは半健康の状態にあっては，適正な食事をとり，運動不足を解消し，ストレスを抑えるなど疾病の発生そのものを予防することを目的とした一次予防を行う。一方，生活習慣病や持病がある場合は，健康診査などによる早期発見・早期治療といった疾病予防対策を目的とする二次予防を行うことが重要である。疾病の発症後は，必要な治療を受け，機能の維持・回復を図ることを目的とした三次予防を行う。

そして，栄養指導については，各予防段階において適切に実施することが求められる。

2）栄養指導の現場

（1）地域保健（都道府県，政令市，特別区の保健所および保健センターなど）

栄養行政おいては，地域における行政栄養士[*1]による健康づくりおよび栄養・食生活の改善に関する施策について，従来より地域保健法（昭和22年法律第101号）および健康増進法（平成14年法律第103号）に基づき実施されてきた。し

かし2005（平成17）年の「食育基本法」（平成17年法律第63号）の制定により，地域における栄養・食生活の改善のための取り組みのさらなる推進が求められていること，また2008（平成20）年からはじまった特定健康診査・特定保健指導において，食生活の改善指導を含む保健指導の実施により生活習慣病の予防を図ることとされたことなどから，保健対策において健康づくりおよび栄養・食生活の改善を推進することが求められている。

そのため，行政栄養士が施策の企画，立案，実施および評価や，専門的な情報の収集，蓄積および提供を行うことができるような体制を整備すること，また，栄養指導，食生活支援において関係機関との連携体制を構築することが，いっそう重要となっている。

（2）産業保健（事業所など）

産業保健の場における栄養士の役割は，企業および産業社会全体における健康へのニーズに積極的に対応し，生き生きとした事業場や活力ある社会の創造に貢献するものである。

具体的には，「労働安全衛生法」（第70条の2）に基づく厚生労働大臣の指針（「事業場における労働者の健康保持増進のための指針」（厚生労働省　改定　平成19年11月30日発表））に沿って，働く人々が心身両面にわたり，健康的な生活習慣へと食および日常の行動を改善できるよう，事業場で計画的に行う健康教育などの活動をさしている（第69条第1項の措置）。そして「生活習慣病」の予備群など，病気になるリスクがある人に対し，それらの改善への助言・指導を行い疾病にならないよう予防する。

またこれと並行して，2008年度より，40〜64歳の医療保険加入者に対し，前述の「特定健診・特定保健指導」が実施されている。

（3）医療（病院など）

1994（平成6）年の健康保険法改正によって，入院，在宅，老人保健施設などの患者負担格差を是正するため，入院患者の食費の「定率負担」を「定額負担」に改め，「基準給食制度」も「入院時食事療養制度」に改編した。そしてこれまでの「給食」ということばを廃止し，医療の一環としての「病院食」の位置づけを明確にした。

こうすることで，医療の現場における栄養士・管理栄養士の役割は，それまで使われてきた「給食」ということばが意味する「食事の提供」だけでなく，一人ひとりの身体状況に対応した栄養管理を行うこととなり，その評価は診療報酬[2]として技術料が算定されることとなった。

このようなことから，栄養食事指導料[3]や給食の特別管理加算[4]とともに，入院患者への栄養管理を一層充実させる管理栄養士が配置された病院での入院基本料[5]の設定，栄養サポートチーム[6]加算といったチーム医療の推進と，退院後も継続的に栄養管理が行える在宅患者訪問栄養食事指導料といった取り組みの推進が実施されるようになった。

（4）学校保健（小学校，中学校，教育委員会など）

学校教育においては，これまでも教育活動の一環として，学校給食を通した食に関する指導が行われてきた。しかし2005（平成17）年の食育基本法の制定によって，食育の推進が大きな国民的課題となり，学校における食育を推進するために，学校給食の教育的意義を改めて見直すとともに，学校の教育活動全体における食に関する指導の充実が求められている。

従来，食に関する指導は，「学校給食指導の手引」（1992（平成4）年）と「食に関する指導参考資料」（2001（平成13）年3月）などを参考に，これまで学校栄養職員の担ってきた学校給食管理に加えて，食に関する指導をもその本務とする栄養教諭の配置が開始された（2005年4月）。また，小中学校の学習指導要領の改訂（2008年3月28

日）において，その総則に「学校における食育の推進」が盛り込まれたほか，関連する各教科などで食育に関する記述が充実された。さらに，改正学校給食法（2009年4月1日施行）においても，その第1条（法律の目的）で「学校における食育の推進」を位置づけるとともに，栄養教諭が学校給食を活用して食に関する指導を充実させることについても明記された。

こうした法改正によって，学校における食育の必要性，食に関する指導目標，栄養教諭が中心となって作成する食に関する全体的な指導計画，各教科や給食の時間における食に関する指導の基本的な考え方や指導方法がとりまとめられた。そして児童・生徒が，その発達段階に応じて，食生活に対する正しい理解と望ましい食習慣を身につけることが期待されている。第4次食育推進基本計画の重点課題として，学校給食での地場産物の活用，郷土料理などの積極的な導入などにより，全ての国民が健全で充実した食生活を実現できるよう，コミュニケーションや豊かな食体験にもつながる共食の機会の提供等を行う食育を推進している。

(5) 社会福祉（保育所など）

社会福祉施設は，子どものための児童福祉施設（乳児院，児童養護施設，知的障害児施設，盲ろうあ児施設，保育所など），成人のための社会福祉施設（身体障害者療護施設，精神障害者更生施設，特別養護老人ホーム，養護老人ホーム，老人デイサービスセンターなど）に大別され，さまざまなタイプの福祉施設があり，施設によっては栄養士・管理栄養士の配置が義務づけられている。

そのため，社会福祉の現場で働く栄養士・管理栄養士には，社会的な期待やニーズを踏まえた栄養管理や，保健・医療・介護と連動する栄養指導技術が求められている。

❶保育所

「少子化社会対策大綱に基づく重点施策の具体

＊1　行政栄養士
地方公共団体において地域住民に対する栄養指導などに従事する管理栄養士などをいう。厚生労働省「地域における行政栄養士による健康づくり及び栄養・食生活の改善について」参照。

厚生労働省「地域における行政栄養士による健康づくり及び栄養・食生活の改善について」

＊2　診療報酬
保険診療の際に医療行為などの対価として計算される1点10円の報酬をいう。

＊3　栄養食事指導料
保険診療の際の医療行為などの対価として計算される報酬であり，2016（平成28）年度現在，外来・入院栄養食事指導料，集団栄養食事指導料，在宅患者訪問栄養食事指導料があり，報酬点数や疾病の範囲を2年ごとに見直している

＊4　特別管理加算
食事療養を栄養士によって行われている保険医療機関で，常勤の管理栄養士によって，適時の給食や適温の給食が行われているときに20点加算される。

＊5　入院基本料
栄養管理を担当する常勤の管理栄養士が1名以上配置されており，入院患者ごとに作成された栄養管理計画に基づき，関係職種が共同して患者の栄養状況などの栄養管理を行うことを入院基本料，特定入院料の算定要件としている。

＊6　栄養サポートチーム
栄養管理にかかわる専門的知識を有した多職種からなるチームが診療すること。

的な実施計画について」(2004（平成16）年決定)において，すべての保育所において給食そのほかの保育活動を通して「食育」を推進することが目標と掲げられたことや，「保育所保育指針」(2017（平成29）年3月)においても，引き続き「食育の推進」の項目を定めるなどして，栄養士・管理栄養士によるその推進が期待されている。

❷老人福祉施設

1997（平成9）年に制定された介護保険法は，2005（平成17）年の改正で，施設利用の際の食費や居住費を自己負担することが決定された。これによって，診療報酬同様に，介護報酬においても食事サービスや栄養管理などに関する介護報酬が算定できるようになった。

このことは，栄養士・管理栄養士が行う栄養ケア・マネジメントの実施を通じて，高齢者の低栄養状態などの予防・改善を目的に，個別の高齢者の栄養状態に対応した栄養ケアの提供が，入所者・通所者ともに可能となることを意味している。

地域包括ケアシステムは，医療・介護・予防・住まい・生活支援が包括的に確保される体制の構築により，重度な要介護状態となっても住み慣れた地域で自分らしい暮らしを人生の最後まで続けることができる。そのサービスには管理栄養士の居宅療養管理指導[*1]が設定されている。

（6）特定給食施設の給食経営管理（事業所，寮など）

特定給食施設の運営おいてもっとも重要なことは，給食を利用する人々に対して，適切な栄養管理を行うことである。つまり，利用者の身体状況，栄養状態などに応じた適切なエネルギー（熱量）および栄養素量を満たす献立作成，ならびに食材料の選択や調理などについて十分な配慮が求められる。そのため給食施設の運営，栄養管理において栄養士・管理栄養士の存在は不可欠となっている。

「特定給食施設における栄養管理に関する指導

及び支援について」（健が発0329第3号平成25年3月29日厚生労働省健康局がん対策・健康増進課長通知）では，特定給食施設に関する指導および支援についての留意事項として，現状分析に基づく効率的・効果的な指導および支援，同施設における栄養管理の評価と指導計画の改善，災害などに備えた協力体制の整備を挙げている。

また同施設が行う栄養管理に関する留意事項には，身体の状況，栄養状態などの把握，食事の提供，品質管理および評価，提供する食事（給食）の献立，栄養に関する情報の提供，書類の整備，衛生管理，災害等の備えがある。これらの栄養管理の実施は，健康日本21（第二次）および（第三次）の特定給食施設における栄養管理に関する目標と連動している。

●「成人病」が「生活習慣病」に代わった理由

「生活習慣病」ということばが使われるようになったのは，1996（平成8）年12月の公衆衛生審議会の意見具申において示された「生活習慣病に着目した疾病対策の基本的方向性について」のなかからである。これは，それまで使われてきた「成人病」が意味するがん，脳卒中，心臓病などの疾患の発症には，生活習慣が深く関与していることが明らかになったことに由来する。

そのため，生活習慣を改善することで，これらの疾病の発症・進行が予防できるということを国民に広く認知してもらい，行動に結びつけていくことがねらいであった。つまり，生活習慣に着目した新しい疾病概念を導入し，一次予防対策を強力に推進していくことが重要であるとの方針に基づいている。

それ以降，生活習慣に着目した疾病概念の導入に当たっては，「生活習慣病（Lifestyle–Related Diseases）」という呼称を用い，「食習慣，運動習慣，休養，喫煙，飲酒等の生活習慣がその発症・進行に関与する疾患群」と定義することが適切であると考えられている。

3) 環境と栄養指導

(1) 食生活に影響する諸要因

　日本人の食生活は，第二次世界大戦から50年以上を経て，それまでの高塩分・高炭水化物・低動物性たんぱく質という食事パターンから，高動物性たんぱく質・高脂質へと大きな変化を遂げた。このことは日本人の体格の向上をもたらしたが，その一方で栄養・食生活との関連性が強いと考えられている糖尿病，脳卒中，脂質異常症などの生活習慣病の増加が，深刻な問題となっている。そのため，栄養対策も，従来の栄養欠乏から過剰栄養に焦点をあてたものへと転換を図ることが求められている。

　また食生活を取り巻く社会環境の変化に伴い，朝食欠食率の増加，加工食品や特定の食品への過度の依存，過剰なダイエット志向，食卓における家族の団らんの喪失（孤食）などが見受けられ，身体的，精神的な健康への影響が懸念される現状にある。

　人々の健康で良好な食生活の実現のためには，個人の行動変容とともに，それを支援する環境づくりを含めた，栄養士・管理栄養士による総合的な取り組みが求められている。

＜参考文献＞

・『入院時の食事に係る評価の在り方について』
　中医協　診－2－1　17.10.26

＊1　居宅療養管理指導

通院による療養が困難な利用者が低栄養状態にある場合，当該医師の指示に基づき管理栄養士が利用者の居宅を訪問し，栄養ケア計画を作成した当該計画を患者またはその家族等に対して，当該栄養ケア計画に従った栄養管理に関する情報提供および栄養食事相談，または助言を30分以上行う。こうした在宅医療ケアシステムは，高齢者が住み慣れた地域で自分らしい生活を続けていくことを目指す地域包括ケアシステムにおいて不可欠な要素となっている。

◆演習問題

栄養指導の目標についての項目である。正しいものには「○」を，誤っているものには「×」を（　　）内に記入しなさい。

1．健康・栄養に関する知識の理解と定着。（　　）
2．食態度の形成。（　　）
3．適切な栄養素摂取のために生活習慣を変更する。（　　）
4．食に関するスキルの向上。（　　）
5．栄養補助食品の積極的な摂取量増加。（　　）
6．栄養・食生活情報の評価と選択能力の獲得。（　　）
7．伝統的な食文化の継承。（　　）

◎解答
1．（○）
2．（○）
3．（○）
4．（○）
5．（×）
6．（○）
7．（○）

| 総論 chapter 2 | # 栄養指導の沿革 |

〈学習のポイント〉
①栄養指導の歴史について理解する。
②栄養指導・栄養政策の変遷について理解する。

わが国における専門家による栄養指導活動の歴史は比較的浅く，栄養学がわが国に紹介されたのは1871（明治4）年であり，いわゆる栄養士が栄養技手として世に出たのは1926（大正15）年である。本章では，栄養学のこれまでの約150年の歴史と栄養士・管理栄養士がかかわる栄養指導・栄養政策の変遷を学ぶ。

1. 栄養指導の歴史

1）栄養指導・栄養改善の変遷（黎明期）

わが国の栄養指導活動の歴史は，古くは鎌倉時代中期の1246（寛元4）年に著された道元禅師の「赴粥飯法」，江戸時代中期の1713（正徳3）年に出版された貝原益軒の「養生訓」[*1] などがある。また，江戸時代末期の1864（江戸時代末期元治元）年に松本良順は西洋の衛生学を「養生法」として著し，初めて「食品重量と栄養成分は百をもって算す」と紹介して以来，今日の「日本食品標準成分表」や，市販食品などの栄養成分は，この食品重量に対する栄養成分の原則に基づき「100」（%/g）となる表示となっている。

さらに，1894（明治27）年の石塚左玄による「身土不二」[*2]，1903（明治36）年の村井弦斎の「食道楽」などに健康と食生活における留意点や栄養・食教育の大切さなどが謳われており，それらは現代の栄養教育にもつながる重要な意味を持っている。なお，栄養士・管理栄養士のかかわる栄養指導・栄養教育は，わが国では栄養士法，健康増進法など，法的根拠にのっとっている。

2）明治・大正期の栄養改善指導

栄養改善指導に関しては，江戸時代に富裕階層を中心とした白米食の習慣化とともに脚気[*3] が「江戸患い（わずらい）」として流行していたことから，漢方医による赤小豆食，麦食などの処方が行われていたことがその端緒といえる。しかし，明治時代になってさらに，白米食が広く庶民の間に普及するにつれて脚気も全国的に広まっていっ

● 禅と食事

日本における曹洞宗の開祖である道元禅師は，1246（寛元4）年に「赴粥飯法（ふしゅくはんぽう）」を著した。これは，世界で初めて料理について書かれた書物といわれている。道元禅師は，僧侶が毎日修行するなかで体調を整えるにはまず食事が大切であるとし，食材の栄養や味覚，食感を考えてつくらなければいけないとした。そして，清潔であること，旬の食材を用いること，食材を大切に扱うこと，食事作法など，食事に関するさまざまな心得を書き記したものが「赴粥飯法」である。そのなかで道元禅師は，材料である米や野菜を決して粗末に扱ってはいけないと厳しく戒めており，また，「御馳走」ということばは食事を用意するためにたくさんの人が走りまわる，という意味であると説いている。

たが，当時，脚気の原因ははっきりしないままで
あった。

1884（明治17）年，海軍軍医総監高木兼寛は，
脚気予防のために遠洋航海に出た海兵の食事を白
米食から米麦の混合食，たんぱく質と野菜にした
ところ脚気患者は急速に減少した。

さらに1910（明治43）年には鈴木梅太郎が米
ぬかから抗脚気成分のオリザニン（ビタミン
B_1）を発見した。これによって脚気対策は前進
し，栄養学の発展に大きく貢献した。

そしてわが国における本格的な栄養学の発展
は，米国イェール大学で栄養学を学んで帰国した
佐伯矩（さいきただす）が，1914（大正3）年に
私設の栄養研究所を設立したことにはじまる。
1920（大正9）年にはこの研究所を母体に国立栄
養研究所（現在の国立研究開発法人医薬基盤・健
康・栄養研究所）が設立された。さらに佐伯は
1925（大正14）年，私費を投じて栄養学校を設

● 明治時代のベストセラー「食道楽」

「食道楽」は村井弦斎の書いた明治時代の
ベストセラー小説である。本書では，主人公
の学生の大食らいで食べる描写を優先しなが
らも，アスパラガスなどの西洋野菜や，肉を
使った料理など，当時では珍しい食べ物を多
く紹介している。料理については，調理方法
がくわしく語られるだけでなく，目次には料
理の名前があがり，注釈でも補足説明があり，
巻末には食品成分一覧や価格表がのるなど料
理本としても実用的であった。また，料理の
方法だけでなく，材料の選び方，システム的
な台所のつくり方，衛生や栄養について，さ
らには男性の家事や女性への理解を促すな
ど，女性の地位の向上や新しい家庭像につい
ても描かれている。贅沢な料理は料亭やレス
トランで男が食べるのが当たり前だった時代
に，弦斎は，夫婦が協力し合い，家庭でおい
しく栄養たっぷりのご馳走を楽しむべきだと
説いたのである。また弦斎は和服のエプロン
であるかっぽう着も考案している。

立して栄養指導者の養成を開始した。そして
1926（大正15）年，この栄養学校の卒業生が栄
養技手（現在の栄養士）として給食の管理や栄養
教育などに携わり活動を開始したのである。

2. 第二次世界大戦前，戦後 復興期の栄養指導

1）栄養改善活動と栄養指導（栄養行政の はじまり）

1929（昭和4）年，警察部長会議および衛生課
長会議において安達謙蔵内務大臣名をもって「国
民栄養改善に関する件」が指示事項として取り上
げられた。これ以後，栄養士が各地方庁に配置さ
れるようになり，国民に対する栄養知識の啓発普
及が図られた。当時，とくに東北地方は冷害も多
く，農民の健康と適切な食事の普及のため，
1936（昭和11）年，東北6県の衛生課に国庫補
助により栄養士が配置された．

1937（昭和12）年には保健所法（旧）が制定
され，その任務のひとつとして地域住民の栄養の
改善に関する指導を行うべきことが定められた。
保健所栄養士の誕生である。

また1938（昭和13）年，厚生省（現厚生労働省）
の発足に伴い，栄養行政は内務省から厚生省に移
管された。同年，国立公衆衛生院が設置され，栄
養士教育が開始された。

当時の日本は，第一次世界大戦後（大正時代前
期）の世界的経済不況に巻き込まれ，さらに日中
戦争，太平洋戦争（第二次世界大戦）に突入した
ことから食料輸入も次第に困難となり，食料事情
は悪化していくことになる。そして太平洋戦争が
開始される2年前の1939（昭和14）年からは米
穀配給統制法が公布され，さらに1942（昭和
17）年の食糧管理法の制定により，国民の食生
活は後退し食糧不足に苦しむ状態に至った。

その一方，戦争末期の 1945（昭 20）年 4 月に，栄養士規則と私立栄養士養成所指定規則が制定・公布され，栄養士の身分と業務が明確となった。

やがて同年 8 月終戦を迎え，翌 1946（昭和 21）年に日本国憲法が公布され，厚生省に栄養課が新設されて栄養行政の推進体制が確立されることとなった。

なお，戦前の日本人の食生活がきわめて質素であり，食の西欧化が遅れた理由としては，次のことがあげられる。

①徳川幕府の鎖国政策によって，近代化・工業化がいちじるしく遅れたことから，食料消費パターンの変化を促すだけの経済発展（個人所得の上昇）が得られなかった。

②日本は四面を海に囲まれた島国で，生活文化圏が孤立していたので，諸外国との交流による刺激やデモンストレーションの影響を受けることが少なかった。

③大家族制で家長あるいは姑が家計をにぎる封建的家族制度のもとでは，質素・粗食を美徳とする旧食習慣が顕在化していた。

2) 食料援助と学校給食

昭和 20（1945）年 8 月，長年にわたる戦争が終ったものの，国民は極度の食料不足による飢餓と栄養失調に苦しみ，都市にあっては多くの餓死者が出るという深刻な事態に見まわれた。

終戦直後の食料事情がいかに深刻であったか，その一端を学童の体位からも知ることができる。厚生省は戦後の食料危機に対処して諸外国からの食料援助の資料を得るため，GHQ の指令に基づいて同年 12 月に，都民を対象に身体状況調査，栄養摂取状況調査を実施した（⇒ p.39 総論 chapter4「国民健康・栄養調査の沿革」）。このときの調査では，当時の学童の体位が 1903（明治 36）年のそれにまで退行していたことが判明している。

＊1　養生訓

1713（正徳 3）年，貝原益軒は 84 歳の時，「人生の楽しみ方」として「養生訓」を書いた。ここでの「楽しみ方」とは，①“道”を行い“善”を楽しむこと，②病なく快く楽しむこと，③長寿の楽しみ，の 3 つをさす。益軒はこの三楽をいかなる金銀財宝の富や名誉よりも優れたものとしている。

＊2　身土不二

“身土不二”（しんどふに）とは仏教用語。「身」（今までの行為の結果＝正報）と，「土」（身がよりどころにしている環境＝依報）は切り離せない，という意味。また，「食養会」のスローガンでは「しんどふじ」という。「地元の旬の食品や伝統食が身体に良い」という意味で，大正時代の食養運動で用いられた。

＊3　脚気

ビタミン B_1 の欠乏により，下肢の倦怠感，知覚異常，食欲不振，心肥大，浮腫などの症状を呈する病気。死に至る場合もある。江戸時代に江戸に入るとかかるが，江戸から出て田舎に行くと食環境の変化から治ることから“江戸患い”といわれた。

● 石塚左玄と玄米菜食

食養会（しょくようかい）は，石塚左玄が提唱した“玄米菜食を基本とした食養”を普及・実践する団体であった。左玄の食養を実践する団体としては「帝国食育会」という団体が先にあったが，食養会は会長に石塚左玄を迎えて創設された。設立は，内務省の意向でもあった。食事療法や書籍の刊行，会の趣旨にかなう健康食品の販売などを通じて，食事で健康を養うための独自の理論を展開した。

表 2-1 栄養・食に関する歴史

年	できごと	年	できごと
1864（元治元）	松本良順が「養生法」を著す	1990（平成 2）	「健康づくりのための食生活指針（対象特性別）発表
1909（明治 42）	脚気予防調査会が設置される	1993（平成 5）	「健康づくりのための運動指針」発表。
1910（明治 43）	鈴木梅太郎，オリザニン（ビタミン B₁）を発見	1994（平成 6）	「運動づくりのための休養指針」発表 保健所法の廃止 地域保健法の成立→保健所と市町村保健センターの業務が明確にされた 健康保険法の一部改正
1914（大正 3）	佐伯矩，私立栄養研究所を設立		
1920（大正 9）	国立栄養研究所が開設		
1926（大正 15）	「栄養技手」が誕生		
1927（昭和 2）	大阪栄養試験所に栄養研究部門を設置→栄養学の科学的研究の開始	1995（平成 7）	栄養改善法の一部改正→特別用途食品制度が開始
1936（昭和 11）	国の補助を得て東北 6 県に栄養士を配置	1996（平成 8）	食品の栄養表示基準制度の法制化 「成人病」から「生活習慣病」の概念へ
1937（昭和 12）	保健所法の制定→保健所栄養士が誕生	1997（平成 9）	HACCP，衛生管理マニュアルの導入 → O157 に対する危機管理策
1938（昭和 13）	厚生省が発足→栄養行政を内務省から厚生省に移管	2000（平成 12）	「21 世紀の国民健康づくり運動（健康日本21）」策定 栄養士法の一部改正→管理栄養士が免許制になる 「食生活指針」を策定
1939（昭和 14）	食糧統制の開始→食糧不足から国民の栄養状態低下		
1941（昭和 16）	第 1 回日本人の栄養所要量策定		
1945（昭和 20）	連合国軍総司令部（GHQ）の指令に基づき都民を対象に栄養調査が行われた	2002（平成 14）	健康増進法の制定 栄養改善法の廃止
1946（昭和 21）	はじめての国民栄養調査（現在の国民健康・栄養調査）が行われた	2003（平成 15）	健康増進法の一部改正→国民栄養調査から「国民健康・栄養調査」へ 食品安全基本法の成立→内閣府に食品安全委員会が設置される
1947（昭和 22）	栄養士法制定→栄養士の資格が法制化 保健所法制定→栄養士配置を規定		
1948（昭和 23）	医療法の制定	2004（平成 16）	栄養教諭制度の創設　→ 2005（平成 17）年度から実施 「日本人の食事摂取基準」策定。
1952（昭和 27）	栄養改善法の制定		
1954（昭和 29）	学校給食法の制定→全国の小中学校で給食が開始された 栄養指導車（キッチンカー）導入	2005（平成 17）	食育基本法が成立 介護保険法の改正→栄養ケア・マネジメントが保険給付の対象となる 厚生労働省，農林水産省が合同で「食事ガイドバランス」策定
1958（昭和 33）	厚生省から「6 つの基礎食品」が発表		
1961（昭和 36）	特別食加算制度の開始		
1962（昭和 37）	栄養士法の改正→管理栄養士制度の発足	2006（平成 18）	「健康づくりのための運動基準 2006」「健康づくりのための運動指針 2006（エクササイズ 2006）」策定 「食育推進基本計画」発表
1964（昭和 39）	東京オリンピック終了後，国民に体力づくりの機運が高まり，国民の健康体力増強対策についての閣議決定がなされた		
1975（昭和 50）	第一次改定日本人の栄養所要量策定 「健康づくりのための食生活指針」がはじめて公表された	2007（平成 19）	「新健康フロンティア戦略」策定
		2008（平成 20）	「特定健診・特定保健指導」が開始 行政栄養士の業務に関する基本方針が示される（厚生労働省通知）
1978（昭和 53）	「国民健康づくり運動」の開始→国民の総合的な健康づくりをめざす（第一次国民健康づくり対策）		
1985（昭和 60）	栄養士法一部改正→管理栄養士国家試験制度導入（第 1 回目の国家試験は 1987 年に実施）	2009（平成 21）	消費者庁発足 食品衛生法，健康増進法の一部改正→食品などの表示制度が消費者庁に移管される
		2013（平成 25）	健康日本 21（第二次）計画がスタート
		2014（平成 26）	「日本人の食事摂取基準（2015 年版）」を策定
1988（昭和 63）	「アクティブ 80 ヘルスプラン」策定（第二次国民健康づくり対策）	2015（平成 27）	管理栄養士国家試験出題基準の改定→平成28 年から適用
		2015（平成 27）	「食品表示法」が施行 「『健康な食事』の普及について」の通知
1989（平成元）	「健康づくりのための運動所要量」発表	2016（平成 28）	「食生活指針」改定

総論 chapter2 ●栄養指導の沿革

年	できごと
2017（平成29）	「地域高齢者等の健康支援を推進する配食事業の栄養管理に関するガイドライン」発表
2018（平成30）	「健康増進法」改正（受動喫煙防止）
2019（令和元）	「日本人の食事摂取基準（2020年版）」策定
2020（令和2）	新型コロナウイルスがパンデミック（世界的大流行）

年	できごと
2021（令和3）	「第4次食育推進基本計画」発表「妊娠前からはじめる妊産婦のための食生活指針」発表
2024（令和6）	「健康日本21（第三次）」スタート「日本人の食事摂取基準（2025年版）」策定

（1）LARA 物資

終戦から1940年代後半までの時代は慢性的な食糧不足のため，多くの人が栄養失調となり，餓死者さえ出る状態であった。このようななか終戦間もない1945（昭和20）年12月に，政府は食料の援助を受けるための基礎資料づくりを目的として，連合国軍総司令部（GHQ）の指令で東京都民を対象とした栄養調査を実施した。これが，国民栄養調査（国民健康・栄養調査）のはじまりである。この調査結果を受けて，1946（昭和21）年には，LARA（Licensed Agencies for Relief in Asia（公認アジア救済機関），通称：ララ）*4 缶詰や脱脂粉乳などの救援物資が，GHQから厚生省を通じて，学校や収容施設などの社会施設，また戦災孤児，戦災者，引揚者などを中心に配給された。

（2）栄養改善と学校給食

1947（昭22）年には栄養士法が公布され，栄養士の資格などが法制化されるとともに，同年保健所法が全面改正され，翌年の保健所法施行令の公布により，保健所に栄養士を配置することが定められた。さらに1952（昭和27）年には栄養改善法が制定され，本格的な栄養改善指導が展開されていった。

そして1954（昭和29）年に学校給食法が制定され，1956（昭和31）年には小中学校の全児童・生徒を対象に，主食をパンとした給食が全国的に

●● 栄養指導車

栄養指導車（通称キッチンカー）は，財団法人日本食生活協会より全国の保健所に配属された。当時栄養士は，"フライパン運動"（1日1回油を食べる），"たんぱく質を食べる運動"（1人1日1個の卵，また魚の日，肉の日を決めて食べよう）などの料理講習会を通じて，また「6つの基礎食品」のツールを活用して，地域に根ざした栄養改善活動を展開した。当時，全国で約30万人の食生活改善推進員（ヘルスメイト）が活躍していたといわれている。

＊4　LARA
第二次世界大戦後，日本は食糧不足に陥り，多くの人が栄養失調となった。そのため，缶詰や脱脂粉乳などの救援物資が，GHQより厚生省を通じて各施設に配給された。

実施されるようになった。また，1956（昭和31）年の「米国余剰農産物に関する日米協定」などの調印により，学校給食用として小麦粉10万トン，ミルク7,500トンの贈与が決定された。

1950年代半ばになると，財団法人日本食生活協会が制作した栄養指導車（通称キッチンカー）が各都道府県に貸与され，地域における栄養改善活動の展開が図られていった。この栄養指導車は各地の保健所から遠隔にある地域などを巡回し，栄養に関する知識の啓発とともに，調理をしながらの栄養指導講習を行い，その結果，栄養改善指導に多大な功績をもたらした。

そして1958（昭和33）年には，厚生省から栄養教育として「6つの基礎食品」[*5]の普及についての通知がなされる。これはその後，若干の改正がなされたが，現在においても栄養改善指導の基本として広く活用されている。また同時期に，不足する栄養素を食品に強化・添加した強化食品が商品化された。これらの食品は，栄養改善法（現在の健康増進法）のなかで特殊栄養食品として制度化され，ビタミンB_1強化米やL−リシン強化パンなどが製造販売された。

3. 経済成長期の栄養指導

1) 外食産業の普及と栄養指導

1950年代半ばから後半にかけて，いわゆる神武景気とよばれ好景気が続き，そして1960（昭和35）年には「所得倍増計画」が発表された。高度経済成長に伴う消費ブーム，レジャーブームがはじまるなか，1950年代後半になると食糧事情は好転し，それまでの食糧不足による栄養欠乏症などの問題は解決した。スーパーマーケットの進出もこのころである。

また，外食産業やテイクアウト食品の利用が増加傾向を示すなど，一般家庭の食生活は徐々に簡便化，外部化の進行をみるようになる。外食，中食，テイクアウト，宅配などの現在のフードビジネスのコンセプトがみられるようになったのも，このころである。

一方，栄養指導の点からみると，1958（昭和33）年に病院における基準給食制度が創設され，ついで1961（昭和36）年には特別食加算制度がスタートし，医療分野の栄養士の位置づけに大きな進展がみられた。さらに1962（昭和37）年9月，栄養士法の一部改正により管理栄養士制度[*6]が制定され，1963年度より施行された。また栄養改善法の一部改正により大規模集団給食施設への管理栄養士の配置努力が規定され，1964（昭和39）年4月から施行された。

また，1964年には東京オリンピックの開催を契機として国民の健康・体力増強対策が閣議決定され，健康と体力の増強を図るための対策が推進されることになった。

2) ライフスタイルの変容

昭和35（1960）年以降，かつての専業主婦層は家庭外で就労することが多くなり，外食やテイクアウトの利用が増加傾向を示すようになる。このころには，日本人の食料消費水準は戦前の状態にまで回復するようになった。

また東京オリンピックにあわせて東海道新幹線，名神高速道路などの新たな交通機関・ルートが開通にするようになった。こうした迅速な交通手段の登場に加え，防腐剤などの添加物の使用により，それまでは腐るという理由で運べなかった肉やハム，卵などが遠距離でも運べるようになった。その結果，日本人の食生活は大きく変化していき，「洋風化」「多様化」が進むようになる。しかしこのライフスタイルの変容は，やがて疾病構造の変化をもたらすこととなる。

4. 栄養指導の現状

1）生活習慣病と栄養指導

　1970年代に入ると，徐々に成人病（現在の生活習慣病）の増加が目立つようになってくる。生活習慣病はその名の通り，日常の生活習慣，とくに食生活のあり方がその発症に大きく影響する病気で，肥満症，高血圧症，糖尿病などの多く疾病を発症している。生活活動面についてみると，1970年代から一般家庭への自動車の普及が拡大し，日常生活における自動化・省力化がさらに進み，身体活動量がますます少なくなっていった。その結果，生活習慣病が蔓延する要因のひとつとなっている。

　こうした状況を受けて，1970（昭和45）年，栄養，運動，休養の三要素を基本内容とした保健栄養学級講座が全国の保健所で開催されるようになった。また1972（昭和47）年，その実践的指導機関として健康増進モデルセンターが設置された。

　1970年代後半に入ると，肥満と同時に低栄養に伴う疾患とが混在してきた[*7]。これらは，栄養素摂取量の問題だけでなく，身体活動状況やストレスなど生活全体による影響が大きいことから，栄養指導は食物摂取のあり方のみならず，運動や休養のあり方とあわせ指導するようになった。また指導方法も，それまでの集団指導のみならず，個人に適応した個人別指導の必要性も増加してきた。

　1978（昭和53）年には，厚生省は国民の総合的な健康づくりを目指し，第一次国民健康づくり対策を打ち出した。さらに1985（昭和60）年，厚生省は健康づくりのための食生活指針を策定した。これは国民一人ひとりが生活習慣病を自覚して食生活改善に努力する必要性をとなえたものである。

　また1986（昭和61）年度から厚生省の指導監督により，日本栄養食品協会の自主制度として加

＊5　6つの基礎食品

日常食べているあらゆる食品を栄養学的な役割を考えた上で6つのグループに大きく分け，示したもの。日々の献立を考える際に，難しい栄養素のことなど考えなくても，食品の組み合わせを注意するだけで，栄養素バランスのとれた食事をとれるようになっている。人の体は，食べ物に含まれる栄養素によって常に置き換えられており，また，活動のエネルギーも食べ物に含まれる栄養素によって供給される。

＊6　管理栄養士制度の発足

1962（昭和37）年，栄養士法の一部改正により，「管理栄養士とは，栄養士のうち複雑困難な業務を行う適格性を有する者として厚生省に備える管理栄養士名簿に登録された者をいう」と規定され，当時の栄養士改善法の一部を改正し，集団給食施設への栄養士の配置，管理栄養士の配置が規定された。

＊7　低栄養

高齢化の進展に伴い，高齢者のフレイル（虚弱）や低栄養への対策も重要になってきた。一方，若年女性においては，やせの者の割合の増加が課題となっている。特に20歳代では1980（昭和55）年代から1990（平成2）年代にかけて著しく増加し，その後も20％前後の割合で続いている。

● 食の外部化

　「食の外部化」とは，家庭内で行われていた調理や食事の手間を，家庭外に依存する状況をさす。具体的には，テイクアウト用の調理済み食品や惣菜，弁当などを利用する「中食」と，レストランなどを利用する「外食」を総称し，「食の外部化」という。2015（平成27）年の国民健康・栄養調査の結果では，「外食および持ち帰りの弁当・惣菜を定期的に利用している者」の割合は，男性41.3％，女性29.2％で，男女とも20代がもっとも高かった。また，外食や中食を定期的に利用する者は，ほとんど利用しない者に比べ，「主食・主菜・副菜を組み合わせた食事の頻度」が有意に低い傾向が見られた。こうしたことから，中食や外食を利用する時でも，バランスのとれた食事を選択できるスキルを身につけることが大切である。

工食品に対する栄養成分表示（JSD）制度が施行された。これは 1996（平成 8）年に，現在の健康増進法に基づく栄養表示基準に発展した。

そして 1988（昭和 63）年度から 10 年計画で第二次国民健康づくり対策として，「アクティブ 80 ヘルスプラン」が展開されることとなった。

2）健康増進と栄養指導

平成さらに令和の時代に入ってからの国民の食生活の動向についてみるとき，とくに目立つ変化のひとつとして「食の外部化」がさらに進行していることがあげられる。

食の外部化が進行している背景の要因としては，食事づくりにかかわる作業を負担と感じる高齢者，単身生活者，共働き世帯の増加といった社会構造の変化があげられる。一方，冷凍冷蔵庫，電子レンジが一般家庭に急速に普及したことなどに対応して，食品企業が調理済み食品や半調理済み食品など食事づくりの手間を省く，多種多様な製品を開発・供給していること，またファストフード店，コンビニエンスストア，弁当店などの拡大も食の外部化に拍車をかける要因となっている。

また，生活活動面についてみると，1970 年代から進む自動車の普及，日常生活における自動化・省力化がさらに進展し，身体活動量がますます少なくなった。そのため肥満症，脂質異常症，高血圧症，糖尿病など生活習慣病がさらに増加し，健康増進対策の重要性が高まった。

1988（平成元）年 6 月に厚生省の地域保健将来構想検討会から「地域保健将来構想報告書」が提出され，これは 1994（平成 6）年に「地域保健法」として取りまとめられた。また，「食の外部化」とともに 1990（平成 2）年に「外食料理栄養成分表示ガイドライン」が公表され，飲食店などが提供する料理にも栄養成分を表示するよう推奨されるようになった。

2000（平成 12）年には，第三次国民健康づく

り対策として，生活習慣病の具体的実践目標であり，かつ評価指標ともなる「数値」に基づく指標を特徴とする「健康日本 21」が策定された。なお，健康日本 21 は国の指標であり，都道府県，市町村はこれらをもとに地域の独自性に基づく各指標を策定することとされており，地域保健の促進が求められている。さらに「健康日本 21（第二次）」（2013（平成 25）〜2023（令和 5）年）に続き，2024（令和 6）年から「健康日本 21（第三次）」がスタートした。

2024（令和 6）年 4 月から，「健康日本 21（第三次）」が開始され，第三次では，「健康日本 21（第二次）」の最終評価において示された課題に加え，今後の社会変化への対応を考慮し，「全ての国民が健やかで心豊かに生活できる持続可能な社会の実現」というビジョン実現のため「誰一人取り残さない健康づくりの展開」および「より実効性をもつ取組の推進」を実施する。その基本的な方向を「①健康寿命の延伸・健康格差の縮小」「②個人の行動と健康状態の改善」「③社会環境の質の向上」「④ライフコースアプローチを踏まえた健康づくり」の 4 つを柱としている。

地域保健の基本は，地域に密着したよりきめの細かい生活習慣病の予防を中心とする対人保健サービスの展開にある。その基本的担い手として，従来の保健所から市町村への大きな転換が図られたのであるが，これまでの経緯と現状を踏まえ，栄養・食生活における個人別指導の実施，また，運動や休養の指導について栄養士・管理栄養士はどう対応すべきか，どこまで対応できるのか，また保健所と市町村の機能分担やマンパワーの配置のあり方を今後どのように進めていくのか，などについては今後，緊急を要する課題である。

なお，平成 12（2000）年 3 月，政府は，健康の観点から施策を行う厚生省（当時），教育の観点から施策を行う文部省（当時），食料の供給・消費の観点から施策を行う農林水産省が連携のも

とに共同して食生活指針を策定して，その普及・定着を通して，国民の食生活改善への取り組みを促すことを閣議決定した。2005（平成17）年には厚生労働省と農林水産省より，食生活指針の実現化のための「食事バランスガイド」が作成された。

2015（平成27）年9月には，厚生労働省より「『健康な食事』の普及について」および「生活習慣病予防その他の健康増進を目的として提供する食事の目安の普及について」が通知された。これは，主食・主菜・副菜を組み合わせた栄養バランスのとれた食事が，若い世代を中心に摂られていない状況がみられることから，生活習慣病の予防，健康の保持・増進を目的に，主食・主菜・副菜のバランスのとれた「健康な食事」の普及を促進していくことにしたものである（⇒ p.139 各論chapter1「『健康な食事』の普及と認証制度」）。さらに「健康日本21（第二次）」の実施，「第3次食育推進基本計画」の策定などを踏まえ，2016（平成28）年6月には「食生活指針」の内容を大幅に改定した。

5. 栄養指導の展望

1）高齢社会と栄養指導

近年，わが国では平均寿命[*8]，健康寿命[*9]がのびる一方，高齢化に伴う悪性新生物（がん）や，心疾患，脳血管疾患，糖尿病，高血圧症など生活習慣病の疾患が増えている。また，要介護者や認知症の増加，後期高齢者の低栄養化などの問題も起きている。

1997（平成9）年には介護保険法が公布され，高齢社会の最大の問題である介護を社会全体で支えるための仕組みが生まれた。2005（平成17）年には介護保険法が改正され，介護保険施設における栄養ケア・マネジメントが位置づけられるとともに，2006（平成18）年度から介護保険法に

＊8　平均寿命

平均寿命とは0歳の平均余命を意味し，2015年の統計ではWHO加盟国194ヵ国中，日本は男女平均で第1位，男性で6位，女性で1位であった。

＊9　健康寿命

健康寿命とは日常的に介護を必要としないで，自立した生活ができる生存期間のこと。WHOが2000年にこの言葉を公表した。平均寿命から介護年数（自立した生活ができない年数）を引いた数が健康寿命になる。

● 食生活指針の改定

技術革新に伴う日常生活の自動化・省力化や高齢化社会の到来により，日本人の身体活動量は低下し，高齢者の虚弱や中高年の肥満，生活習慣病が増加している。一方で，誤ったダイエット情報などの食や健康に関する情報が氾濫し，若い世代を中心とした極端なやせ志向も大きな社会問題となっている。さらに，日本の食料自給率は40%前後で推移しており，先進諸国でももっとも低い水準にある。

このような事態に対処して，1985（昭和60）年に厚生省（当時）は国民一人ひとりが食生活の改善に取り組めるよう「健康づくりのための食生活指針」を策定した。さらに2000（平成12）年に厚生省（当時），文部省（当時），農林水産省の3省連携により，国民の健康増進，生活の質の向上，食料の安定供給の確保などを目的とした10項目からなる「食生活指針」が策定された。その後も健康・栄養関連施策などとして，2005（平成17）年には「食育基本法」が策定され，2013（平成25）年からは国民健康づくり運動「健康日本21（第二次）」が開始され，食生活に関する幅広い分野の施策に進展が見られた。

このような背景を踏まえ，2016（平成28）年6月に「食生活指針の改定」が，文部科学省，厚生労働省，農林水産省の3省連携により行われた。この改定では，肥満予防とともに高齢者の低栄養の予防による健康寿命の延伸と食料の生産から消費までの食の循環を意識し，食品ロスの削減など環境にも配慮した国民の食生活の改善を目指している。

基づき，高齢者の低栄養予防事業などが行われている。

2006（平成 18）年には，高齢社会の進展に対応した医療制度改革関連法が成立した。その内容は，高齢化で増え続ける医療費の抑制を強く打ち出して，わが国の医療を予防重視に構造転換するものである。この予防重視の体制は，新たに生活習慣病対策として 2008（平成 20）年度からスタートした。

さらに，2007（平成 19）年度までは老人保健法に基づき市町村が主体となって実施してきた老人保健事業（健康手帳の交付，健康教育，健康診査，機能訓練，訪問指導）を，2008（平成 20）年 4 月より，老人保健法を改正した"高齢者の医療の確保に関する法律"に基づく「特定健診・特定保健指導」のプログラムとして実施するようになった。

2017（平成 29）年 3 月には，地域在宅高齢者などの健康支援につなげるため，配食事業における適切な献立作成や利用者の身体・食事状況の確認を含めた，配食事業の栄養管理のあり方についてまとめた「地域在宅高齢者等の健康支援を促進する配食事業の栄養管理に関するガイドライン」が作成された（⇒ p.144）。

2）健康志向と食の安全

生活習慣病対策の重要性が増加するなかで，栄養改善から健康づくりへの方向が明確にされ，食生活改善については食情報の提供とともに食環境の整備が進められている。一方，1990 年以降O157 や BSE（牛海綿状脳症，狂牛病），鳥インフルエンザなど食品の安全性を揺るがす問題が世界的規模で発生するようになった。さらに日本における食料自給率の低下や食文化の問題など，食に関する問題が複雑多様化している。こうした総合的な「食」への対応を図るべく食育の推進が図られている。

一方，近年における食と健康に関する情報の氾濫など食生活・食行動をとりまく社会環境の変化に伴い，いわゆる健康食品に関するさまざまな情報や，若い世代の女性を中心に極端なやせ志向がみられるようになった。その結果，誤ったダイエット情報にふりまわされて，低栄養状態に陥る人が多くみられるなど，健康への影響が懸念される状況にある。

こうした状況を踏まえて，2002（平成 14）年に，昭和 27 年以来半世紀にわたりわが国における栄養改善の基本的法律として定められてきた栄養改善法が廃止され，新たに健康増進法が制定され，さらに国民健康・栄養調査が同法に基づき実施された。

また，その年には食品安全基本法が交付された。これは食品の偽装事件や BSE（牛海綿状脳症）の発生などから，食の安全・安心への関心の高まりを受けたものである。さらに，内閣府に食品安全委員会が設置され，国民の健康の保護がもっとも重要であるという基本的認識の下，規制や指導などのリスク管理を行う関係行政機関から独立して，科学的知見に基づき客観的かつ中立公正にリスク評価を行う機関として機能している。

2004（平成 16）年には，「健康づくりのための食環境整備に関する検討会報告書」が取りまとめられた。これは，栄養・食生活と健康に関する適切な情報が国民および関係者に十分に伝わっていない状況に対処するため，適切な情報の提供や食物選択の幅を広げるなど個々人の健康づくりを支援する環境づくりが重要との判断によるものであった。

2015（平成 27）年 4 月には，健康増進法，食品衛生法，JAS 法の 3 法の食品表示に関する規定を一元化した「食品表示法」が施行された。これにより，栄養表示の義務化など食品を摂取する際の安全性と一般消費者の自主的かつ合理的な食品選択の機会を確保することが可能になった。

3）食育と健康づくり

教育現場にあっては，2004（平成16）年に「栄養教諭」の免許制度が創設された。翌年2005（平成17）年6月には，「食育基本法」が公布され，同年7月に施行された。これに伴い，食育推進の基盤整備が進められ，内閣府に食育推進室が設置され，総合的・計画的な国民運動として食育の推進に取り組むことになった。そして，厚生労働省健康局総務課にも食育推進室が設置された。さらに2006（平成18）年には食育基本法に基づき食育推進基本計画が作成された。この計画は5年間ごとに見直しが行われている。

さらに2016（平成28）年からは，内閣府から農林水産省に移管し，2021（令和3）年から「第4次食育推進基本計画」が展開，2026（令和8）年からは第5次食育推進基本計画が行われる。

一方，国民の健康づくりとして2005年に「健康フロンティア戦略」が，2007（平成19）年にはさらに10ヵ年戦略を発展させるとして，「新健康フロンティア戦略」が策定され，①子どもの健康，②女性の健康，③メタボリックシンドローム克服，④がん克服，⑤こころの健康，⑥介護予防，⑦歯の健康，⑧食育，⑨運動・スポーツ，の9分野を取り上げ対策を進めていくことにした。一方，2006（平成18）年には，健康づくり対策において，どれだけの運動や身体活動を行えばよいかの目安となる「健康づくりのための運動基準・運動指針2006（エクササイズ2006）」が策定，さらに2013（平成25）年には，「健康づくりのための身体活動基準2013」が策定された。その後，2023（令和5）年には，改訂版として「健康づくりのための身体活動・運動ガイド2023」が策定され，対象者別に生活活動，運動，座位行動の推奨事項が示された（⇒p.92）。

健康づくりの3要素の栄養（食事），運動，休養（睡眠）のうちの睡眠については，2003（平成15）年に「健康づくりのための睡眠指針〜快適な睡眠のための7箇条〜」が策定されたのが始まりで，次いで2014（平成26）年に「健康づくりのための睡眠指針2014」の策定，その見直しとして2023（令和5）年度に「健康づくりのための睡眠ガイド2023」が策定された（⇒p.94）。

4）管理栄養士国家試験出題基準（ガイドライン）の改定

厚生労働省は2023（令和5）年1月に管理栄養士国家試験出題基準を改定した。今回改定した出題基準は，2023（令和5）年度から適用することとし，引き続きおおむね4年ごとに改定を行うこととしている。

5）日本人の食事摂取基準（2025年版）の策定

2024（令和6年）に「日本人の食事摂取基準（2025年版）」が策定された。「日本人の食事摂取基準」は，健康増進法に基づき，国民の健康の保持・増進を図るうえで摂取することが望ましいエネルギーおよび栄養素の量の基準を示すもので，5年ごとに策定されてきた。2025年版では生活習慣病及び生活機能の維持，向上とエネルギー・栄養素との関連において，骨粗鬆症が追加された。2025（令和7）年度から使用される（⇒総論chapter7，p.77）。これまでの5年ごとの改定については，今後必要な時機に基準を改定することを可能とする体制を整える方向となった。

6）健康格差と食料安全保障

1990年のバブル景気崩壊後，日本経済は「成長なき30年」とよばれる長期に及ぶ景気低迷の時代を過ごしてきた。その過程で，国内では徐々に経済格差が広がり，世帯当たりの所得格差が健康格差として顕在化するようになっている。また，家族形態の変化により，子どもの貧困が大きな社会問題となっており，貧困家庭への社会的支

援が重要課題となっている。

その一方で，1960年代の高度経済成長以降，国民の食生活の変化（欧米化）により日本の食料自給率は低下の一途をたどり，1965年の79％から2000年代に入ると40％に届かない状況が続いている。こうした食料の極度の海外依存の結果，2022年にはロシアによりウクライナ侵攻による穀物の国際価格の高騰，またその後の日本の低金利政策の影響による円安により，国内の食品価格の上昇が引き起こされる結果となった。

また地球温暖化の影響による世界各地での干ばつと洪水は，世界の食料生産に甚大な被害をもたらしている。我が国においても，台風の大型化による被害が毎年のように発生し，さらに夏期の35℃以上の猛暑日の常態化などにより野菜や主食であるコメの生産にも影響が現れている。さらに地球温暖化は，海流の変化を引き起こしており，日本人にとって重要なたんぱく質源である漁業にも大きな影響を引き起こしている。

こうした状況の中で，日本の食料事情は，これまでの飽食の時代から，食料危機の未来を見据えた時代への転換を余儀なくされている。

＜参考文献＞
・(財)厚生統計協会『国民栄養の動向』
・厚生労働省編『厚生労働白書』
・藤沢良知編ほか『新公衆栄養学』第一出版
・(財)国民栄養協会編『日本栄養学史』

総論 chapter2 ●栄養指導の沿革

◆演習問題

以下の記述の内容が正しいものには「○」を，誤っているものには「×」を，（　　）内に記しなさい。

1．1962（昭和37）年，栄養士法が制定された。（　　）
2．1985（昭和60）年，文部省により「食生活指針」が発表された。（　　）
3．1995（平成7）年，「食事バランスガイド」が策定された。（　　）
4．2002（平成14）年，「栄養改善法」が廃止され，「健康増進法」が制定された。（　　）
5．2003（平成15）年にメタボリックシンドローム予防を中心とした食育基本法が施行された。（　　）
6．2005（平成17）年に介護保険法が改正され，栄養ケア・マネジメントが保険給付の対象となった。
　　（　　）
7．2021（令和3）年から「第4次食育推進基本計画」が進められている。（　　）
8．2023（令和5）年には，「健康づくりのための運動基準」が策定された。（　　）
9．2024（令和6）年に策定された「健康日本21（第三次）」では，三次予防が重視されている。（　　）

....

◎解答
1．（×）
2．（×）
3．（×）
4．（○）
5．（×）
6．（○）
7．（○）
8．（×）
9．（×）

| 総論 chapter 3 | 栄養指導と関係法規 |

〈学習のポイント〉
①栄養士法と栄養士制度を理解する。
②栄養指導に関係する法律を理解する。

1. 栄養士制度と法律

1) 栄養士法（1947〈昭和22〉年制定）

栄養士法は，栄養士・管理栄養士の身分法であり，栄養士・管理栄養士の定義や免許，管理栄養士国家試験，名称の使用制限（名称独占）などを規定している。

（1）栄養士・管理栄養士の定義

栄養士とは，都道府県知事の免許を受けて，栄養士の名称を用いて栄養の指導に従事することを業とする者をいう。

管理栄養士とは，厚生労働大臣の免許を受けて，管理栄養士の名称を用いて，以下の業務に従事する者をいう。

①傷病者に対する療養のため必要な栄養の指導。
②個人の身体の状況，栄養状態などに応じた高度の専門的知識および技術を要する健康の保持増進のための栄養の指導。
③特定多数人に対して継続的に食事を供給する施設における利用者の身体の状況，栄養状態，利用の状況などに応じた特別の配慮を必要とする給食管理およびこれらの施設に対する栄養改善上必要な指導。

（2）栄養士・管理栄養士の免許

栄養士の免許は，厚生労働大臣の指定した栄養士の養成施設において2年以上栄養士として必要な知識および技能を修得した者に対して，都道府県知事が与える。

管理栄養士の免許は，栄養士の資格を取得した上で，管理栄養士国家試験に合格した者に対して，厚生労働大臣が与える。

つぎのいずれかに該当する者には，栄養士または管理栄養士の免許を与えないことがあるとされている。

①罰金以上の刑に処せられた者
②栄養指導業務に関し犯罪または不正の行為があった者

（3）管理栄養士国家試験

厚生労働大臣は，毎年少なくとも1回，管理栄養士として必要な知識および技能について，管理栄養士国家試験を行う。

国家試験の受験資格は，図3-1のように規定されている。

（4）主治医による指導

管理栄養士は，傷病者に対する療養のため必要な栄養の指導を行うにあたっては，主治の医師の指導を受けなければならない。

（5）名称の使用制限（名称独占）

栄養士でなければ，栄養士またはこれに類似する名称を用いて栄養士の業務を行ってはならない。管理栄養士でなければ，管理栄養士またはこれに類似する名称を用いて管理栄養士の業務を行ってはならない。

2) 諸外国の栄養士制度

栄養士の資格制度は諸外国においても存在する

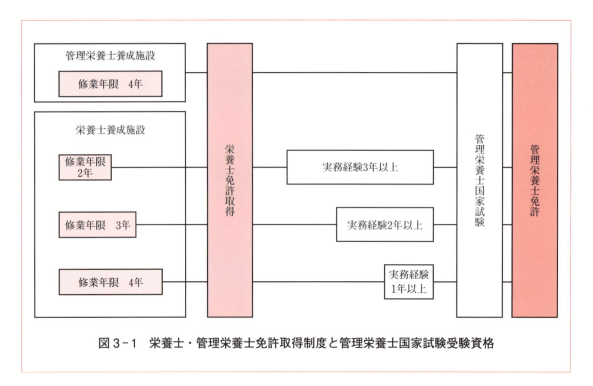

図3-1　栄養士・管理栄養士免許取得制度と管理栄養士国家試験受験資格

が，資格認定機関が日本では国や都道府県であるのに対し，海外では栄養士会が行う国もあり，教育期間，教育プログラムや試験の有無など国によって大きく異なっている（表3-1）。

2. 栄養指導にかかわる法律

栄養指導（栄養教育）を規定している法律には，栄養士法のほかに，健康増進法，学校給食法，母子保健法，労働安全衛生法があり，実施する栄養指導（栄養教育）が，どの法律に基づいて行うものであるかを十分理解しておく必要がある。

1) 健康増進法（2002〈平成14〉年制定）

健康増進法は，国民の健康増進の総合的な推進に関する事項を定め，国民の栄養改善や健康増進を図るための措置を講じ，国民保健の向上を図ることを目的として制定された。主に，保健指導・栄養指導の実施，栄養指導員，特定給食施設における栄養管理などが規定されている。

(1) 保健指導・栄養指導の実施，栄養指導員

市町村では，住民の健康の増進を図るため，医師，歯科医師，薬剤師，保健師，助産師，看護師，准看護師，管理栄養士，栄養士，歯科衛生士そのほかの職員による，栄養の改善その他の生活習慣の改善に関する事項についての，住民からの相談への対応，および必要な栄養指導その他の保健指導，ならびにこれらに付随する業務を実施している。

一方，都道府県，保健所設置市および特別区は，住民の健康の増進を図るために必要な栄養指導その他の保健指導のうち，とくに専門的な知識および技術を必要とするものを実施している。また，特定給食施設に対し，栄養管理の実施について必要な指導および助言を行っている。これに伴い都道府県知事，保健所設置市長および特別区長は，栄養指導のうち，とくに専門的な知識を必要とするものや特定給食施設に対する栄養管理指導については，医師または管理栄養士の資格を有する都

総論 chapter3 ●栄養指導と関係法規

表3-1 諸外国における栄養専門職の資格認定および教育制度

	アメリカ	イギリス	フランス	ドイツ	オーストラリア	日本
資格認定機関	栄養士会	医療職員審議会	国民教育省	厚生省	栄養士会	厚生労働省
資格認定者数または雇用者数	栄養士会会員約670,00名のうち，登録栄養士は75%。	医療職員審議会への栄養士登録者数は約6,660名（2008年3月）。	現役栄養士は4,500名以上。	栄養士の雇用は約11,000名。	栄養士は栄養士会正会員になることが必須条件であるため，2,741名（2006年）の会員が認定されている。	管理栄養士免許取得者数の累計205,267名（2015年）。
教育機関	登録栄養士は①4年の学士号取得後にインターンシップ，②インターンシップを含む大学院課程，③インターンシップを含む学士課程，の3コース。登録栄養技師はインターンシップを含む準学士号取得後に登録試験の受験資格が得られる。登録栄養技士と登録栄養士は別資格である。	学士課程は3～4年，修士課程は2年前後で登録栄養士として登録する資格が得られる。	栄養士2年（職業学士1年がある）。	栄養士（Diät assistant）3年。	学士4年コース，修士課程2年コースpostgraduate diplomaには1～1年半コースがある。大学院は入学に科学学士が必要である。	管理栄養士4年，栄養士2年。栄養士は実務経験3年以上で管理栄養士国家試験の受験資格が得られる。
教育施設またはプログラム	栄養士会に認定された登録栄養士の教育プログラムは，学士課程である訓練型（DPD）で228，その後のインターシップ組込型（CP）は53ある。登録栄養士では55の教育プログラムが認定されている（2008年現在）。	医療職員審議会に認定された食事療法学の学士課程（14校）で養成する。学士課程の優等学校（BSe Honours degree）の取得が登録栄養士として登録する条件となる。PlacementA, B, Cといわれる28週（各4週間, 12週間, 12週間）の実習が義務づけられている。	国民教育省が作成したカリキュラムで必要な単位を取得することにより資格が得られる（国家試験ではない）。	厚生省に認定された養成学校において職業訓練（Ausbildung）として行われる。教育プログラムは，理論の講義と実習（3,050時間以上）および臨床研修（1,400時間以上）よりなる。	栄養士会(DAA)が認定するコースは学部7コース。大学院11コース。カリキュラムはNational Competency Standards for Entry-Level Dietitians（初任者に必要とされる標準実践能力）に準じる。	厚生労働省に認定された管理栄養士養成施設（140校, 2016年）において必要な単位を修得し卒業すれば，栄養士資格および管理栄養士国家試験の受験資格が得られる。栄養士養成施設（165校, 2016年）では栄養士資格が得られる。
臨地実習またはインターン制度	登録栄養士は最低900時間（2008年から1,200時間），登録栄養技士は最低450時間のインターンシップを必修とする。	無（インターン制度ではないが，養成校を卒業後，国民保健サービスに就職した登録栄養士は，およそ2年間はbasic grade dietitianとして臨床的な知識・技術を経験して習得する）。	無（実習として技術短大：15週，中級技術者課程：20週）。	無（ただし専門教育プログラムのうち1,400時間が養成学校が付帯する病院または医療機関での実地訓練にあてられる）	無（専門実務研修20週間，Dietitianとして1～2年目まで条件付APDとしてメンター制度がある）。	無（臨地実習4単位必修）。
国家試験または登録試験	登録栄養士，登録栄養技士それぞれに登録試験がある。	登録栄養士になるための国家試験はない。	無。	国家試験合格をもって専門教育修了となる。	無（DAAの認定する養成コースを修了し，APDプログラム参加に同意すれば，DAA会員=dietitianと認められる）。	管理栄養士国家試験（栄養士は国家試験なし）。

出典：須永美幸ほか「諸外国における栄養専門職の育成・生涯教育制度－平成19年度厚生労働科学研究費補助金（循環器疾患等生活習慣病対総合研究事業）保健・医療サービス等における栄養ケアの基盤的研究」日本健康・栄養システム学会誌，Vol.9 No.1, 2009（日本のデータのみ一部改変）

29

道府県，保健所設置市あるいは特別区の職員のうちから，栄養指導員を任命することになっている。

(2) 特定給食施設における栄養管理

特定給食施設の設置者は，厚生労働省令で定める基準に従って，適切な栄養管理を行わなければならない。

2) 学校給食法 (1954〈昭和29〉年制定)

学校給食法は，学校給食の普及・充実と学校における食育の推進を図ることを目的としている。これは，学校給食が児童・生徒の心身の健全な発達に資するものであり，児童・生徒の食に関する正しい理解と適切な判断力を養う上で重要な役割を果たすものであるという理念に基づいている。学校給食を実施するにあたっては，以下の目標が達成されるよう努めなければならないと規定されている。

①適切な栄養の摂取による健康の保持増進を図ること。

②日常生活における食事について正しい理解を深め，健全な食生活を営むことができる判断力を培い，望ましい食習慣を養うこと。

③学校生活を豊かにし，明るい社交性および協同の精神を養うこと。

④食生活が自然の恩恵の上に成り立つものであることについての理解を深め，生命および自然を尊重する精神ならびに環境の保全に寄与する態度を養うこと。

⑤食生活が食にかかわる人々のさまざまな活動に支えられていることについての理解を深め，勤労を重んずる態度を養うこと。

⑥わが国や各地域の優れた伝統的な食文化についての理解を深めること。

⑦食料の生産，流通および消費について，正しい理解に導くこと。

3) 母子保健法 (1965〈昭和40〉年制定)

母子保健法は，母性・乳児・幼児の健康の保持・増進を図るため，保健指導，健康診査，医療活動を通じて，国民保健の向上に寄与することを目的としている。都道府県や市町村の役割として主に以下の内容が規定されている。

(1) 知識の普及

都道府県と市町村は，母性・乳児・幼児の健康の保持・増進のため，妊娠・出産・育児に関する相談に応じ，個別的または集団的に必要な指導や助言を行い，地域住民の活動への支援を通じて母子保健に関する知識の普及に努めなければならない。

(2) 保健指導および訪問指導

市町村は，妊産婦やその配偶者または乳児・幼児の保護者に対して，妊娠・出産・育児に関し，必要な保健指導，訪問指導，栄養指導を行う。

(3) 栄養の摂取

市町村は，妊産婦・乳児・幼児に対して，栄養の摂取について必要な援助を行うように努める。

(4) 低出生体重児の届出

体重が 2,500 g 未満の乳児（⇒ p.117「低出生体重児」）を出生したときは，その保護者は都道府県，保健所設置市または特別区に届け出なければならない。都道府県，保健所設置市または特別区の長は，その区域内に現在地を有する低出生体重児について養育上必要があると認められるときには，医師，保健師，助産師などを通じてその保護者を訪問し，必要な指導を実施する。

(5) こども家庭センター

妊産婦，子育て世帯，こどもに対し，母子保健と児童福祉に関する相談支援を一体的に行う機関である。母性・乳児・幼児の健康の保持・増進に関する支援に必要な実情の把握，母子保健に関する相談，母性・乳児・幼児に対する保健指導，健康診査，助産その他の母子保健に関する事業などを行う。

2022（令和4）年に改正された児童福祉法等において，2024（令和6）年4月から市町村は「こども家庭センター」の設置に努めなければならないこととされている。

4）労働安全衛生法（1972〈昭和47〉年）

労働安全衛生法は，職場における労働者の安全と健康を確保するとともに，快適な職場環境の形成を促進することを目的としている。具体的には，労働災害の防止のための危害防止基準の確立，責任体制の明確化や自主的活動の促進など，その防止に関する総合的かつ計画的な対策を推進することがそのねらいである。また，事業者は，職場における健康教育について，労働者に対する健康教育および健康相談その他労働者の健康の保持増進を図るために必要な措置を，継続的かつ計画的に講ずるように努めなければならないと規定されている。

3. そのほかの関連する法律

栄養指導（栄養教育）を行うにあたっては，上述した法律のほかに食育基本法，教育基本法，学校教育法，地域保健法，日本農林規格化等に関する法律（JAS法），食品衛生法，医療法，障害者基本法などの法律も理解しておく必要がある。

1）食育基本法（2005〈平成17〉年制定）

近年における国民の食生活をめぐる環境の変化に伴い，国民が生涯にわたって健全な心身を培い，豊かな人間性をはぐくむための食育を推進することが重要課題となっている。そのため食育基本法は，食育に関する基本理念を定め，国，地方公共団体などの責務を明らかにするとともに，食育に関する施策の基本となる事項を定めることにより，施策を総合的かつ計画的に推進し，現在お

よび将来にわたる健康で文化的な国民の生活と豊かで活力ある社会の実現に寄与することを目的に制定された。

国，地方公共団体，教育関係者，農林漁業者，食品関連事業者などの責務を規定するとともに，食育の推進に関する施策の総合的かつ計画的な推進を図るため，国は食育推進基本計画を作成する。一方，都道府県は都道府県食育推進計画を，市町村は市町村食育推進計画を作成するよう努めなければならないと規定されている。

2）教育基本法（2006〈平成18〉年制定）

教育基本法は1947（昭和22）年に制定されたが，制定から半世紀以上が経過し，科学技術の進歩，情報化，国際化，少子高齢化という現状に対応するため，2006（平成18）年に新たな教育基本法が制定された。そこでは，教育は，人格の完成を目指し，平和で民主的な国家および社会の形成者として必要な資質を備えた心身ともに健康な国民の育成を期して行われなければならないとされている。そして以下の目標を達成するよう行われるものと規定されている。

①幅広い知識と教養を身につけ，真理を求める態度を養い，豊かな情操と道徳心を培うとともに，健やかな身体を養うこと。

②個人の価値を尊重して，その能力を伸ばし，創造性を培い，自主および自律の精神を養うとともに，職業および生活との関連を重視し，勤労を重んずる態度を養うこと。

③正義と責任，男女の平等，自他の敬愛と協力を重んずるとともに，公共の精神に基づき，主体的に社会の形成に参画し，その発展に寄与する態度を養うこと。

④生命を尊び，自然を大切にし，環境の保全に寄与する態度を養うこと。

⑤伝統と文化を尊重し，それらをはぐくんできたわが国と郷土を愛するとともに，他国を尊重

し，国際社会の平和と発展に寄与する態度を養うこと。

3) 学校教育法（1947〈昭和22〉年制定）

　学校教育法では，学校において幼児，児童，生徒および学生ならびに職員の健康の保持増進を図るため，健康診断を行い，その他その保健に必要な措置を講じなければならないと規定されている。また，児童の栄養指導および管理をつかさどる者に栄養教諭が規定されている（p.191参照）。

4) 地域保健法（1994〈平成6〉年制定）

　地域保健法は，保健所の設置や地域保健対策の推進に関する基本事項を定め，地域保健対策が総合的に推進されることを確保し，地域住民の健康の保持および増進に寄与することを目的としている。主に，国・地方自治体の責務や保健所・市町村保健センターについて規定されている。

（1）保健所に関する基本的事項

　保健所は，都道府県，特定の市（指定都市，中核市と地域保健法施行令で定める市）および特別区に設置することができる。また，保健所の事業として，人口動態統計・地域保健に関する統計，栄養改善，食品衛生，環境衛生，公共医療事業，母性・乳幼児・老人保健，地域住民の健康の保持増進に関する事項など14項目が規定されている。

（2）市町村保健センターに関する基本的事項

　市町村は，市町村保健センター（住民に対し健康相談，保健指導および健康診査その他地域保健に関し必要な事業を行うことを目的とする施設）を設置することができる。

5) 日本農林規格等に関する法律（JAS法）（1950〈昭和25〉年制定）

　「日本農林規格等に関する法律」（JAS法）は，適正かつ合理的な農林物資の規格を制定し，これを普及させることによって，農林物資の品質の改善，生産の合理化，取り引きの単純公正化および使用あるいは消費の合理化を図ることを目的にしている。また，農林物資の品質に関する適正な表示を行わせることによって，一般消費者の選択を容易にし，これにより農林物資の生産および流通の円滑化，消費者の需要に即した農業生産などの振興ならびに消費者の利益の保護に寄与することをねらいとしている。製造業者は，品質に関する表示の基準に従い，農林物資の品質に関する表示を実施しなければならないと規定されている。

　2015（平成27）年4月の食品表示法施行に伴い，JAS法の食品表示に関する規定が食品表示法に移管されるとともに，JAS法の名称が「農林物資の規格化及び品質表示の適正化に関する法律」から「農林物資の規格化等に関する法律」に，また2017年に「日本農林規格等に関する法律」に変更となった。

6) 食品衛生法（1947〈昭和22〉年制定）

　食品衛生法は，食品の安全性の確保のために公衆衛生の見地から必要な規制およびその他の措置を講ずることにより，飲食に起因する衛生上の危害の発生を防止し，国民の健康の保護を図ることを目的としている。

　国，都道府県，保健所設置市および特別区は，教育活動ならびに広報活動を通じた食品衛生に関する正しい知識の普及，食品衛生に関する情報の収集，整理，分析および提供，食品衛生に関する研究の推進，食品衛生に関する検査能力の向上ならびに食品衛生の向上にかかわる人材の養成および資質の向上を図るために，必要な措置を講じなければならないと規定されている。

7) 食品表示法（2013〈平成25〉年制定）

　食品の表示は，消費者が商品選択をする際の指標として大きな役割を果たすものである。これまで，①「食品衛生法」に基づき期限表示など公衆

衛生上必要な情報の正確な伝達の見地から必要な表示と、②「農林物資の規格化及び品質表示の適正化に関する法律」（JAS 法）に基づき消費者の適切な商品選択を促進する観点から、原材料表示や原産地表示、遺伝子組換え表示など品質に関する表示を促進。一方、栄養表示については③「健康増進法」第 31 条に基づき規定されてきた。

2015（平成 27）年 4 月に、この 3 法の食品表示部分を一体化した「食品表示法」が施行。本法の目的は、①食品に関する表示が、食品を摂取する際の安全性の確保および自主的かつ合理的な食品の選択の機会の確保に関し重要な役割を果たしていることから、その適正を確保し、一般消費者の利益の増進を図ること、②国民の健康の保護および増進ならびに、消費者の需要に即した食品の生産の振興に寄与すること、とされている。

8）医療法（1948〈昭和 23〉年制定）

医療法は、医療サービスを受けようとする人が適切な選択ができるよう定められた法律である。ここで規定されているのは、医療サービス利用者を支援するために必要な事項、医療の安全を確保するために必要な事項、病院・診療所ならびに助産所の開設および管理に関する必要な事項、これらの施設の整備および医療サービスを提供する施設相互間の機能の分担ならびに業務の連携を推進するために必要な事項、などである。これによって、医療サービスを受ける人の利益の保護および良質かつ適切な医療を効率的に提供する体制の確保を図り、国民の健康の保持に寄与することを目的としている。

9）障害者基本法（1970〈昭和 45〉年制定）

障害者基本法は、障害者の自立および社会参加支援のための施策に関する、基本的理念を定めるものである。その根底にあるのは、すべての国民が障害のあるなしにかかわらず、平等な基本的人権を持ったかけがいのない個人として、尊重されなければならないとする理念である。つまり、国民すべてが障害の有無によって差別されることなく、互いに人格と個性を尊重し合いながら、共生する社会の実現をめざそうというものである。

そのため同法では、国、地方公共団体などの責務を明確にし、障害者の自立および社会参加支援のための施策の基本事項を定め、障害者の自立および社会参加支援のための施策を総合的かつ計画的に推進し、障害者の福祉を増進することを目的としている。

10）高齢者の医療の確保に関する法律（1982〈昭和 57〉年制定，2008〈平成 20〉年改正）

高齢者の医療の確保に関する法律は、国民の高齢期における適切な医療の確保を図るため、医療費の適正化を推進するための計画作成、保険者による特定健康診査・特定保健指導の実施、前期高齢者（65〜74 歳）の費用負担の調整、後期高齢者（75 歳以上）に対する適切な医療の給付等を行うために必要な制度を設け、国民保健の向上および高齢者の福祉の増進を図ることを目的としている。

特定健康診査（糖尿病その他の生活習慣病に関する健康診査）および特定保健指導（特定健康診査の結果により健康の保持に努める必要がある者に対し行う保健指導）を適切に行うため、厚生労働大臣が「特定健康診査等基本指針」を定める。40 歳以上 74 歳までの者に対し、特定健康診査および特定保健指導を行うことを医療保険者に義務づけているが、実施は病院など適当と認められるものに委託することができる。

また、「特定健康診査及び特定保健指導の実施に関する基準」において、医師・保健師・管理栄養士が特定健康診査・特定保健指導を担うことが規定されている。

◆演習問題

以下の記述の内容が正しいものには「○」を，誤っているものには「×」を，（　　）内に記しなさい。

1．栄養士法は，栄養指導とそのほかの保健指導について規定している。（　　）

2．健康増進法は，特定給食施設における栄養管理について規定している。（　　）

3．学校給食法は，学校給食の目標について規定している。（　　）

4．健康増進法では，栄養士および管理栄養士の身分と，免許に関する事項を示している。（　　）

5．食育基本法では，低出生体重児の栄養指導について規定している。（　　）

6．栄養士の免許は，栄養士養成施設を卒業した者に厚生労働大臣から与えられる。（　　）

7．管理栄養士の国家試験は，栄養士でない者には受験資格が与えられない。（　　）

8．栄養士でない者は，栄養士の名称を用いて栄養指導を行ってはならない。（　　）

9．市町村保健センターについては，地域保健法に規定されている。（　　）

10．特定健康診査および特定保健指導の実施については，医療法に規定されている。（　　）

◎解答

1．（×）

2．（○）

3．（○）

4．（×）

5．（×）

6．（×）

7．（○）

8．（○）

9．（○）

10．（×）

総論	
chapter 4	# 食生活・栄養に関する諸調査

〈学習のポイント〉
①食事調査の方法と種類，活用場面に応じた適切な方法の選択について理解する。
②国民健康・栄養調査の目的，方法，法的根拠について理解する。
③わが国の健康・栄養に関する動向と現状および課題を理解する。

集団を対象として健康状態や疾病とそれを規定する要因（曝露要因）との関連を明らかにし，改善に向けた対策の樹立を目指す学問を「疫学」という。とくに栄養学の領域で取り扱うものを「栄養疫学」といい，曝露要因としては食物，栄養素などがあり，その量的な指標として食物摂取量，栄養素等摂取量および「食べ方」などの食習慣の情報がある。栄養士は実践の場においても，その活動が人々の健康に対してどのような効果があったのか，評価することが重要である。そのため疫学は行政などの公衆栄養活動の場だけでなく，臨床や給食施設などで活動する者にも不可欠である。

1. 集団および個人を対象にした栄養調査

1）食事調査の方法と活用

食事調査は，対象者（回答者）個人や集団における栄養素などの摂取量のアセスメントを目的に実施される。食事調査から得られた栄養素摂取量の評価にあたっては，食事摂取基準が用いられ，その評価結果から，より望ましい食生活を営むための助言，集団においては欠乏や過剰のリスクの高い集団を特定しての支援（ハイリスク・アプロ

ーチ），また住民全体の摂取分布を望ましい分布へと導く施策（ポピュレーション・アプローチ）などが企画・実施される。

代表的な食事調査方法として，食事記録法や24時間食事思い出し法，食物摂取頻度調査法などが挙げられるが，絶対的な食事調査の方法（食事評価法）は存在しない。いずれの調査法にも長所と短所がある。調査対象の特性や調査規模，評価したい内容や項目とその精度，調査にかけられる時間・人手・予算などを考慮して選択する（表4-1）。

2）さまざまな食事調査方法
(1) 食事記録法（秤量法，目安量法）

秤量法は，指定期間中に摂取したすべての飲食物を秤，計量カップ，計量スプーンなどを使って，実際の食品の重量，容積を科学的単位で測定・記録する方法である。測定対象は食材料（可食量），調理中廃棄量，食後の残菜量となり，現行の食事調査法のなかではもっとも真の値（実際に食べた量）に近い値が得られるとされる。しかし外食を頻回に行うケースでは，事実上秤量法は成り立たない。そのため秤量法の記録に，「じゃがいもM1個」，「食パン6枚切り1枚」といった目安量による記録（目安量法）も組み合わせた「秤量目安法」が用いられることが多い。

食事記録法は，記録表を携帯して食事のたびに記録するよう求める。調理前または食べる前に食物を計量するよう求める場合も多い。また調理法についても記録を求める場合もある。そのため，調査前に十分詳細に記録ができるよう，記録方法

表4-1　個人と集団の栄養状態を評価する食事調査方法：測定方法の主要な長所，短所，誤差，有用性の要約

方　法	長　所	短　所	誤　差	個人または集団における栄養状態の評価への有用性
食事記録法	あらゆる食事パターンに適した自由形式。食事パターンについて詳細な情報を提供。	読み書きができ，やる気のある対象（回答）者が必要。個人の習慣的な摂取量を推定するには数日が必要。摂取量の記録が食品の選択に影響。	体系的に低めの摂取量を報告。性別，肥満などに関する個人特有の偏り。数日間の測定だけでは習慣的な摂取量の代理にはなりにくい。	数日間（1人当り）のデータを使って個人の習慣的な摂取量を推定することができる集団の平均摂取量を推定する。
24時間食事思い出し法	あらゆる食事パターンに適した自由形式。食事パターンについて詳細な情報を提供。食品の選択に影響しない。	個人の習慣的な摂取量を推定するには数日が必要。対象（回答）者の記憶と，量を見積もる能力に依存。	体系的に低めの摂取量を報告。性別，肥満などに関する個人特有の偏り。数日間の測定だけでは習慣的な摂取量の代理にはなりにくい。	数日間（1人当り）のデータを使って個人の習慣的な摂取量を推定することができる。グループや集団の平均摂取量を推定する。
食物摂取頻度調査法	通常の摂取量に関するデータを与える。機械でスキャンが可能なため，大規模な調査に適している。遡及的なデータ収集に使用できる。	限定的な食物リストはすべての回答者に適していない。読み書きのできる回答者が必要。	対象（回答）者は認識の難しさや不適切な食物リストが原因で摂取量を正確に報告できない可能性がある。性別，肥満などに関する個人特有の偏り。	疾患リスクとの関連調査向けに摂取量別に個人を順位付けする。
生体指標法	客観的な測定値は自己申告データの偏りの影響を受けない。	生物学的なサンプルが必要（侵襲的）で，高価または非実用的になりかねない。利用可能な指標の不足。	代謝調節と食事以外の要因が測定値に影響。検査室での測定誤差。	食事の妥当性やリスクの測定値別に個人をランク付けする。自己申告された摂取量の測定値と比較する。
身体測定法	収集が容易。正確。	身体活動と食事摂取量の作用。長期的なエネルギーバランスのみを反映。	身長および体重の自己申告エラー。	個人のリスクを評価する。集団のサーベイランスとモニタリング。

出典）Public Health Nutrition 2008 より筆者訳，一部改変

について説明を行う必要がある。調査終了後は，記録が完全になされたか，聞き取り確認を行う。

　食事記録法は，期間中に摂取した食事の全体像を把握することができる。ただし，対象者の負担が大きいことと，記録が原因で通常の食事摂取に影響が出ることが短所となる。また対象者が記録しやすいように，または調査しているということに敏感になり，選択する食物を変更したり，食べた食物を正しく申告しない可能性がある。これらは申告誤差といわれるが，女性や食事制限のある人，肥満者で発生する可能性が高い。

　1回の食事記録法は，大きな集団の平均摂取量の特徴を示すのに有用である。回答が自由形式のため，食事パターンが異なる集団間での摂取量の

比較にも適している。個人の習慣的な摂取量のアセスメントのためには，数日間の摂取量の把握が必要である。そのため集団の分布からの過不足の評価として，基準値未満または越える割合を判定する場合（カットポイント法）には，注意が必要である。

(2) 24時間食事思い出し法

24時間食事思い出し法は，面接者が対象者から調査前日（24時間）の食事内容を聞き取る方法である。面接者が対象者から聞き取りを行うので，調査期間中の記録などが原則不要であることと，対象者の識字能力に依存することが少ないのが特徴である。ただし記憶に依存することになるので，高齢者や子どもには不向きなことも想定される。また聞き取りを行った内容だけが情報源になることから，面接者には対象者から十分な情報を引き出すことができるよう面接能力が求められる。

対象者は自分が食べたものを後から変更することはできず，対象者の食事パターンが変わることがない。

1回の24時間食事思い出し法は，大きな集団の平均摂取量の特徴を示すのに有用である。回答が自由形式のため，食事パターンが異なる集団間での摂取量の比較にも適している。個人の習慣的な摂取量のアセスメントのためには，数日間の摂取量の把握が必要である。そのため集団の分布からの過不足者の評価として，基準値未満または越える割合を判定する場合（カットポイント法）には，注意が必要である。

(3) 食物摂取頻度調査法，半定量食物摂取頻度調査法

対象者に，特定期間（調査時点より過去1ヵ月間など）における，各食品の日常的な摂取頻度をたずねる方法である。一定期間の摂取状況を把握するので，習慣的な摂取の状況に近い情報を得ることができる。アンケート形式になっているもの

MEMO

が多いので，対象者および調査者にとって比較的負担をかけない。そのため，長い年月をかけて発症する生活習慣病と食事との関係を調査する，大規模な疫学調査などで多く用いられている。

ただし欠点としては，リストにある食品の摂取頻度の情報は集められるが，リストにない食品の情報を得ることができない。そのため調査対象となる集団の摂取を反映した調査票（食品リスト）であることが必要である。また調理方法や食品の組み合わせなどの情報は得られにくい。

栄養素摂取量を推定するため，多くの調査票では，目安量に関する質問を設けるか，食品ごとに目安量を記入するようになっている。このような食物摂取頻度調査法のことを「半定量食物摂取頻度調査法」という。

食品リストは通常，対象者が摂取するすべての食品をリスト化しておらず，代表的な（寄与率の高い）食品をリスト化しているため，過去の比較的長期間における摂取量の傾向を推定することが可能である。ただし得られた成績（栄養素等摂取量や食品群別摂取量）は，絶対的な値として取り扱うには限界がある。通常は，結果より個人の摂取量の順位付けによるグループ分け（ある栄養素について，多く摂取しているグループ，中間的な摂取量のグループ，少ない摂取量のグループなど）をして，疾病や健康状態との比較が行われる。

（4）生体指標法

生体指標法は，血液や尿から栄養状態を把握する方法であり，客観的で，しかも食事記録法などに見られる自己申告により生じるエラーと偏りがないため，栄養状態のアセスメントには不可欠である。

臨床の場面では，たんぱく質やエネルギーの栄養不良，鉄などの微量栄養素（ビタミン，ミネラル）の不足を評価する場合に多く用いられる。たとえば，体内たんぱく質の状態を示す血清アルブミン[*1]や，体内鉄貯蔵量の指標となる血清フェリチン[*2]などである。

公衆栄養の場面でも，個人の状態を評価する際に広く用いられている。また集団の評価では，平均的な栄養状態の評価や，リスクの高いサブグループを判別する（基準値未満など）際に有用である。

生体指標の有用性は，測定値の生理学的な要素などに基づいている。多くの指標は，恒常的に維持されているか，ゆるやかに摂取量の反映を受けているにすぎない。このような生化学的な測定値は，食事摂取量や栄養状態によって変化しないため，有効な指標であるとはいえない。また組織内の濃度に影響を与える食事以外の要因も考慮する必要がある。たとえば喫煙とビタミンC[*3]の関係などである。個々の指標の特性を理解し，選択する必要がある。

また指標によって，検査費用も高額な場合もあるので，調査にかけることができる予算との調整が必要である。

（5）身体測定法

身体計測は，身長，体重，皮下脂肪厚，周径などが含まれる。身長に対する相対的な体重の値（たとえばBMI）は，長期的なエネルギーの不足または過剰の指標となる。水中体重測定法[*4]，生体電気インピーダンス法[*5]，二重エネルギーX線吸収法（DEXA）[*6]などさまざまな方法を使って体組成を正確に評価する方法もあるが，なかには機材が高価で対象者にも負担がかかるものも多い。

身長と体重は，測定が簡単で安価であり，非侵襲的で対象者に対する負担も少ないので，もっとも一般的に使われている指標といえる。成人ではBMI[*7]がエネルギー不足または過剰を評価する指標として用いられる。評価基準は，健常成人であれば日本肥満学会が決定した基準が多く用いられる。学童，生徒（6～17歳）の健康診断における評価に当たっては，各性・年齢ごとに示された推定式から身長に対する標準体重を求めて現在の

体重との比較により評価する。乳幼児の場合には，成長曲線を用いて評価する。

わが国ではある一定の年齢であれば，自分の身長と体重の値を覚えている可能性が高い。直接測定ができない場合には，自己申告された身長と体重を用いることは有用であるが，申告誤差を生じる場合があるので慎重に取り扱う必要がある。

2. 国民健康・栄養調査の沿革

1）法的根拠，調査の意義・目的

国民健康・栄養調査は，健康増進法（平成14年法律第103号）に基づき「国民の健康の増進の総合的な推進を図るための基礎資料として，国民の身体の状況，栄養摂取量及び生活習慣の状況を明らかにするため」実施している。

わが国では，国民健康・栄養調査の結果を「健康日本21」の目標値やその評価，「日本人の食事摂取基準」策定などさまざまな政策立案や評価に用いてきた。また都道府県などにおいても，国民健康・栄養調査の実施は，自治体独自の健康・栄養調査を行う機会となっており，地域における健康・栄養状態を評価する重要な役割を担っている。

2）調査の実際

（1）調査対象者

国民健康・栄養調査は，日本国民を母集団とした標本調査である。対象の選定は，毎年，厚生労働大臣が調査地区を定め，その地区内に在住する世帯を調査世帯として都道府県知事（または保健所設置市長，特別区長，以下「知事等」とする）が指定し，その世帯主に対して通知する。

2023（令和5）年に実施された国民健康・栄養調査では，同年に実施した国民生活基礎調査で設定された単位区から無作為に抽出した300単位区内の世帯（約6,000世帯）および当該世帯の満

＊1　血清アルブミン
血液中の総蛋白の半分以上を占めており，血液の浸透圧調整や体外物質の保持・運搬機能を担っている。体内たんぱく質の中長期の栄養状態を示す指標として用いられる。3.5 mg/dlを下回ると低栄養状態の危険性が高いと判定する。

＊2　血清フェリチン
生体内の鉄を貯蔵する役割を担っているたんぱく質。鉄欠乏性貧血を判定する指標のひとつとして利用される。

＊3　喫煙とビタミンC
食事からのビタミンC摂取量と血液中ビタミンC濃度との関係をみたとき，喫煙者は非喫煙者よりも血液中濃度が低く，ビタミンCの必要量が高いことが示されている。同様のことは受動喫煙者でも認められる。

＊4　水中体重測定法
アルキメデスの原理を応用した方法。体重と水中での体重の差が，体容積に相当する水量の浮力を受けたものとして体容積を推定する。体密度からBrozekの式などを用いて体脂肪量を推定する。もっとも実際の体脂肪率に近い数値が割り出されると定義づけられているが，被験者の負担が大きく，測定者の高度な技術と熟練が求められる。また機器が高価であり，設置スペースが必要となる。

＊5　生体電気インピーダンス法
低レベルの電流を人体に流し，体内の水分と脂肪の電流の伝導性の違いを応用して体内の水分量を推定する。この体内水分量から除脂肪量や体脂肪量（率）を推定する方法。装置が比較的安価。小型の装置もあり，簡便，迅速に測定可能。対象者への負担が少ない。

＊6　二重エネルギーX線吸収法（DEXA）
2種類のエネルギーのX線を人体に照射した際のX線の減衰係数から，脂肪量，骨塩量，それ以外の軟部組織重量の3つを求める方法。信頼性が高く，水中体重法による体脂肪率とよく一致し，被験者の負担が少ない。微量の被爆（胸部X線の0.1～6％）があるため，妊婦には適用できない。また機器が高価である。

＊7　BMI
Body Mass Indexの略称。体重（kg）÷（身長＜m＞）^{2}より求められる。成人の体型の評価に用いられ，BMI18.5未満を「やせ（低体重）」，18.5～25未満を「普通」，25以上を「肥満」と判定する（日本肥満学会の判定基準）。成人（30-59歳）では研究結果からもっとも疾病が少なかったBMI=22を標準として用いている。壮年期や高齢者ではやや高め（25前後）で死亡率が低かったという研究結果がある。

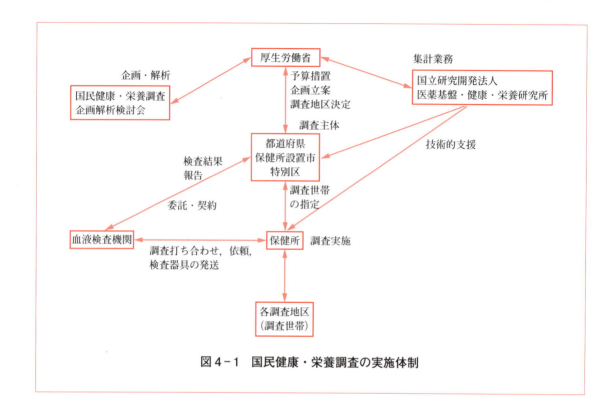

図 4−1　国民健康・栄養調査の実施体制

1 歳以上の世帯員（約 15,000 人）が調査対象となっている。また都道府県間の地域格差を把握するため、2012 年から 4 年おきに対象者数を拡大した大規模調査を行っている。

(2) 調査体制

国民健康・栄養調査の企画、解析にあたっては、厚生労働省に専門家からなる「国民健康・栄養調査解析検討会」が設置され、調査設計およびその解析について専門的な立場から意見を聞いている。調査項目などはこの検討会での議論を経て決定される。

知事等は、調査の執行に関する事務を行う。実際に調査を行うのは、保健所である。保健所では、保健所長を班長とする調査班が設けられて、知事等から任命を受けた医師、管理栄養士、保健師などが国民健康・栄養調査員として実施にあたる。

回収された調査票は、保健所での確認後、自治体ごとに取りまとめて、厚生労働省に提出される。その調査票の集計は、国立研究開発法人医薬基盤・健康・栄養研究所が担っている（図 4−1）。

(3) 調査時期と項目

国民健康・栄養調査は、1972（昭和 47）年以降、毎年 11 月に行われている。

国民健康・栄養調査は、身体状況調査票、栄養摂取状況調査票および生活習慣調査票からなり、主な調査項目と対象年齢は表 4−2 のとおりである。なお、対象年齢は 11 月 1 日現在を基準にしている。

調査は多施設・多調査員で実施されることから、各調査項目の測定手技や判断基準は「調査必携」にまとめられており、ここに示された方法で全国統一的に行われている。

❶身体状況調査

身体状況調査は，調査対象世帯の世帯員を対象とし，被調査者が集合しやすい場所（会場）に集めて実施している。会場に来られない場合には，身長，体重，腹囲に限って自己申告または家庭での計測でも可としている。

身長や体重，腹囲，血圧などの測定にあたっては，多施設多調査員で実施することから，その器具，測定方法はこまかに指定されており標準化が図られている。問診についても，その判断基準が統一されている。

❷栄養摂取状況調査 （図4−2）

調査日は，祝祭日，冠婚葬祭そのほか特別に食物摂取に変化のある日を避け，被調査世帯においてなるべく普通の摂取状態にある日に実施する。また，被調査者の積極的協力を得るため，調査開始前に被調査地区民に対し調査の趣旨を十分説明している。

また，調査員である管理栄養士などは，被調査世帯を直接訪問し，フードモデルなどのツールを用いて記入状況を点検するとともに，不備な点の是正や記入の説明にあたり，より正確な把握が行えるよう多くの努力を行っている。

栄養素等摂取量の算出には，「日本食品標準成分表」を使用している。また成分表に未収載で利用頻度の高い食品は成分値を調べて独自の番号を設けて使用している。栄養素等摂取量は，調理後（ゆで，油いためなど）の成分値が成分表に収載されている食品はこれを用い，そのほかの食品については，成分表に収載されている調理による「重量変化率」「成分変化率」を加味して算出している。つまりなるべく口に入る状態の栄養素等摂取量が把握されている。

❸生活習慣調査

留め置き法による質問紙調査とし，世帯の調査対象年齢以上の全員を対象に生活習慣調査票を配付し記入してもらう。

表4−2　主な調査項目

身体状況調査票

①身長（満1歳以上）
②体重（満1歳以上）
③腹囲（満20歳以上）
④血圧：収縮期（最高）血圧，拡張期（最低）血圧（満20歳以上）〔2回測定〕
⑤血液検査（満20歳以上）〔20項目〕
⑥問診（満20歳以上）
　(a) 薬の使用の有無
　　・血圧を下げる薬
　　・脈の乱れを治す薬
　　・コレステロールを下げる薬
　　・中性脂肪（トリグリセライド）を下げる薬
　　・貧血治療のための薬（鉄剤）
　(b) 糖尿病の指摘，治療，投薬等の有無
　(c) 医師からの運動禁止の有無
　(d) 運動習慣：1週間の運動日数，運動を行う日の平均運動時間，運動の継続年数

栄養摂取状況調査票（満1歳以上）

①世帯の状況：氏名，生年月日，性別，妊娠（週数）・授乳，仕事の種類
②食事状況：家庭食・外食・調理済み食・給食・欠食等の区分
③身体状況：1日の身体活動量（歩数），歩数計の装着状況（満20歳以上）
④食物摂取状況：料理名，食品名，使用量，廃棄量，氏名および食べた量（割合），残食

生活習慣調査票（満20歳以上）〔アンケート調査〕

食生活，身体活動・運動，休養（睡眠），飲酒，喫煙，歯の健康等に関する生活習慣全般を把握する。

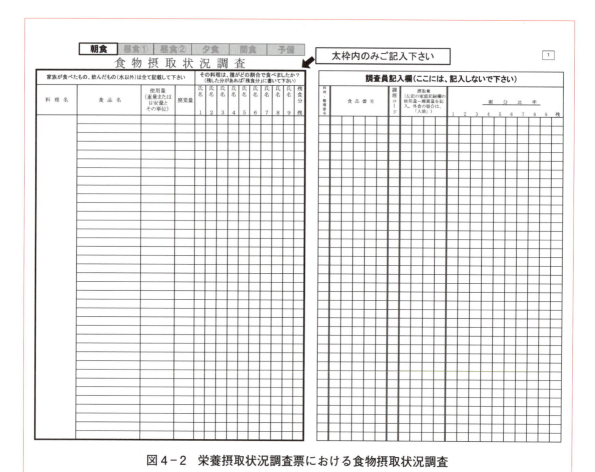

図4-2 栄養摂取状況調査票における食物摂取状況調査

3. 調査結果の推移と国民栄養の現状

わが国では1945（昭和20）年から国民におけるエネルギーおよび栄養素摂取量や食品群別摂取量，身体の状況，生活習慣について，毎年調査を実施し，モニタリングしている。

本節では，過去の調査結果からその動向をまとめていくが，調査方法は変化をしながら発展してきた。たとえば食事調査方法をみると，以前は世帯一括で調査したものを世帯の人数で割って計算する世帯員1人当たりの摂取量から国民の摂取量を推定していた。1995（平成7）年から比例案分法が導入されて個人ごとの推定が可能になり，調査日数も1日間となり現在も続けられている。また栄養素等の摂取量を算出する食品成分表も，2000（平成12）年までは厚生省（当時）が独自に編纂した成分表を用いていたが，2001（平成13）年からは日本食品標準成分表に切り替わるとともに，それまでの食品の生重量に基づく栄養素等摂取量の算出から，調理による重量変化率，成分変化率を加味しできるだけ実際に摂取した状態での評価を行うようになった。このように，その時々の状況に応じて調査方法などが異なっているということを念頭に置き，こまかい数値というよりも，その動向に注目して評価をする。

総論 chapter4 ●食生活・栄養に関する諸調査

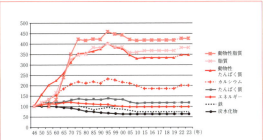

1946年は全国集計が行われていないので，市部，郡部別の成績を平均した。
炭水化物は1950年を，動物性脂肪は1955年を，鉄は1975年を，それ以外は1946年を100とした。
1960年の炭水化物摂取量は，「熱量の栄養素別構成」の結果から推計した値を用いた。

(1歳以上，男女計)

図4-3　栄養摂取量の推移
出典）厚生労働省「国民健康・栄養調査報告」，「国民栄養の現状」より作成

		たんぱく質	脂質	炭水化物
2000年	1,920kcal	15.0	25.0	60.0
2005年	1,902kcal	15.0	25.3	59.7
2008年	1,898kcal	14.9	25.8	59.3
2010年	1,861kcal	14.6	25.9	59.5
2015年	1,889kcal	14.7	26.9	58.4
2016年	1,865kcal	14.8	27.4	57.8
2017年	1,897kcal	19.6	27.7	52.7
2018年	1,900kcal	14.9	28.3	56.8
2019年	1,903kcal	15.1	28.6	56.3
2022年	1,888kcal	15.1	29.1	55.8
2023年	1,877kcal	15.1	28.9	56.0

(1歳以上，男女計)

図4-4　エネルギーの栄養素別摂取構成割合の推移
出典）厚生労働省「国民健康・栄養調査」より作成

なお，調査結果は厚生労働省ホームページに掲載されている。また2002（平成14）年までの国民栄養調査の結果は，国立研究開発法人医薬基盤・健康・栄養研究所が各年の主要な結果のみをデータベース化してホームページで公開している。

1）栄養素等摂取量の推移 (図4-3, 図4-4)

1946（昭和21）年の全国1人1日当たりの摂取量を100としたときに，現在までエネルギーは横ばいから漸減傾向にある。炭水化物は60～65まで減少している。たんぱく質は1975（昭和50）年までは徐々に増加したが，それ以降は横ばいの状況である。脂質は1970年までに急増し，1995年まで徐々に増加する。以降は調査法の変化もあり，漸減していくが，過去50年間で約3.5倍まで摂取量は増加している。同様に動物性たんぱく質は約3.5倍，動物性脂質は約4倍にまで増加している。カルシウムは50年間で約2倍に増加したが，1975年以降は横ばいである。

2005（平成17）年以降のエネルギーの栄養素別摂取構成比率の推移をみると，たんぱく質約15％，脂肪（脂質）約29％，炭水化物約56％で

MEMO

表4-3　栄養素等摂取量平均値（1歳以上，男女計，1人1日当たり）

		総数	1-6歳	7-14歳	15-19歳	20-29歳	30-39歳	40-49歳	50-59歳	60-69歳	70-79歳	80歳以上	(再掲) 20歳以上
調査人数	人	5,305	214	401	218	309	489	585	816	847	891	535	4,472
エネルギー	kcal	1,877	1,229	1,900	2,153	1,870	1,877	1,912	1,901	1,952	1,910	1,767	1,893
たんぱく質	g	70.4	44.0	69.7	79.5	70.8	70.3	70.2	71.3	73.4	73.5	67.1	71.3
うち動物性	g	39.9	26.1	42.5	47.5	42.2	41.0	40.0	40.3	40.5	39.9	36.0	39.9
脂質	g	60.9	39.3	64.2	73.0	65.0	62.6	63.7	62.6	62.6	59.7	51.5	61.0
うち動物性	g	31.6	21.9	36.9	39.5	34.7	32.7	33.1	32.5	31.2	29.6	26.4	31.2
飽和脂肪酸	g	18.03	13.36	22.04	22.01	19.21	18.14	18.70	18.40	18.12	16.89	14.90	17.69
一価不飽和脂肪酸	g	22.41	13.89	22.84	27.66	24.89	23.67	24.14	23.32	22.87	21.52	18.25	22.52
n-6系脂肪酸	g	10.65	6.14	9.82	12.24	11.02	11.11	11.06	11.07	11.22	10.97	9.23	10.86
n-3系脂肪酸	g	2.26	1.16	1.77	2.18	2.07	2.18	2.18	2.21	2.57	2.65	2.28	2.36
コレステロール	mg	332	199	304	414	353	331	325	331	349	348	319	337
炭水化物	g	244.9	170.6	252.4	282.8	237.5	241.8	244.5	241.1	249.8	251.6	248.2	246.0
食物繊維	g	17.8	10.8	16.6	18.6	16.3	16.7	17.0	17.4	18.8	20.0	19.3	18.2
水溶性	g	3.4	2.1	3.3	3.3	3.1	3.1	3.2	3.3	3.7	4.0	3.8	3.5
不溶性	g	11.0	6.4	9.9	10.8	9.6	10.0	10.2	10.7	11.8	13.0	12.4	11.3
ビタミンA	μgRAE	483	381	485	439	375	421	451	421	506	597	563	490
ビタミンD	μg	6.2	3.2	4.7	5.4	4.5	5.2	5.3	5.5	7.4	7.9	8.0	6.5
ビタミンE	mg	6.7	4.0	5.8	6.8	6.1	6.4	6.3	6.6	7.1	7.5	7.2	6.9
ビタミンK	μg	236	122	171	224	203	211	222	236	258	280	286	248
ビタミンB₁	mg	1.0	0.6	1.0	1.1	1.0	1.0	1.0	1.0	1.0	1.0	0.9	1.0
ビタミンB₂	mg	1.2	0.8	1.2	1.2	1.1	1.1	1.1	1.1	1.2	1.3	1.2	1.2
ナイアシン当量	mg	30.2	17.5	28.1	32.8	30.1	30.5	30.4	31.4	31.9	31.6	28.2	30.8
ビタミンB₆	mg	1.1	0.7	1.1	1.2	1.1	1.1	1.1	1.1	1.2	1.3	1.2	1.2
ビタミンB₁₂	μg	5.3	2.9	4.7	4.5	4.3	4.4	4.7	4.9	5.9	6.5	6.2	5.5
葉酸	μg	269.7	143.4	210.0	235.8	230.9	230.2	245.9	265.3	298.7	333.3	318.5	282.8
パントテン酸	mg	5.5	3.9	5.9	6.1	5.3	5.3	5.3	5.4	5.7	5.9	5.6	5.6
ビタミンC	mg	87	46	60	68	65	66	69	78	98	121	126	93
ナトリウム	mg	3,737	1,916	3,214	3,981	3,689	3,668	3,801	3,748	4,039	4,063	3,739	3,859
食塩相当量	g	9.5	4.9	8.2	10.1	9.4	9.3	9.7	9.5	10.3	10.3	9.5	9.8
食塩相当量	g/1,000 kcal	5.1	4.0	4.3	4.8	5.2	5.1	5.2	5.1	5.3	5.5	5.5	5.3
カリウム	mg	2,224	1,462	2,126	2,109	1,987	2,016	2,043	2,186	2,369	2,565	2,433	2,275
カルシウム	mg	489	400	624	463	422	420	411	449	516	546	542	482
マグネシウム	mg	239	144	215	223	212	219	225	242	264	273	255	247
リン	mg	986	676	1045	1053	939	948	941	970	1039	1050	978	992
鉄	mg	7.4	3.9	6.2	7.4	7.0	6.8	7.0	7.4	8.0	8.4	7.9	7.6
亜鉛	mg	8.2	5.4	8.7	9.9	8.5	8.3	8.4	8.3	8.3	8.1	7.7	8.2
銅	mg	1.08	0.65	1.00	1.15	1.01	1.03	1.05	1.08	1.14	1.17	1.16	1.10
脂肪エネルギー比率	%	28.9	27.7	30.1	30.3	30.8	29.7	29.6	29.3	28.8	27.9	25.9	28.7
炭水化物エネルギー比率	%	56.0	58.0	55.1	54.8	53.8	55.2	55.6	55.5	56.0	56.6	58.9	56.1
動物性たんぱく質比率	%	54.7	57.2	60.0	57.9	57.3	56.2	54.5	54.2	53.4	52.5	51.9	53.9
穀類エネルギー比率	%	40.1	40.0	40.1	44.3	41.6	43.0	42.6	40.2	38.4	37.0	39.5	39.9

出典）厚生労働省「2023（令和5）年国民健康・栄養調査結果の概要」より

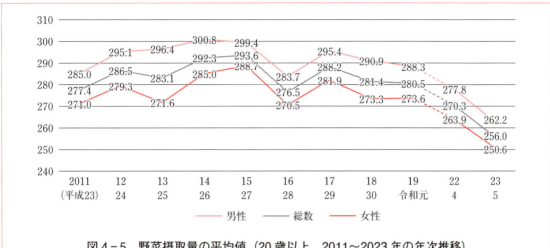

図4-5 野菜摂取量の平均値（20歳以上，2011～2023年の年次推移）

出典）厚生労働省「2023（令和5）年国民健康・栄養調査結果の概要」より

あり，脂肪の割合が増え，炭水化物が減る傾向にある。

米類の摂取量は，全体として減少する傾向にある。いも類は，戦後直後は米類に代わる主食として食べられていたが，米類の摂取増加とともに減少し，1975年頃からは横ばいである。一方，小麦類は1975年以降大きな変化はない。

2）食品群別摂取量の推移

つぎに食品群別摂取量の推移について述べる。栄養素等摂取量と同様，調査の歴史のなかで，調査手法の変更に伴って食品群の分類も変わっていることから，過去の結果の比較は食品群の摂取の動向を見る参考程度にする。

野菜類は経済変動や気象などの影響を受けやすい。成人の摂取量の2011（平成23）年以降の動向をみると，男性では有意に減少し，女性も2015（平成27）年以降，有意に減少している。また健康日本21（第三次）における目標値のひとつである野菜類350g以上摂取している人は，1日調査の限界はあるが，男性25.2％，女性21.9％となっている（図4-5，4-6）。

MEMO

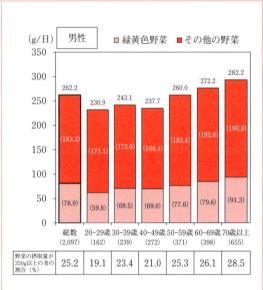

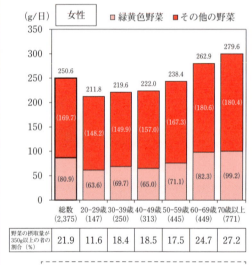

(参考)「健康日本21（第三次）」の目標
野菜の摂取量の増加
目標値：野菜摂取量の平均値　350g

図4-6　野菜摂取量の平均値（20歳以上）
出典）厚生労働省「2023（令和5）年国民健康・栄養調査結果の概要」より（一部改変）

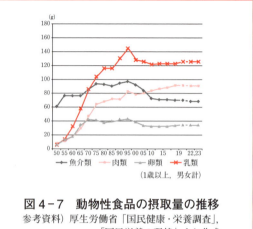

図4-7　動物性食品の摂取量の推移
参考資料）厚生労働省「国民健康・栄養調査」、「国民栄養の現状」より作成

整備などにより各地域へ届けられるようになったことや，食品としての重要性や，食卓へ取り入れる工夫などの地道な普及・啓発によるものと考えられる。乳類は2001（平成13）年，2002（平成14）年にピークとなり，その後減少していたが，2010（平成22）年以降から少しずつではあるが増加傾向を示した。一方，卵類については横ばいの状況である。肉類は少しずつだが増えている状況であるが，魚介類はやや減少しているようにみえる（図4-7）。

3）体型および身体状況の推移

　2011年からの体型の推移を図4-8に示した。肥満者（BMI≧25 kg/m²）の割合をみると，男性は有意な変化は見られず，女性は有意に減少している。やせの者（BMI＜18.5 kg/m²）の割合は，男女とも有意な変化はみられない。なお，20～30歳代の女性のやせの割合は，令和5年の結果で20.2％である。また，65歳以上の低栄養傾向（BMI≦20 kg/m²）の高齢者の割合は令和5年で17.6％であり，この10年間でみると有意な変化はみられない。

　「糖尿病が強く疑われる者」の割合は，男性の方に多い。この推移は2011年以降でみると，男

　戦後，摂取が着実に増加したのは，乳類，卵類である。1950（昭和25）年と2023（令和5）年を比べると，乳類は約19倍，卵類は約7倍となっている。生鮮食品であることから，インフラの

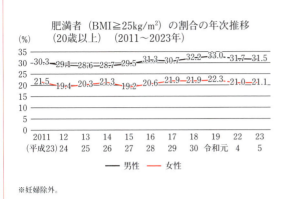
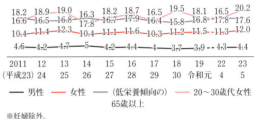

図4-8 肥満者およびやせの者の割合
出典）厚生労働省「2023（令和5）年国民健康・栄養調査結果の概要」より

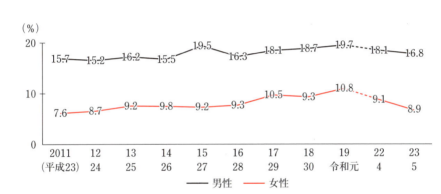

▼「糖尿病が強く疑われる者」の判定▼
ヘモグロビンA1cの測定値があり，身体状況調査票（7），（7-1）及び（7-2）が有効回答の者のうち，ヘモグロビンA1c（NGSP）値が6.5％以上，または，身体状況調査票の（7-1）「現在，糖尿病治療の有無」に「有」と回答した者。

図4-9 「糖尿病が強く疑われる者」の割合の年次推移（20歳以上）（2011～2023年））
出典）厚生労働省「2023（令和5）年国民健康・栄養調査結果の概要」より

女とも有意な変化はみられない（図4-9）。

収縮期（最高）血圧が140 mmHg以上の者の割合は，男性の方に多い。令和元年からの推移でみると，男性では有意な増減はみられないのに対し，女性では有意に減少している。（図4-10）。

血清総コレステロールが240 mg/dL以上の者の割合は，女性の方に多い。その推移はこの10年間でみると，男女とも有意な変化はみられない（図4-11）。

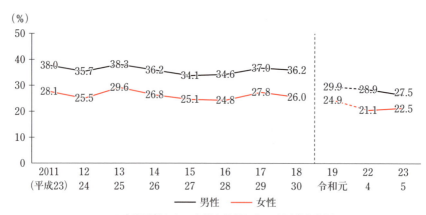

図4-10 収縮期（最高）血圧が140 mmHg以上の者の割合の年次推移（20歳以上）（2011～2023年）
出典）厚生労働省「2023（令和5）年国民健康・栄養調査結果の概要」より

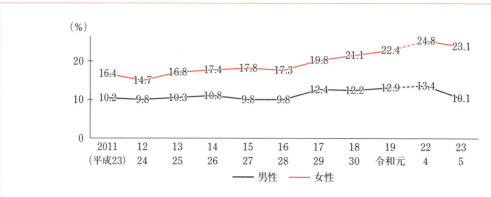

図4-11 血清総コレステロールが240 mg/dL以上の者の割合の年次推移（20歳以上）（2011～2023年）
出典）厚生労働省「2023（令和5）年国民健康・栄養調査結果の概要」より（一部改変）

● 改善しない朝食欠食

2010（平成22）年から2019（令和元）年までの朝食欠食率の動向をみると，20歳以上全体では男女とも横ばいの傾向にある。性別では，男性が女性に比べて高い傾向にある。年齢階級別にみると，40，50歳代男性で増加する傾向，20歳代女性で減少する傾向がみられる。

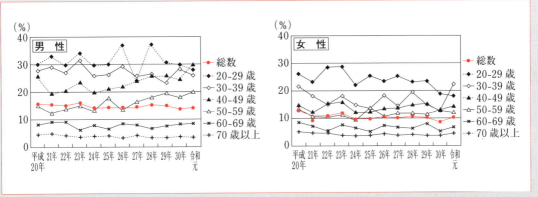

出典）厚生労働省「国民健康・栄養調査報告」より作成

◆演習問題

以下の記述の内容が正しいものには「○」を，誤っているものには「×」を，（　　）内に記しなさい。

1．秤量法とは，すべての食品について1ヵ月間に何回摂取したかを調査する方法である。（　　）

2．秤量目安量法は，1週間に各食品を何回摂取したかを調査する方法である。（　　）

3．24時間食事思い出し法を実施する面接者には，じゅうぶんなトレーニングを積んだ者が適している。（　　）

4．食物摂取頻度調査法は，秤量法よりも対象者の負担が少ない。（　　）

5．生体指標法とは，対象者の身長と体重から栄養状態のアセスメントを行う方法である。（　　）

6．BMIは長期的なエネルギーの不足または過剰の指標となる。（　　）

7．血清アルブミン値は，体内鉄貯蔵量の指標となる。（　　）

8．国民健康・栄養調査は，毎年10月に実施されている。（　　）

9．国民健康・栄養調査では，栄養摂取状況や生活習慣などが調査される。（　　）

10．国民健康・栄養調査結果では，最近10年間の野菜摂取量は急激に増加している。（　　）

◎解答

1．（×）

2．（×）

3．（○）

4．（○）

5．（×）

6．（○）

7．（×）

8．（×）

9．（○）

10．（×）

総論 chapter 5	栄養指導・教育（相談）の方法と技術

〈学習のポイント〉
①栄養教育プログラムの流れを確実に理解する。
②栄養教育プログラムの各項目が実施できるための知識およびスキルを関連する教科を含め習得する。

1. 栄養指導・教育（相談）の 方法と技術

　栄養士・管理栄養士は，栄養に関するサービス（栄養指導，栄養相談，栄養教育）を提供する職業である。その対象は"人"であって，"物"ではない。したがって栄養士・管理栄養士に求められるのは，人間理解とコミュニケーション・スキルである。また，対象となる一人ひとりは，性格や生活環境などがまったく同じということは皆無であることから，栄養指導・教育（相談）は対象者に適したオーダーメイドな方法が求められる。

　したがって完全なマニュアルは存在しない。このことは，栄養士・管理栄養士に幅広い知識やスキルが必要となる根拠でもある。

　栄養に関する正しい知識の提供だけでは，健康増進や疾病治療のための，食行動の改善は見込めない。また，対象者が正しい知識を十分持っているにも関わらず，不適切な食行動をとっている場合には，対象者の食意識の変革を伴う食行動の是正が必要となる。そこでは，対象者自身の努力とあわせて，身近な家族や友人，同僚などの協力も必要となる。

　過去に少なからず行われていた栄養指導では，対象者に無理強いしたり，禁止事項ばかりを羅列し強制する方法がとられることもあった。しかし，このやり方では，対象者は栄養指導者の前では「はい」「わかりました」などその場を取り繕うが，実際の食生活ではいわれたことを実践しないことが多く，栄養指導が失敗に終わる確率が高くなる。栄養指導・教育（相談）における栄養士・管理栄養士の役割は，対象者をサポートすることであり，あくまで対象者中心に進めることが，栄養指導を成功させる秘訣である。また，栄養指導・教育（相談）が，栄養士・管理栄養士の自己満足で終わることなく，対象者のQOL向上を実現し食生活を改善するためには，栄養士・管理栄養士には重要なスキルとして行動科学やカウンセリング・テクニックを駆使したコミュニケーション・スキルが求められる。

1）マネジメントサイクル（計画－実施－評価：Plan－Do－Check－Act）

　栄養指導・教育（相談）の流れを以下に示す。

❶現状把握

　対象者の健康状態や意識などのアセスメントを的確に実施するとともに，関連する種々のデータを入手する。対象者に直接面接し，インタビューにより入手できる情報は，とくに有用である。また，ニーズ・アセスメント[*1]により対象者の求めていることを理解する。

❷問題抽出

　集められた情報を客観的に評価し，問題点を見つけ出す。

❸問題分析

　食生活が単独で，健康にかかわる問題の原因と

なることはまれであり，通常，複数の原因が影響し合っている。そこで，問題抽出により見つけられた問題点ごとに，関連づけや因果関係，対応すべき順序や重要度について解析しながら問題点を整理する。

❹目的分析

現状把握により明らかとなった問題点を改善することが，栄養指導・教育（相談）の目的となることから，解析された問題点を各々目的（目標）として置き換える。その際に注意すべきことは，問題点の表現だけを置き換えるといった単純な目的（目標）設定ではなく，次のステップである目標設定につながるよう，問題点を改善するための目的（目標）とすることが重要である。

❺目標設定

対象者の生活習慣と関連づけた長期目標，中期目標，短期目標を設定する。本来は，対象者自身が目標を設定することが望ましいが，設定できるスキルが備わっていない場合には，栄養士・管理栄養士が複数の目標を提案し，そのなかから対象者自身に実施できそうな目標を選択してもらう。

❻長期目標

最終目標（Goal）となるプログラム目標を策定する。

❼中期目標

長期目標を見すえ，3ヵ月から6ヵ月を目安に実施すべき一般目標（GIO：General Instructional Objective）とする。

❽短期目標

中期目標を見すえ，すぐに取り組み可能な目標とする。とくに注意すべきことは，実現可能性が低い目標（ハードルが高すぎる）であると，初期に対象者が挫折し栄養指導・教育（相談）が失敗することとなるため，実現可能性が高い個別目標とすることが重要である。行動にかかわる内容の場合に行動目標（SBOs：Specific Behavioral Objectives）となる。

❾対策分析

設定した各目標を，対象者の生活習慣のなかに取り入れることができる，具体的な行動として置き換える。

❿栄養教育カリキュラム

栄養指導・教育（相談）の全体像であり，食習慣を改善するためのプログラムとして対象者に解りやすく提示し，対象者のインフォームドコンセントを得ることが大切である。

⓫マネジメントサイクル

栄養教育カリキュラムとして作成したプログラムにおける各目標を達成するために，マネジメントサイクルとして実施する。最終ゴールである長期目標を目指し，中期目標を達成するために短期目標を確実に達成することを繰り返す。マネジメントサイクルは，一つひとつの目標を達成するために何度も繰り返される。また，対象者の実施状況をさまざまな方法で常に観察しながら，作成された栄養教育カリキュラムが適切であるか，常に評価しながら実施する。実施途中であっても対象者にプログラムが不適切な状況が見られるなど，問題点が確認された場合は，マネジメントサイクルの中止，目標や方法の再検討など，臨機応変な対応が必要となる。

⓬ Plan（計画）

対応すべき目標と達成するための具体的な方法を対象者と一緒に確認する。計画の段階で目標達成の評価方法や評価基準についても設定しておく。

⓭ Do（実施）

対象者の状態や目標の達成状況を確認しながら実施する。問題が生じた場合には，プログラムの中止や見直しなど臨機応変な対応が必要となる。

⓮ Check（点検・評価）

目標の達成状況やプログラムの妥当性などを評価する。指導者側のスキルについても評価される。

⓯ Act（処理・改善）

結果に対する適切な評価に基づいて対応すべき

内容や情報をつぎのサイクルに活かす。

2) 5W1H

栄養指導・教育（相談）は，「いつ（When）」「どこで（Where）」「誰が（Who）」「誰に（Whom）」「何を（What）」「どのように（How）」の5W1Hについて事前に明確にし，十分に準備した上で開始することで，効果的に実施することが可能となる（表5-1）。

2. 個別栄養指導・教育（相談）

1) 個別栄養指導・教育（相談）の特徴・方法

フェイス・ツー・フェイスで実施することが可能となり，カウンセリング・テクニックを駆使して，対象者から詳細で具体的かつ信頼性の高い情報を得ることが可能となる。また，個々人に対応したきめの細かいサポートを実施することが可能となる。一方，指導者側の特質や経験などスキルの影響を受けやすい。一般的には一度きりではなく，数回継続して実施されることが多いことから，対象者との信頼関係を築くことが重要となる。集団栄養指導・教育（相談）に比べ，栄養指導・教育（相談）の実施コストの面ではやや非効率的である。

対象者のみの1対1，あるいは対象者と配偶者が同席し2対1で実施するケースが考えられる。食行動の変容には，日常の食事内容をコントロールするケースもあることから，家庭内での調理担当者に同席してもらうこともある。

個別のアセスメントにより対象者の状態や性格を確実に把握し，あわせてニーズ・アセスメントにより求めていることを理解する。健康づくりに対する対象者の意識や状態を行動科学や学習理論に基づき解析し，サポートする際のアプローチの

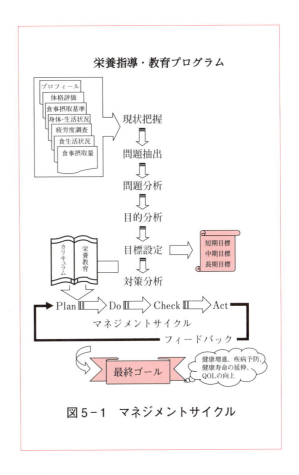

図5-1　マネジメントサイクル

表5-1　5W1H

項目	意味	決定事項
When	いつ	日程
Where	どこで	場所
Who	誰が	指導者
Whom	誰に	対象者
What	何を	内容
How	どのように	方法

※ Why や How Much を含め 6W2H とするケースもある。

方法を決定する。

3. 集団栄養指導・教育（相談）

1）集団栄養指導・教育（相談）の特徴・方法

　一度に多人数に対して実施することからコストパフォーマンスに優れていることが大きな特徴である。その一方で，集団に属する個々人の性質や状態に合わせた内容で実施することが困難となる。もうひとつの特徴として集団で実施する場合に，集団構成員の相互作用や互いのコミュニケーションを通して，集団力学（グループダイナミクス）*2 が働くことが期待される。

　集団が対象となる場合に，集団の構成によりいくつかの種類に分類される。たとえば，同一の問題や課題を有する対象者の集まりである特定集団と，いわゆる一般の人々（ポピュレーション）を対象とした不特定集団とに大きく分類される。また，年齢や性別などを層別化した集団を構成することも可能である。

　複数回の指導の過程で，集団と個別を使い分けて実施する場合もある。

4. 栄養指導・教育（相談）の計画

　栄養指導・教育（相談）を計画する際は，あらかじめ指導対象者の状態を的確に把握するために，既存の各種データを入手する。また，必要に応じて新規の調査の実施や，対象者への直接インタビューによる聞き取りを行うことで，対象者の状態やニーズをより的確に評価することが可能となる。

　とくに重要なことは，対象者の問題となる食行動および生活習慣を改善するためには，個々人が問題を解決できるスキルを身につける必要がある。そこで，栄養指導・教育（相談）の計画作成においては，個々人が問題となる食行動や食習慣に気づき，問題意識を持ち，解決方法を導き出し，その方法を自身の生活習慣において実践し，問題解決に至る一連の過程を修得できる内容とする。

1）指導・教育（相談）目標の設定

　対象者の状態を的確に評価することで問題点が抽出される。つぎに，抽出された問題点を対応すべき順序や問題点同士の因果関係などを整理することで，その問題点を解決する糸口が見えてくるので，対応すべき内容を目標に置き換える。

5. 栄養指導・教育（相談）の実施

　栄養指導・教育（相談）を実施する際は，対象者の状態に合わせて適切に対応することが求められる。行動変容段階モデルは特定健康診査・特定保健指導において利用されている行動科学モデルである。

1）行動変容段階モデル（トランスセオレティカルモデル：Transtheoretical Model）

　行動変容段階モデルは5つの段階ステージ（無関心期，関心期，準備期，実行期，維持期）により行動変容の過程を説明するものである。（図5-2）

無関心期：

　健康の維持・増進にデメリットとなる自身の食行動の問題点に気づけず，現在の食行動を6ヶ月以内に改善する気持ちがない状態。自身の食行動の問題点に気づいてもらうために，健康づくりに

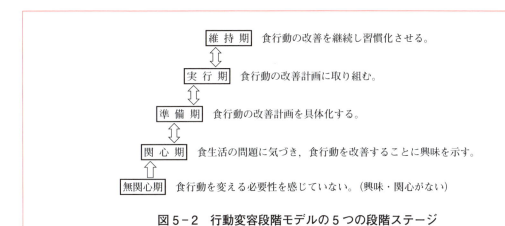

図5-2 行動変容段階モデルの5つの段階ステージ

寄与する食生活に関する情報提供を行い興味・関心を持たせる。

関心期：

自身の食行動の問題点に気づき，食行動の改善を意識しはじめる。食行動の改善が健康の維持・増進へつながるメリットを伝え，実行可能性の高い具体的で難しくない方法があることを伝える。

準備期：

自身の食行動を変える対応策について具体的に計画する。最終ゴール（長期目標）を目指した目標（短期・中期目標）を設定すると達成状況が確認しやすくなる。併せてセルフエフィカシー（自己効力感）やモチベーションが高まるサポートを行う。

実行期：

計画に基づいて食行動を変えることに取り組み始める。周囲（家族・友人・同僚など）に目標宣言したり，指導者（栄養士・管理栄養士）と行動契約したりすることで，意思決定が明確となる。周囲の支援体制（ソーシャルサポート）は行動変容達成の成否に大きく影響する。

維持期：

食行動の変容が継続・維持し習慣化するようにサポートする。自身の行動を観察し，記録するセ

＊1　ニーズ・アセスメント
指導者の思い込みだけで栄養指導・教育（相談）を実施するのではなく，対象者の気持ちを考え，その思いに耳を傾けることにより，信頼関係の構築とともに，QOLを高めた栄養指導・教育（相談）の実施が可能となる。

＊2　集団力学（グループダイナミクス）
⇒p.59脚注

ルフモニタリングを援用することで，達成状況を客観的に評価できる。できていることは惜しみなく褒め，できなかったことは叱責するのではなく，対応策について一緒に検討し，持続できるようにする。

6. 栄養指導・教育（相談）の評価

栄養指導・教育（相談）の評価は，対象者の実態把握（アセスメント）からプログラムの実施後に至るまで，関係するすべての事項について評価することになる。大きな項目としては，プログラム（栄養教育カリキュラム）が計画どおり実施されたか，対象者のニーズは満たされたか，目標設定としての長期目標（プログラム目標），中期目標（一般目標），短期目標（個別目標）は達成されたのか，が重要となる。

評価方法として，各項目について○×つまり「できた」または「できない」という方法と，測定可能な数値として評価する方法などがある。

1）栄養指導・教育（相談）方法の評価

栄養指導・教育（相談）における評価としては，対象者が設定された各目標をどれだけ実施できたかを評価するとともに，指導者側のスキルについても評価し，つぎの栄養指導・教育（相談）につなげることが大切である。そのためには以下のような項目について評価する。

①対象者とのコミュニケーションは円滑にとれたか。
②信頼関係を築くことができたか。
③栄養教育プログラムに沿って実施した各項目は的確であったか。
④目標設定には対象者の状態が反映されていたか。
⑤栄養教育カリキュラムは対象者の生活習慣に適していたか。

⑥長期目標は達成できたか。
⑦正しい知識の習得とともに食行動・食習慣の変容はあったか。

2）栄養アセスメント

栄養アセスメントは，食生活状況とそれによる身体状況の変化について評価することである。評価する項目や方法，指標，基準値などについては，事前に再現性や妥当性を十分に検討しておく。

3）評価の種類

栄養指導・教育の評価については，各段階に応じて，以下の種類がある。

企画評価：
栄養指導・教育プログラムが適切に企画（計画）されたか，目標設定や対策分析が適切であったかを評価する。

過程（経過）評価：
栄養指導・教育プログラムが企画通りに実施できているか，対象者が栄養指導・教育プログラムを理解し実践できているかを評価する。

形成的評価：
栄養指導・教育プログラムを実施過程で評価するために，企画評価と過程（経過）評価を合わせて評価する。

影響評価：
対象者の栄養状態・健康状態に栄養指導・教育プログラムが与えた影響，および目標設定の達成状況について評価する。

結果評価：
栄養指導・教育プログラムで設定した最終ゴールとなる長期目標に対して，どの程度達成できたかを評価する。

総括的評価：
栄養指導・教育プログラムの終了時点で，影響評価と結果評価を合わせて評価する。

経済評価：

栄養指導・教育プログラムの効果を経済的（費用効果分析，費用便益分析，費用効用分析）に評価する。

・費用効果分析：栄養指導・教育プログラムにより得られた効果に対する費用の単価を求める。

・費用便益分析：栄養指導・教育プログラムの便益（効果を金額で表す）をえるために必要であった費用求める。

・費用効用分析：栄養指導・教育プログラムの実施による効用（主観的満足度等）を得るために必要な費用を求める。

総合的評価：

企画評価，過程（経過）評価，影響評価，結果評価，経済評価などにより，栄養指導・教育プログラム全体を多面的に評価する。

7. 行動変容技法の各方法（行動療法）

栄養指導・教育（相談）における栄養士・管理栄養士の役割は，前述したように対象者をサポートすることであり，対象者自らの意思で望ましい食行動に変容することが重要である。単なる知識の伝達だけであれば，教科書やマルチメディア教材で十分であり，わざわざ栄養指導・教育（相談）のために時間を費やす必要はない。栄養指導・教育（相談）は対人で実施され，そこには双方の信頼関係を築くことから始まり，対象者が自信を持ち，行動変容を維持できるモチベーションを生み出すことが必要となる。そのために栄養士・管理栄養士は，行動科学という学問の理解を欠くことはできないのである。1946年，アメリカの心理学者 Miller. J. G らが行動科学（Behavioral Science）という用語を提唱したことが行動科学の始まりといわれている。行動科学の定義はさまざまである

が，人の行動を社会科学や自然科学などの幅広い学問の分野から総合的・統合的に理解し，行動の法則性を導き出すための学問であるといえる。栄養士・管理栄養士は，対象者が健康の維持・増進，ならびに疾病予防に繋げるための望ましい食習慣を日常生活に取り入れられるよう，行動科学の理論やモデルに基づいた食行動変容を支援し，促すスキルを身に付ける必要がある。本節では，行動科学の理論およびモデル，各技法について解説する。

1）行動科学の理論とモデル

（1）ヘルスビリーフモデル（健康信念モデル）

病気や合併症にかかるかもしれないという罹患性と，その病気や合併症にかかると大変な結果や影響をもたらしてしまうという重大性を認知することで，その疾病への脅威を感じる。その脅威を回避するためにとった健康行動に有益性があるのか（メリット），逆に妨げとなるような障害があるのか（デメリット），の両者を天秤にかけ，メリットがデメリットを上回れば行動変容を起こす。このように，疾病の「罹患性」と「重大性」，行動により生じる「有益性」，「障害」の信念が健康行動に影響を与えるという理論である。

（2）計画行動理論

人は行動するための「意思」がなければ行動しない。この「意思」に影響を与えている要素が，この行動はよい行動であるという「行動に対する態度」，自分にとって大切な人が行動を起こすべきだと期待していると感じる「主観的規範」，自分でもその行動ができそうだという「行動のコントロール感」の3つである。この3つの要素が行動を起こすための「意思」に影響を与えているという理論である。

（3）トランスセオレティカルモデル（行動変容段階モデル）

行動変容の過程をその準備性により5段階にわ

けたステージ理論（前熟考期（無関心期），熟考期（関心期），準備期，実行期，維持期）と，段階を進めるための支援方法であるプロセス理論（意識の高揚，感情的経験，自己の再評価，刺激統制など）からなるモデルである（図5-2）。それぞれの準備性（段階）に合わせたアプローチが重要である。

(4) 社会的認知理論（社会的学習理論）

人の行動は，外的な刺激（報酬）といった直接的な学習だけで決定するものではなく，他人の行動を観察することによって間接的に学習するという観察学習も影響を与えるという理論である。観察学習によって得られる，自分にもできるかもしれない，という自己効力感（セルフエフィカシー）は，行動変容のきっかけとなる重要な役割を果たしている。

(5) ソーシャルサポート（社会的支援）

周囲（社会）からの支援を受けることで，健康行動を維持できたり，ストレスが緩和されたりする。ソーシャルネットワークの中で，このようなソーシャルサポートが生み出される。ソーシャルサポートは，共感やねぎらいなどの情緒的サポート，モノやサービスなどの道具的サポート，問題解決に必要な助言や情報提供などの情報的サポート，良かった点や改善点を提供する評価的サポートに分類される。

2）行動変容技法

(1) 刺激統制

食行動を起こすきっかけ（刺激）になる部分をコントロールすることで，その行動を促したり，逆に妨げたりする技法である。たとえば，お菓子を食べ過ぎてしまうという「行動」を妨げるために，手の届く範囲にお菓子を置かないようにする，などである。

(2) 反応妨害・拮抗

食行動そのものを妨げるために，その食行動が成立しない行動によって拮抗させる技法である。たとえば，間食したいという行動を妨害するために，「5分我慢する」や「外を散歩してくる」というような，拮抗させる行動をすることなどである。

(3) 行動置換

問題となる食行動そのものを，健康につながるような望ましい行動に置き換える方法である。たとえば，「間食にお菓子を食べる」という行動を，「間食に果物を食べる」に置き換えるなどである。

(4) オペラント強化

オペラント条件づけの一環として食行動によって生じる「結果」をコントロールし，行動変容を促す技法である。たとえば，野菜嫌いだった園児が野菜を頑張って食べた，という行動をとった後に，「褒める」という好ましい結果（正の強化子）を与えることで，また野菜を食べよう，と目標としている行動を繰り返すことに繋がる。逆に，野菜を食べた後に，「気分が悪くなった」というような好ましくない結果（負の強化子）を得てしまうと，その行動は減少もしくは消失してしまう。

(5) 認知再構成法

ネガティブで不適切な考え方が望ましくない食行動を引き起こしている場合，その考え方をポジティブで適切な考え方に転換し，望ましい食行動へ変容させるという認知にアプローチする方法である。

(6) 意思決定バランス

健康に良い行動をとることで生じるメリットがデメリットを上回れば行動をとろうという意思が決定され，行動変容に繋がる。逆にデメリットがメリットを上回れば，行動をとろうという意思は芽生えず，行動変容には繋がらない。トランスセオレティカルモデルにおける主要概念であり，特に熟考期（関心期）から準備期への移行に活用される。

（7）目標宣言，行動契約

　トランスセオレティカルモデルの準備期から実行期への移行に活用される方法である。具体的な行動目標と開始日を決定し，その内容を自分自身だけではなく周囲の人々に宣言し，後に引けない状況を作ることが目標宣言である。自分以外の人と契約を交わすことが行動契約となる。

（8）セルフモニタリング

　自身の行動を観察し，記録する方法である。自己監視法とも呼ばれており，認知行動療法における基礎的な技法である。たとえば，食事記録や体重記録，運動記録などがある。

（9）ソーシャルスキルトレーニング

　社会におけるさまざまなスキルを訓練する方法である。たとえば，外食に誘われたりお菓子を勧められたりすることが多いことが原因で，食事制限が上手く達成できない場合，ロールプレイングなどを通して，断り方の練習をすることなどである。

（10）ストレスマネジメント

　ストレスは個々人によって感じ方が異なり，その対処法（コーピング）も人それぞれである。原因となるストレッサーに適応するためのコーピングを見出すことは，食行動の改善にも繋がる。この一連の流れがストレスマネジメントであり，ソーシャルサポートを活用することもある。

（11）ナッジ

　望ましい行動に誘導するためにそっと後押しする，強制的な介入がなくても行動変容を促す理論である。食行動におけるナッジの活用としては，自然と健康に良い商品を手に取ってしまうような商品の陳列や，バイキングのスタート地点にサラダなどの野菜を設置するなどである。

● これだけは覚えておきたい行動変容技法

　行動変容技法は，健康的な食生活をサポートするために役立つアプローチの1つです。ここでは，栄養士を目指す学生に知っておいてほしい基本的な技法を紹介します。

①**刺激統制**：食行動を引き起こす環境を整えます。たとえば，お菓子を食べ過ぎないように，目につくところに置かない工夫です。

②**反応妨害・拮抗**：問題行動を防ぐために，代わりの行動をとります。間食したくなったら「5分我慢」や「散歩をする」などが有効です。

③**行動置換**：不健康な行動を健康的なものに置き換えます。たとえば，間食のお菓子を果物に変える方法です。

④**セルフモニタリング**：自分の食行動や体重を記録して把握します。行動の見直しに役立ちます。

⑤**ナッジ**：環境の工夫で健康行動を促します。たとえば，バイキングではサラダを取りやすい位置に置くといった方法です。

　これらの技法は，食行動の改善だけでなく健康増進全般に活用できる重要なスキルです。栄養教育・指導の際にぜひ活かしてみてください。

◆演習問題

以下の記述の内容が正しものには「○」を，誤っているものには「×」を，（　　）内に記しなさい。

1．栄養指導を行う場合には，対象者の食生活状況のほか，運動や睡眠など，日常生活の状況把握が必要である。（　　）

2．対象者の実態を把握し，問題点を整理したうえで栄養指導の目標を設定する。（　　）

3．目標の設定では，まず長期目標を立て，それを達成できるように中期目標や短期目標を設定する。（　　）

4．短期目標には実現可能性が低い内容を選定するとよい。（　　）

5．栄養指導実施中に問題点が確認された場合でも，当初の計画通り最後までやり遂げることが重要である。（　　）

6．知識の習得を重視したカリキュラムは，食行動変容に効果的である。（　　）

7．栄養指導の評価とは，事前に対象者の健康状態を評価することである。（　　）

8．行動変容段階モデルでは，行動変容の過程を5つの段階により説明している。（　　）

9．食行動を起こすきっかけをコントロールすることで，その行動を促したり妨げたりする技法を行動置換という。（　　）

10．栄養指導中に管理栄養士が対象者の行動を観察し，記録することをセルフモニタリングという。（　　）

◎解答

1．（○）
2．（○）
3．（○）
4．（×）
5．（×）
6．（×）
7．（×）
8．（○）
9．（×）
10．（×）

| 総 論 chapter 6 | # 栄養指導の実際 |

〈学習のポイント〉
①栄養教育の実施に際して，適切な指導方法や教材・媒体を選択し，教育学的配慮に基づいた指導ができる。
②プレゼンテーションの方法について理解し，効果的に実施することができる。
③コミュニケーションの理論と技術について理解し，それらを駆使することができる。
④カウンセリングマインドをもって，対象者と面談することができる。

　栄養指導では，指導目的や対象者にあわせて指導方法を選択する。そして，対象者のやる気を引き出し，食行動を望ましいものに変容させて，QOL（生活の質）を高めることが目的となる。さまざまな方法を駆使し，目的を達成することが重要である。

1．指導方法の選択

　効果的な栄養教育を実施するには，「価値あること」を「上手に」・「熱心に」指導することが大切である。そのために，栄養士・管理栄養士（指導者）は対象者のレディネス（readiness，発達段階や能力，既習状況など）や背景要因に応じて，教育内容や方法を決定し，適切な教材や媒体を選択・作成して，教育学的配慮に基づいて実施することが求められる。

1）指導方法の種類

　指導方法には，個人指導と集団指導があり，それぞれ，長所，短所（表6−1）がある。指導方法の特徴を踏まえ，教育の目的や対象者に応じて

適切な指導形態を選択する。対象者の行動変容を促すために，指導者主体の指導から，学習者主体の学習へと転換を図ることが重要である。

（1）個別指導

　指導方法には，直接，対象者と対面して行う面接や訪問栄養指導と，声や文字のみを介した電話相談，メールのやりとりなどがある。どのような方法においても，カウンセリングやコーチングの技術を活用し，個々の状況に寄りそったきめ細かな指導を行う必要がある。

（2）集団指導

　集団指導の対象者は，性別，年齢が似通っていたり，同一の問題を抱えている特定集団の人々，あるいは共通点のない不特定多数の場合がある。集団指導で十分に効果が得られない場合には，個人指導を組み合わせて，個々人に応じた指導を実

表6−1　個別指導と集団指導の長所と短所

	個別指導	集団指導
長所	・個々に信頼関係を築きやすい ・個々の特性を踏まえたきめ細かな指導ができる	・一度に多人数の指導ができる ・時間，労力，費用が節約できる ・学習者間同士のグループダイナミクス[*1]を生じ，効果を高めることができる
短所	・時間，労力，費用がかかる ・緊張感が強まる場合がある	・個々に合った指導ができない ・一方的な指導になりやすい

施する配慮も必要となる。

2）集団指導の形態

集団指導の形態（図6-1）には，講義・講演，討議，実演・実習などがあり，対象者の特性や規模に応じて適切な方法を選択する。

（1）講義形式

講義（レクチャー），講演会などの講義形式は，多数の対象者に，一度に，しかも，短時間に多くの情報を伝達することができ，時間や費用の節約ができる。しかし，一方通行になりやすいため，質疑応答を組み入れるなど，対象者の参加を促す（参加型）ための工夫が必要である。

❶**チームティーチング（T・T）方式**

集団指導において，2，3人の指導者が一緒に指導をしたり，1人の指導者が中心となって進行し，もう1人の指導者が補助をするという方式をチームティーチング（T・T）という。指導者間の打ち合わせが難しいが，それぞれの指導者の特性を活かすことができ，教育の個別化が図りやすい。栄養教諭の指導によく用いられる。

（2）討議形式

❶**フリーディスカッション（自由討議）**

全員が自由に発言する方法であるが，1人の参加者に発言が偏らないように留意する。

❷**ラウンドテーブルディスカッション（円卓式討議）**

丸形もしくは楕円形のテーブルを使用し，座談会形式で，互いの顔を見ながら，自由に発言する。

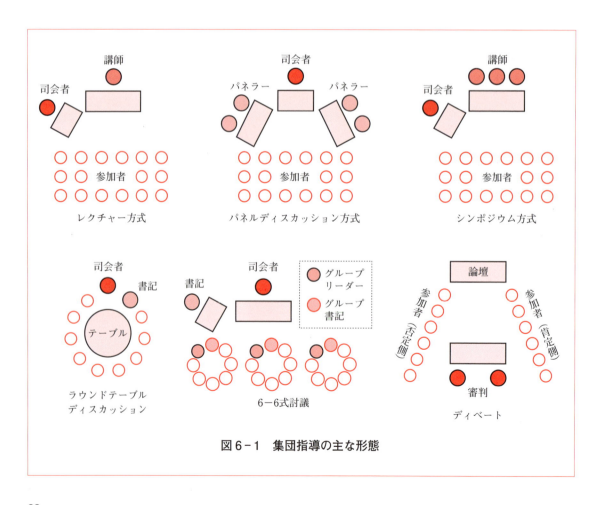

図6-1　集団指導の主な形態

❸ 6-6式討議，バズセッション[*2]

参加者が 6 人ずつのグループに分かれて，1 人 1 分間，計 6 分間自由に意見を述べた後，全体で討議する。なおバズセッションは，6-6式討議と同様の方法ではあるが，人数や時間の決まりはない。

❹ ブレインストーミング

少人数で，思いついたことをできるだけたくさん自由に言い合う方法で，新たなアイデアを生み出すために有効である。他人の意見を絶対に批判しないことが原則である。ブレインストーミングにより得られた意見は，KJ法[*3] により整理し，まとめる。

❺ パネルディスカッション

立場や意見の異なるパネラーが，それぞれの意見を発表した後，互いに意見交換し，さらに，大人数の参加者と質疑応答を行う討議法である。パネラー同士の意見交換が多い。

❻ シンポジウム

それぞれのシンポジストが意見発表した後，互いに補足発言を行い，さらに，多人数の参加者からの質問や意見を交えて討議する方法である。

❼ フォーラムディスカッション（公開討論形式）

講演や講義を聞いたり（レクチャーフォーラム），ビデオやスライドの上映後（フィルムフォーラム）に討論する方法である。また，あるテーマについて，肯定側と否定側の講師による講演後，討論を行うディベートフォーラム（⇒(3) 参加型形式「❹ディベート」）もある。

(3) 参加型形式

対象者自身が，自主的に課題学習を実行・体験する対象者主体の方法である。ただし，効果をあげるには，指導者の力量が大きく影響する。

❶ 課題学習

対象者が興味や関心のあるテーマを設定し，それに基づいて内容や方法を主体的に決める。そして，自分で課題を解決する方法を見つけること

＊1　グループダイナミクス（集団力学）
集団のなかで，強い連帯意識が芽生え，お互いが影響し合って，行動を変化させる作用をいう。参加者同士で体験談を話し合うなど，共通の想いや考えを共有して，互いに問題解決の方策を考えられるようにする。

＊2　バズセッション
バズとは，ハチが巣のまわりをブンブン飛び回っているありさまのことをいう。

＊3　KJ法
カード1枚にひとつの意見を記入し，それをグループごとに分類して，その重要度や因果関係をまとめる方法。考案した文化人類学者の川喜田二郎氏のイニシャルを名前としている。

で，対象者の課題解決のための行動を促す方法である。

❷体験学習

対象者が実際に体を動かし，調理実習や食農体験を行う方法である。興味・関心を高め，知識や技術を定着する方法として有効である。

❸ワークショップ（分科会）

あるテーマについて，小集団に分かれて討議し，その内容を全体でまとめ，討論する。

❹ディベート

あるテーマについて肯定側と否定側，審判団に分かれて，交互に役割分担をし，論争するゲーム形式の討議である。問題を解決するにあたり，最良の決断ができる能力を養うことができる。

❺ロールプレイ（役割演技法）

対象者が，ある場面における登場人物に扮して演技をし，ほかの参加者とともに討論して，解決方法などを見出すライフスキル教育[*4]の1方法である。課題を自分自身の問題としてとらえることができ，興味が高まる。

❻ピアエデュケーション

指導者となる同世代のエデュケーターが，同世代の仲間（ピア）に指導する仲間づくり教育である。互いに親しみやすい。

> ●● **集団のなかで，誰に焦点をあてるか。**
>
> 　ある小学校で，A先生は，いつも，みんなから取り残されているO君を何とかしたいと考えていた。日頃の様子から，O君は，食べものへの興味・関心が深いようだ。これを活かそう！
>
> 　その日，A先生は，デパ地下で提供されている試食には，どのようなものがあるか調べてくるようにという宿題を出した。発表の日，みんなは，ソーセージ，ヨーグルト，スープなどなど・・・O君は？
>
> 　O君は，みんなが気づかなかったこと，デパ地下での試食が美味しいのは，「ほんの少ししか食べないから」ということを報告した。拍手喝さい！　そして，みんなの仲間入り！
>
> 　このように子どもでも，1人が変われば，集団全体が変わる。そのような指導を意識することも大切である。

表6-2　AIDMA（アイドマ）の法則

Attention	注意を引く
Interest	興味・関心を高める
Desire	欲求に気づかせる
Memory	記憶に残らせる
Action	実際の行動をおこさせる

---

2. 教材・媒体

　教材・媒体は，視覚や聴覚に訴えることで，教育目標や指導内容を的確にわかりやすく，伝えるための媒介物である。対象者の人数や年齢，地域性，知識レベル，学習意欲などに応じて適切な教材・媒体を選択する。

1）教材・媒体活用の意義

　媒体には，教材と教具がある。指導内容に対する対象者の興味・関心を高め，理解を深める利点や，注意力を高め印象を強くする働きがある。

　媒体は，「AIDMA（アイドマ）の法則」（表6-2）に従って作成すると効果的である。しかし，必要以上に媒体を使用することは，逆効果になることもあるので注意する。

2）教材・媒体の種類

　教材・媒体には，①印刷媒体，②掲示・展示媒体，③映像媒体，④聴覚媒体，⑤演示媒体などがある。それぞれの教材・媒体の特性を活かし，対象者やテーマ，教育内容，方法に応じて，教育効

総論 chapter6 ●栄養指導の実際

● 印刷媒体の具体的な作成方法

　印刷媒体は，まず対象者に手に取ってもらい，読んでもらわなければ意味がない。印刷媒体を効果的に作成するには，以下のポイントに留意する必要がある。
①課題（テーマ）に沿って，ターゲットを絞り，対象者が求めていることを表現する。指導者の考えや想いと一致することが大切。
②対象者の心をとらえ，興味を引く，わかりやすいタイトル（キャッチコピー）をつける。
③フォーマットを統一し，一瞬でわかる読みやすいレイアウトにする。とくにタイトルは，目を引く紙面の上の1/3におさめる。
④伝えたい内容をひとつかふたつに絞り，それを目立たせるように工夫する。
⑤簡潔な図表，文章にまとめる。また文章だけでは伝わりにくい場合には，イラストや写真などを効果的に取り入れる。

● クロスワードパズル

カルシウムの多い食べ物を10個探そう！

う	ゆ	に	う	ゆ	ぎ
び	よ	は	ち	す	な
え	み	ー	ら	え	つ
ら	ず	し	ぐ	ひ	ま
く	な	ま	じ	る	こ
さ	ご	き	ふ	う	と

答え
牛乳・ヨーグルト・チーズ、煮干し・ひじき・干しえび・わかめ、こまつな・ちんげんさい、豆腐、ごま

　クロスワードパズルを楽しく解きながら，カルシウムは，牛乳・乳製品だけではなく，小魚・海藻，野菜類，豆・豆製品，種実類などにも多く含まれていることに気づいてもらう。

＊4　ライフスキル教育

ライフスキルとは，「人々が日常生活で生じるさまざまな問題に対して，適切に対処するために必要な心理的能力」（WHO 1994）である。調理技術など，生活上のテクニカルスキルとは異なる。
以下のA〜Eの5領域10種類のスキルがある。
A（行動化因子）：意思決定スキル（望ましい行動を行おうと意思決定を促す能力）・問題解決スキル（望ましい行動に向けて目標を決定しようとする能力）
B（思考因子）：創造的思考スキル（独創的な考えや計画を生み出すことのできる能力）・批判的思考スキル（さまざまな情報を客観的に分析することのできる能力）
C（対人因子）：効果的コミュニケーションスキル（自分を素直に表現できる能力）・対人関係スキル（人と積極的にかかわることのできる能力）
D（自他因子）：自己認識スキル（自分の長所・短所を認識し，自分を大好きだと思える能力）・共感スキル（他人の考えや感情を理解することのできる能力），
E（自己統制因子）：情動対処スキル（喜怒哀楽の感情を適切にコントロールできる能力）・ストレス対処スキル（ストレスになっている事柄を認識し，ストレスにうまく対処できる能力）

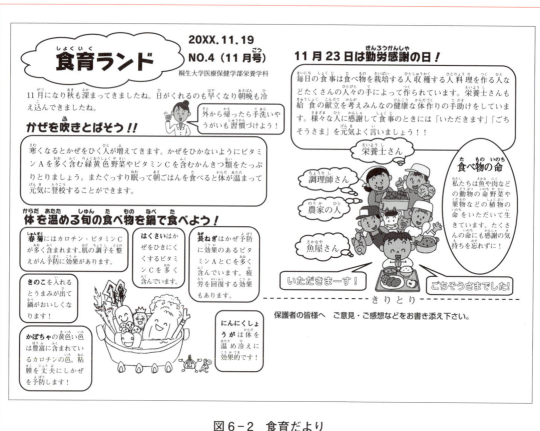

図6-2　食育だより

果の上がる教材・媒体を選択し作成する。精選した優れた教材・媒体は，繰り返し使用することが可能である。

(1) 印刷媒体
パンフレット，リーフレット（給食だより，食育だより，献立表など），卓上メモ（ポップ），新聞や雑誌の切り抜き，図書，雑誌など（図6-2）。

(2) 掲示・展示媒体
黒板やホワイトボードをはじめ，ポスター，カレンダー，パネル，写真，実物，フードモデルや人体模型など。

(3) 映像媒体
プレゼンテーションソフト，スライド，OHPなどの静止画，DVD，テレビ，映画などの動画，インターネットなど。

(4) 聴覚媒体
ラジオ，テレビ，テープレコーダー，CD（コンパクトディスク），MD（ミニディスク）など。

(5) 演示媒体
紙芝居，人形劇（指人形），ペープサート，エプロンシアター（フランネルグラフ・フランネルボード）など。

(6) そのほか
かるた，カード，パズル（クロスワードパズル，ジグソーパズル），クイズなど。

3. プレゼンテーションの技術

プレゼンテーションとは，自分の意見や考え，

総論 chapter6 ●栄養指導の実際

表6-3　プレゼンテーションの評価項目

取り組みの仕方	・意識的に取り組んだか。 ・創造的かつオリジナリティのあるものにしたか。 ・楽しくなるように工夫したか。 ・事前準備を十分に行ったか。
内容	・学習者のニーズに沿っていたか。 ・テーマに即していたか。 ・話の構成は適切だったか。 ・ポイントを絞っていたか（3項目程度）。 ・結論を強調したか。 ・進捗管理は適切だったか。
表現方法	表6-6「効果的な話し方のポイント」参照
プレゼンテーションの手法	・マイクの使い方は適切だったか。 ・視聴覚機器の操作は適切だったか。
学習者との関係	・開放的でよい雰囲気であったか。 ・質問などへの対応は適切だったか。 ・疑問をそのまま残さなかったか。 ・突発的な事態に冷静に対処できたか。

出典) 笠原賀子「栄養教育論」坂本元子編，p.146，第一出版，2006 一部改変

表6-4　効果的な話し方のポイント

声の大きさ	全員に聞こえるように話す。 語尾が小さくならないように話す。
声の速度	速すぎず，遅すぎず，聞き手に合わせてゆっくりとわかりやすく話す（原稿用紙1枚を1分程度）。
声の強調の高低	適度に抑揚（メリハリ）をつけ，とくに強調する箇所がわかるようにする。
話す時間	持ち時間を守り，短時間で効率よく，わかりやすく話す（要約）。
話の間	意味の区切りを考えさせるところで適度な間をとる。 複雑な概念を話すときには，間を多用する。 聞き手にとって無意味な間がないようにする。
話の構成	①要点を先にいう（まず概念それから詳細，まず結論それから理由や説明の意図など）。 ②事実を正確に伝える（誤解されないようにあいまいな表現を避け，単純明快に表現する）。 ③聞き手が知っている格言やことわざなどの事例を活用する。 ④具体性と抽象性のバランスをとる（全体説明と部分説明）。 ⑤重複や無駄，説明もれがないように整理する（キーワード化）する。 ⑥伝えたいことは，○個ありますというように数を明確にする。 ⑦科学的根拠（エビデンス）を準備して，理論的に主張する。
聞き手への配慮	①聞き手の目を見て話す（アイコンタクト）。 ②聞き手に合った話し方をする。 ③問いかけによる注視やまとめ言葉で聞き手の思考の整理をする。 ④ユーモアやボディランゲージを交えて，聞き手を楽しく飽きさせないように工夫する。 ⑤聞き手の表現の変化を観察し不快感を解消して，落伍者がいないか気を配る。 ⑥聞き手の反応を把握し，ストーリーを変更するなど臨機応変に対応する。 ⑦聞き手の集中力が低下している場合は，休憩をとるなどリフレッシュをする。

出典) 笠原賀子「栄養教育論」坂本元子編，p.147，第一出版，2006 一部改変

経験などを，他者に発表する行為をさし，限られた時間内に，特定の目的を達成するために行う。プレゼンテーションの技術を応用することにより，集団における栄養指導の効果を高めることができる。十分に事前準備をすることが大切である。

1) プレゼンテーションの方法と技術

プレゼンテーションのインパクトは，言語的要素である話の内容（7％）より，見た目，ボディランゲージ（55％）や，話し方，声の調子（38％）などの非言語的要素のほうが高いといわれている（メラビアンの法則）。

また，プレゼンテーションを実施する際には，場所や時間の設定，プレゼンテーションの内容や表現方法，指導者の取り組み態度や学習者との関係性などの評価項目と方法について，事前に決め

67

ておく必要がある（表6-3）。

（1）話し方

効果的なプレゼンテーションを実施するには，5W1Hの要素である「いつ」「どこで」「誰が」「誰に」「何を」「どのように」話すかを検討し，その構成や流れ，内容などを決定する。対象者の性別，年齢，人数，レディネスなどを考慮するとともに，対象者の反応に注意しながら話をすすめる。一方的な話にならないように，話の途中で質問をしたり，体験談を話すなど，対象者を巻き込む工夫も必要である。

効果的な話し方のポイントを，表6-4に示す。

4. コミュニケーション技術

コミュニケーションとは，互いに情報や意思，感情を共有し，理解し合うことであり，互いのやり取りを基本とする。コミュニケーションには，言語的コミュニケーション[*5]と非言語的コミュニケーション[*6]があるが，豊かなコミュニケーションを構築するには，非言語に込められた相手の想いに気づくことが大切である（「5. 栄養指導におけるカウンセリング」）。

また，コミュニケーションには，個人対個人あるいは個人対少人数の集団を対象としたパーソナル・コミュニケーションと，個人対不特定多数の大集団を対象としたマス・コミュニケーションがある。パーソナル・コミュニケーションは，対面での会話，手紙や電話，メールなど双方向的なコミュニケーションであるが，ときには口コミ，うわさ話なども含まれる。一方，マス・コミュニケーションは，テレビ，ラジオ，新聞，雑誌などのマスメディアにより，一度に大量の情報を伝達する方法であり，一方向的なものである。

1) コミュニケーションの方法と技術

効果的な栄養指導を実施するには，対象者や家族，対象者を取り巻く人々をはじめ，栄養指導にかかわるすべての人と豊かなコミュニケーションを構築することが大切である。互いの信頼関係（ラポール）が形成されて，はじめてコミュニケーションは成立する。対象者に，「この人になら，どんなことを話しても大丈夫」という安心感を与えることが重要である。

また，コミュニケーションの評価は，結果と過程の両方から判断する必要がある。たとえば，結果は，目標とした体重の減少や生活習慣の改善が行われたかどうかということであり，過程はその関係においてコミュニケーションが的確で心をこめたやりとりが行われ，対象者と協働していたかどうかということである。好ましくない結果を対象者のせいにしてはならない。

（1）コミュニケーションのとり方

コミュニケーションをとる基本は，本章の「5. 栄養指導におけるカウンセリング」に示す通りであるが，効果的な栄養指導を実施するには，以下のことにも留意する。

①対象者や家族の立場や心情をありのまま理解し，批判したり評価したりしない。

②対象者の求めているもの・ことが何かをしっかりと聴き取る。その際，自分勝手な思い込みをしないように注意する。

③指導者の持っている専門的知識や技術を押しつけるのではなく，相手が納得するように働きかける（⇒p.72 4）コーチング「(4) 提案」）。

5. 栄養指導における カウンセリング

栄養指導の目的は，対象者に望ましい食行動の変容を促し，個々人のQOLを高めることである。

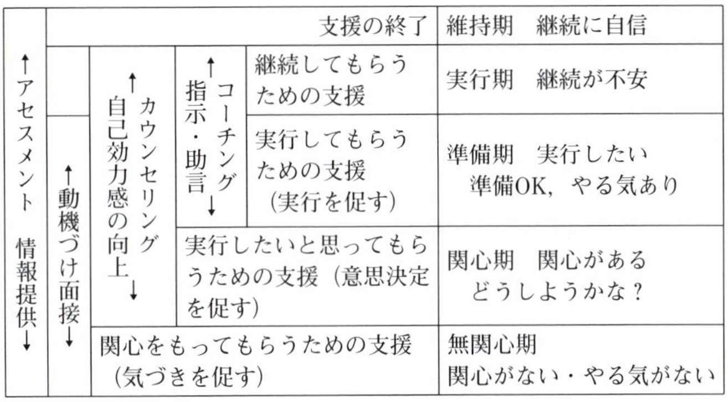

				支援の終了	維持期　継続に自信
↑アセスメント　情報提供↓	↑動機づけ面接↓	↑カウンセリング　自己効力感の向上↑	↑コーチング　指示・助言↑	継続してもらうための支援	実行期　継続が不安
				実行してもらうための支援（実行を促す）	準備期　実行したい　準備OK，やる気あり
				実行したいと思ってもらうための支援（意思決定を促す）	関心期　関心がある　どうしようかな？
				関心をもってもらうための支援（気づきを促す）	無関心期　関心がない・やる気がない

参考資料）日本保健医療行動科学会編：「講義と演習で学ぶ保健医療行動科学　第二版」
(2022)

図6-3　各ステージで必要な支援と技術～TTM の応用～

その際，栄養士・管理栄養士（指導者）は対象者と豊かなコミュニケーションを構築し，カウンセリングや認知行動療法，動機づけ面接，コーチングなどの手法を駆使して，押しつけの指導にならないように心がける。対象者の状況に応じて，対象者自身が自ら望む目標を設定し，さまざまな方法を検討して，行動するように働きかけることが大切である。

なお，トランスセオレティカルモデル（Transtheoretical model：行動変容段階モデル）（p.57）を応用したカウンセリング，動機づけ面接法，コーチング，社会的認知理論の特徴について図6-3に示す。

1）カウンセリングの理論と意義

カウンセラー（相談を受ける専門家）は，カウンセリングマインドを持って，クライアント（援助を必要とする人）と対面し，クライアントとラポール（(仏) rapport，信頼関係）を形成して，積極的に聴く姿勢を示すことが大切である。クライアントの言葉（言語的表現）だけではなく，非言語的表現にも目をむけて，クライアントの心の声を聴き取るように心がける。

＊5　言語的コミュニケーション
文字や言葉などを用いてメッセージを伝達するコミュニケーション。

＊6　非言語的コミュニケーション
身振りや表情，手の動きなど，言語以外の方法でコミュニケーションをとる方法である。声の高さや大きさ，話す速度なども含まれる。

<table>
<tr><td colspan="2" align="center">表6-5　傾聴のあいうえお</td></tr>
</table>

・あ（い）：アイコンタクト（相手の目を見て話す）
・（あ）い：相づちを打つ
・う：うなずく
・え：笑みを絶やさない
・お：オープンな態度で接する

表6-6　共感的理解を深める応答の仕方

種類	伝え方
確認	クライアントの個人的な価値観や尊厳を無条件に認める。
オウム返し	クライアントが話したことと同じ言葉を繰り返す。
言い換え	クライアントが話したことをどのように理解したか，別の表現で言い直す。
要約	クライアントの話した内容を簡潔にまとめて返す。
感情の反映	クライアントの感情をどのように認知しているかを伝える。
比喩	物事の説明をよく知っていることになぞらえて表現する。
促進的発言	クライアントの背景にある感情に気づいていることを伝える。
自己開示	自分の思考，感情，経験を限定的にクライアントと分かち合う。

（1）カウンセリングの技術と応用

カウンセラーは，クライアントとラポールを形成し，クライアントに寄りそって話を十分に聴き，言葉だけではなく，その心までも受け入れて，共感的に理解し対応する。

❶環境設定

クライアントとラポールを形成する第一歩は，環境設定である。カウンセラーは，クライアントと適切な位置や距離をとり，目線を合わせて対応する。何より大切なことは，カウンセラー本人が環境そのものであるということである。

❷傾聴

クライアントの話を，気持ちをこめて積極的に聴くことを傾聴（表6-5）という。カウンセリングの基本は，この傾聴にある。

❸受容

受容とは，クライアントの言葉の奥にある考えや感情までも，無条件にありのまま受け入れることをいう。相手の話を判断・評価したり，自分の偏見や先入観で推測しないことが大切である。

❹共感的理解

共感的理解とは，相手の気持ちを自分のことのように感じ取ることである。共感的理解を深めるには，さまざまな応答の仕方（表6-6）がある。ただし，感情的な共感は，客観的判断を誤る場合があるので注意する。

（2）個人，家族，小集団のカウンセリング

カウンセリングを活用した個人対象の栄養指導では，家族を巻き込んだ指導によっても，効果を高めることができる。

また，小集団に対するカウンセリングでは，互いの悩みを共有するなど，グループダイナミクス（p.63参照）の効果が期待できる。

なお，栄養カウンセリングや栄養指導を実施する際には，守秘義務を守り，厳格な個人情報保護の遵守が必要である。

2）認知行動療法（Cognitive Behavior Therapy：CBT）

認知行動療法は，すべての行動を，思考（パターン）という内部要因と環境等の外部要因に関連づけ，系統的に問題行動や症状を改善しようとする科学的な療法である。医療のみならず，技術訓練やリハビリテーションなど，幅広い領域で用いられている。

レスポンデント条件づけやオペラント条件づけ（p.58）の学習理論に基づいた行動療法に，社会

的認知理論（p.74）の観察学習（モデリング）や自己効力感といった認知理論を統合し，行動と認知の両面に介入して効果を引き出す。

対象者の問題を環境，行動，認知，情緒，身体，動機づけの6要素に整理して，問題となる行動が何かを特定し，その行動がどのようなきっかけで起こっているかを明らかにして（行動分析），不適切な行動に対する自己理解を深め，行動を変えるための具体的な方法を適用して望ましい方向に修正し，セルフコントロールできるように働きかける。そのプロセスは，①対象者との共同による目標設定，②プロセス重視，③問題解決方法の支援からなる。

行動変容を促す具体的な方法として，行動的技法には，行動契約（p.59），社会技術訓練（ソーシャルスキルトレーニング：SST）（p.59），セルフモニタリング（p.59）などがあり，認知的技法には認知再構成（p.58），刺激統制（p.58），ストレスマネジメント（p.59）などがある。

3) 動機づけ面接法 (Motivational Interview：MI)

動機づけ面接法は，WR.Millerが1983年に，アルコールや薬物依存症治療のため開発した方法である。現在は，医療・福祉・教育の分野にも拡大している。人は，変わりたい（チェンジトーク）と思う気持ちと，変わりたくない（維持トーク）と思う2つの気持ちを抱えている。これを「両価性」（アンビバレンス）と言い，本当は変わりたいという発言を見つけて，理解し，育てて行動変容を促す。

動機づけ面接法には，スピリットを土台として，プロセス，OARS＋Iという3つの要素がある（図6-4）。MIの基本となるものはスピリットであり，Partnership（協働），Acceptance（受容），Compassion（思いやり），Empowerment（力づける）の4つがある。特に大切なスピリットは，「思いやり」である。さらに，MIを進めるには，Engaging（関わる），Focusing（フォーカスする），Evoking（引き出す），Planning（計画する）の4つのプロセスがあり，これらは，行ったり来たり

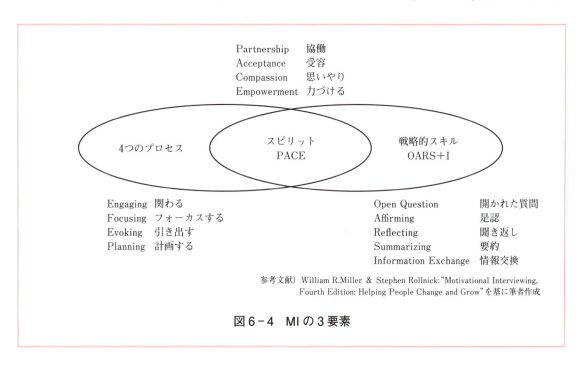

参考文献）William R.Miller & Stephen Rollnick: "Motivational Interviewing, Fourth Edition: Helping People Change and Grow"を基に筆者作成

図6-4　MIの3要素

して進む。最も重要なプロセスは、お互いを信頼し、援助関係を丁寧に構築するための「相手に関わる」プロセス（⇒p.68「4. コミュニケーション」）である。

戦略的スキルとしては、OARS＋I、つまり、Open Question（開かれた質問）、Affirming（是認）、Reflecting（聞き返し）、Summarizing（要約）、Information Exchange（情報交換）がある。

4) コーチング

コーチング[*7]は、互いのやりとりを通して、対象者の意欲を引き出し、（食）行動の変容を促すコミュニケーション技術のひとつである。

効果的な栄養指導を実施するためには、対象者とラポールを形成し、傾聴、承認、質問、提案などのスキルを用いて、目標を達成するように協働して歩む。その際、GROW モデル（図6-5）にしたがって、会話をすすめる。

なお、コーチングとカウンセリングの違いは、コーチングが現在から未来に向けて目標を達成するよう働きかけるのに対し、カウンセリングは過去にさかのぼって原因を追及し、問題解決を図ろうとするところにある。

(1) 傾聴

傾聴は、コミュニケーションの中心であり、「傾聴」のスキルは、コーチングにおいてもカウンセリングにおいても、共通の基礎となる重要なスキルである。単に受動的に話を聞くだけではなく、対象者のいいたいことを心にとめて、積極的に聴こうとする姿勢をいう。傾聴の前提には、対象者が話しやすい環境を整え、ラポールを形成する必要がある。また、「傾聴」のスキルは、相手の気づきや可能性を引き出す「質問」のスキルを活かすことにつながる。

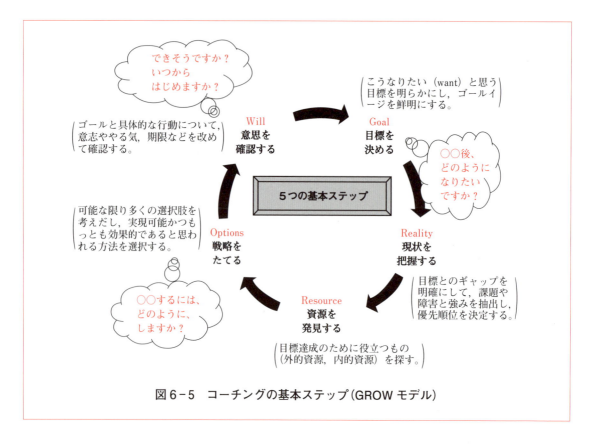

図6-5　コーチングの基本ステップ（GROW モデル）

（2）承認

承認は，よく観察し，心にとめたことを温かい気持ちをもって，素直に相手に伝え，言葉の奥にある想いも認めることである。とくに，自分（自分たち）の気持ちや感謝の心を伝えるI（We）メッセージは，対象者の自尊感情を高め，対象者のやる気を引き出す。そして目標を達成するパワーを生み出すとともに，あきらめないで，望ましい（食）行動を継続させる源となる。

（3）質問

質問は，対象者が自分自身で考えを深めたり，整理して自分のなかにある答えを見つける手助けをするものである。対象者の気づきを促すよい質問とは，よい傾聴から生まれ，その可能性を引き出すことができる。

質問には，限定質問（イエス／ノーで，すぐに答えられる閉じた質問）と拡大質問（考えを深める開かれた質問），未来質問と過去質問，否定質問と肯定質問がある。コーチングでは，とくに未来に向けて，肯定的な質問をすることによって，目標を達成することをめざす。

＊7　コーチング

コーチングとは，相手の本来持っている能力，強み，個性を引き出し，目標実現や問題解消するために自発的行動を促すコミュニケーション技術である（標準的な健診・保健指導プログラム（確定版）平成19年4月，厚生省健康局）。

● 次のほめ言葉をそれぞれ I（We）メッセージで伝えてみよう！

＜例1＞あなたは楽しい人ね。
＜例2＞体重が減って（あなたは）すごい！
　　　　頑張りましたね。

・

・

答え

＜例1＞
・あなたといると（私は）楽しくなるわ！
＜例2＞
・あなたの体重が減って私もうれしいです。
・あなたの体重が減って，私たちも栄養指導のやりがいに自信がもてました。

● 否定質問を肯定質問に変えてみよう！

どうして野菜を食べないの？

・

・

・

・

答え

・どうすれば野菜を食べられる？

注）なぜ（Why）と否定形（Not）が合わさると，詰問されているようになる。常に前向きに考えよう！

(4) 提案

　提案は，目標を達成するための行動を具体的かつ明確に示すものであり，1回にひとつが原則である。必ず対象者に許可をとってからはじめ，また事前に対象者にはその提案を拒否してもよいという自由な選択権があることを伝えておく。決して，○○しなさいと押しつけるものではない。

　提案は，目標に向かって行動を起こさせる糸口であり，対象者のめざす目標や進む道筋を明確にする。

5）社会的認知理論

　バンデューラにより提唱された社会的認知理論では，人は，個人的要因，行動要因，環境要因が相互に影響し合って行動を起こすというもので，相互決定主義といわれている（図6-6）。したがって人の行動変容を支援するためには，個人的な要因だけでなく，個人と他者とのかかわりや環境とのかかわりにもアプローチする必要がある。

　人は自分の行動から生まれる結果に対する期待感（結果期待）が高く，その行動を実行できる自信（自己効力感：セルフエフィカシー，self-efficacy）があると行動を起こしやすくなる。栄養指導では結果期待や自己効力感が高まるような支援をすることが大切である。特にこの自己効力感を高めるには，過去の成功体験や小さな成功体験の積み重ね（遂行行動の達成），周囲のうまくできる行動を観察する・成功体験を聞く（代理的体験），周囲の励まし（言語的説得），緊張するなど自分の身体の状態を自覚し，負の感情をコントロールする（情動的喚起）などの方法がある。

　また，人は手本となる他者を観察することで行動の学習ができる（観察学習・モデリング）。観察学習により，新しい行動が起こったり，今まで

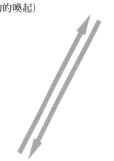
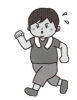

個人的要因

自己効力感
1週間続いたから今後も続けられそうだ（遂行行動の達成）
同僚も走っているし，自分にもできるだろう（代理的体験）
妻がきっと続けられるわよと励ましてくれる（言語的説得）
走った後は気分が爽快で，続けられそうという気持ちがわいてきた（情動的喚起）

結果期待
ジョギングを続けて体重が減ったら検査値が良くなる，娘にかっこいいと言われると思う

肥満，コレステロール値が高めで医師に運動を勧められ，ジョギングを始めたばかりの男性

環境要因
観察学習（モデリング）
同僚から運動して減量できた話を聞いた

行動要因
自己制御
スマホで走った日や距離を記録（セルフモニタリング）

図6-6　社会的認知理論における相互決定主義

の行動が変化したりする。ほかに，自身の行動を観察して調整する力（自己制御）も，行動の起こしやすさに影響する。

＜参考文献＞

・笠原賀子，斉藤トシ子編著『栄養教育論』講談社サイエンティフィック（2018）
・社団法人全国栄養士養成施設協会監修『栄養教育論』第一出版（2011）
・川喜田二郎『発想法』（1967）『続発想法』（1970）中公新書
・柳澤厚生編著『ニュートリションコーチング』医歯薬出版（2008）
・日本保健医療行動科学会編『講義と演習で学ぶ保健医療行動化学　第二版』（2022）
・松本千明『医療・保健スタッフのための健康行動理論の基礎　生活習慣病を中心に　第二版』医歯薬出版（2024）
・William R.Miller & Stephen Rollnick : *Motivational Interviewing, Fourth Edition: Helping People Change and Grow.*

◆演習問題

以下の記述の内容が正しいものには「○」を，誤っているものには「×」を，（　　）内に記しなさい。

1．個別指導は，個々に適した対応ができるため，効果的な指導が期待できる。（　　）
2．集団指導では，グループダイナミクスなど個別指導にはみられない効果が加わることが期待できる。（　　）
3．ブレインストーミングやバズセッションは，集団を対象とした討議形式の栄養指導形態である。（　　）
4．栄養指導の媒体は，内容を対象者に効果的に伝えるための補助的手段である。（　　）
5．成人を対象とする場合には，演示媒体である紙芝居や人形劇などが適している。（　　）
6．ラポールとは，クライアントとカウンセラーの信頼関係のことである。（　　）
7．認知行動療法では，クライアントが持っている「変わりたい」と思う気持ちに着目する。（　　）
8．動機づけ面接法では，問題行動のみならず，その問題行動が起こるきっかけにも着目する。（　　）
9．コーチングは，過去にさかのぼって原因を追究して問題を解決しようとするものである。（　　）
10．社会的認知理論では，人は個人的要因，行動要因，環境要因が相互に影響し合って行動を起こすとしている。（　　）

◎解答
1．（○）
2．（○）
3．（○）
4．（○）
5．（×）
6．（○）
7．（×）
8．（×）
9．（×）
10．（○）

| 総論 chapter 7 | 栄養指導に必要な基礎事項 |

〈学習のポイント〉
① 「日本人の食事摂取基準」の概念と活用を理解する。
②食生活，運動，休養などの指針を理解し，活用できるようにする。
③食育推進や健康増進の取り組みを理解する。

1. 日本人の食事摂取基準 (2025 年版)

1) 策定の目的，対象と使用期間

「日本人の食事摂取基準」は，健康増進法に基づき厚生労働大臣が定めるものとされ，国民の健康の保持・増進を図る上で摂取することが望ましいエネルギーおよび栄養素の量の基準を示すもので，5 年ごとに改定されている。2025 年版の使用期間は，令和 7 (2025) 年度から令和 11 (2029) 年度の 5 年間である。

食事摂取基準の対象は，健康な個人ならびに健康な人を中心として構成されている集団であり，また高血圧，脂質異常，高血糖，腎機能低下に関するリスクを有していても自立した日常生活を営んでいる人，具体的には歩行や家事などの身体活動を行っていて，体格 (body mass index：BMI) が標準から著しくはずれていない人たちが含まれる。ここでの高血圧，脂質異常，高血糖，腎機能低下に関するリスクを有する者とは，保健指導レベルにある人までをさしている。

なお疾患を有していたり，疾患に関する高いリスクを有していたりする個人ならびに集団に対して治療を目的とする場合は，食事摂取基準におけるエネルギーおよび栄養素の摂取に関する基本的な考え方を理解した上で，その疾患に関連する治療ガイドラインなどの栄養管理指針を用いることになる。

2) エネルギーおよび各栄養素の指標

(1) エネルギー

エネルギーの摂取量および消費量のバランス (エネルギー収支バランス) の維持を示す指標として，2015 年版から「体格 (BMI：Body Mass Index)」が採用されている。BMI は以下の式で求められる。

体重 (kg) ÷ (身長 (m))^2

(2) 栄養素の指標

栄養素の指標には，3 つの目的からなる 5 つの指標がある。具体的には，摂取不足の回避を目的とする 3 種類の指標 (推定平均必要量，推奨量，目安量)，過剰摂取による健康障害の回避を目的とする指標 (耐容上限量)，および生活習慣病の予防を目的とする指標 (目標量) からなる (図 7-1, 図 7-2)。

❶推定平均必要量 (estimated average requirement：EAR)

ある母集団における平均必要量の推定値。ある母集団に属する 50% の人が必要量を満たすと推定される 1 日の摂取量。

❷推奨量 (recommended dietary allowance：RDA)

ある母集団のほとんど (97〜98%) の人において 1 日の必要量を満たすと推定される 1 日の摂取量。

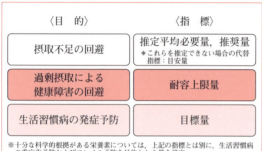

図7-1 栄養素の指標の目的と種類
出典）厚生労働省「日本人の食事摂取基準（2025年版）」

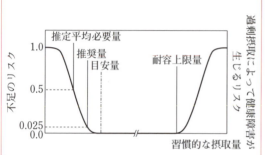

食事摂取基準の各指標（推定平均必要量，推奨量，目安量，耐容上限量）を理解するための概念図

縦軸は，個人の場合は不足又は過剰によって健康障害が生じる確率を，集団の場合は不足状態にある者又は過剰摂取によって健康障害を生じる者の割合を示す。

不足の確率が推定平均必要量では0.5（50％）あり，推奨量では0.02～0.03（中間値として0.025）（2～3％又は2.5％）あることを示す。耐容上限量以上の量を摂取した場合には過剰摂取による健康障害が生じる潜在的なリスクが存在することを示す。そして，推奨量と耐容上限量との間の摂取量では，不足のリスク，過剰摂取による健康障害が生じるリスクともに0（ゼロ）に近いことを示す。

目安量については，推定平均必要量及び推奨量と一定の関係を持たない。しかし，推奨量と目安量を同時に算定することが可能であれば，目安量は推奨量よりも大きい（図では右方）と考えられるため，参考として付記した。

目標量は，ここに示す概念や方法とは異なる性質のものであることから，ここには図示できない。

図7-2 食事摂取基準の各指標（推定平均必要量，推奨量，目安量，耐容上限量））を理解するための概念図
出典）厚生労働省「日本人の食事摂取基準（2025年版）」

❸目安量（adequate intake：AI）

推定平均必要量および推奨量を算定するのに十分な科学的根拠が得られない場合に，特定の集団の人々がある一定の栄養状態を維持するのに十分な量。

❹耐容上限量（tolerable upper intake level：UL）

ある母集団に属するほとんどすべての人々が，健康障害をもたらす危険がないとみなされる習慣的な摂取量の上限を与える量。

❺目標量（tentative dietary goal for preventing life-style related diseases：DG）

生活習慣病の発症予防を目的として，現在の日本人が当面の目標とすべき摂取量。

3）活用の基本的考え

健康な個人または集団を対象として，健康の保持・増進，生活習慣病等の発症予防と重症化予防のための食事改善に食事摂取基準を活用する場合には，PDCAサイクルに基づく活用が基本となる（図7-3）。

手順としては，まず摂取量推定（個人あるいは集団を対象とした各種食事調査の実施による摂取

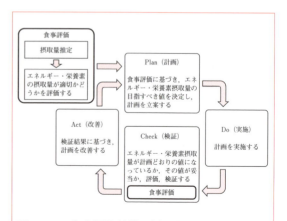

図7-3 食事摂取基準の活用とPDCAサイクル
出典）厚生労働省「日本人の食事摂取基準（2025年版）」

量の把握を指す）によりエネルギー・栄養素の摂取量を推定し，それを食事摂取基準の各種指標と比較して食事評価（ここではエネルギー及び各栄養素の摂取状況の評価と定義する）を行う。食事評価に基づき，食事改善計画の立案・食事改善を実施し，それらの検証を行う。検証の際には，再度摂取量推定を実施し，食事評価を行う。検証結果を踏まえ，計画や実施の内容を改善する。ただしエネルギー摂取量の過不足の評価には，BMIまたは体重変化量を用いる（図7-4）。

（1）個人の食事改善を目的とした活用

個人の食事改善を行う際には，摂取量推定を行い，食事摂取基準と比較して個人の摂取量から摂取不足や過剰摂取の可能性等を検討する。その結果に基づいて，摂取不足や過剰摂取を防ぎ，生活習慣病の発症予防のための適切なエネルギーや栄養素の摂取量について目標とする値を提案し，食事改善の計画，実施につなげる。

また，目標とするBMIや栄養素摂取量に近づけるためには，料理・食物の量やバランス，身体活動量の増加に関する具体的な情報の提供，効果的なツールの開発など，個人の食事改善を実現するための栄養教育の企画や実施，検証もあわせて行うこととなる。

①食事評価

栄養素摂取量の評価には摂取量推定による個人の摂取量を用いるが，個人が日々選択する食品は異なり，食欲も違うなど，日々の摂取量に影響を及ぼすさまざまな要因が存在するため，個人の習慣的な摂取量を把握することは困難である。このように個人の摂取量は，大きな測定誤差が含まれた値であり，とくに日間変動が大きく，個人の真の摂取量ではないことを理解する。

そうした数値の限界を理解した上で，摂取量と食事摂取基準の指標を比較して，食事評価を行う。なお，エネルギー摂取量の評価は，エネルギー出納の正負を評価するものであり，その評価指標にはBMIまたは体重変化量を用いる（図7-5, p.80）。

②食事改善の計画と実施

食事改善の計画と実施は，食事評価を行い，その結果に基づいて行うことが基本である。そのためには，対象とする個人の特性を十分に把握しておくことが重要となる。ここでいう特性とは，性別，年齢，身体活動レベル，その他の主要な生活環境や生活習慣を指している。また，目的に応じ

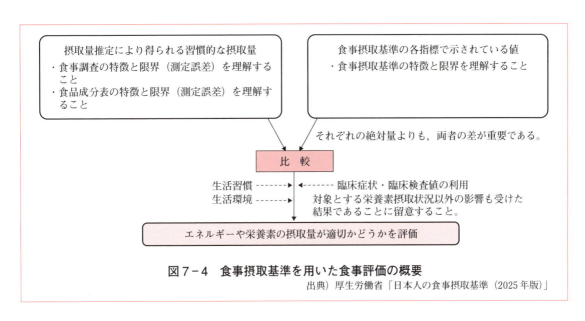

図7-4　食事摂取基準を用いた食事評価の概要
出典）厚生労働省「日本人の食事摂取基準（2025年版）」

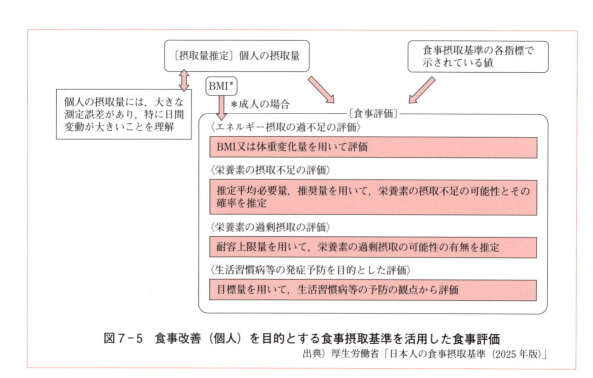

図7-5 食事改善（個人）を目的とする食事摂取基準を活用した食事評価
出典）厚生労働省「日本人の食事摂取基準（2025年版）」

て臨床症状や臨床検査のデータを利用する。
　表7-1に個人を対象にした食事改善を目的に食事摂取基準を用いる場合の基本的事項を示す。

(2) 集団の食事改善を目的とした活用

　集団の食事改善を行う際には，集団を対象とした摂取量推定を実施し，摂取量の分布を明らかにする。摂取量推定の結果を食事摂取基準の指標と比較し，摂取不足や過剰摂取の可能性がある者の割合などを推定する。その結果に基づいて，摂取不足や過剰摂取を防ぎ，生活習慣病等の発症予防のための適切なエネルギーや栄養素の摂取量について目標とする値を提案し，食事改善の計画，実施につなげる。

　また，目標とするBMIや栄養素摂取量に近づけるためには，そのための食行動・食生活や身体活動に関する改善目標の設定やそのモニタリング，改善のための効果的な各種事業の企画・実施など，公衆栄養計画の企画や実施，検証もあわせて行うこととなる。

①食事評価

　エネルギー摂取の過不足を評価する場合には，BMIの分布を用いる。エネルギーについては，BMIが目標とする範囲内にある者（または目標とする範囲外にある者）の割合を算出する。

　栄養素については，食事調査によって得られる摂取量の分布を用いる。食事調査法に起因する測定誤差（とくに過小申告・過大申告と日間変動）が結果に及ぼす影響の意味と程度を十分に理解して評価を行う必要がある。集団においては，過小申告・過大申告が評価に与える影響がとくに大きい点に留意する。

　推定平均必要量が算定されている栄養素については，推定平均必要量を下回る者の割合を算出する。目安量を用いる場合は，摂取量の中央値が目安量以上かどうかを確認する。摂取量の中央値が目安量未満の場合は，不足状態にあるかどうか判断できない。耐容上限量については，摂取量の分布と耐容上限量から過剰摂取の可能性を有する者の割合を算出する。目標量については，摂取量の

総論 chapter7 ●栄養指導に必要な基礎事項

表7-1　個人の食事改善を目的として食事摂取基準を活用する場合の基本的事項

目的	用いる指標	食事評価	食事改善の計画と実施
エネルギー摂取の過不足の評価	体重変化量 BMI	○体重変化量を測定 ○測定されたBMIが，目標とするBMIの範囲を下回っていれば「不足」，上回っていれば「過剰」のおそれがないか，他の要因も含め，総合的に判断	○BMIが目標とする範囲内に留まること又はその方向に体重が改善することを目的として立案 〈留意点〉定期的に体重を計測記録し，16週間以上フォローを行う
栄養素の摂取不足の評価	推定平均必要量 推奨量 目安量	○測定された摂取量と推定平均必要量及び推奨量から不足の可能性とその確率を推定 ○目安量を用いる場合は，測定された摂取量と目安量を比較し，不足していないことを確認	○推奨量よりも摂取量が少ない場合は，推奨量を目指す計画を立案 ○摂取量が目安量付近かそれ以上であれば，その量を維持する計画を立案 〈留意点〉測定された摂取量が目安量を下回っている場合は，不足の有無やその程度を判断できない
栄養素の過剰摂取の評価	耐容上限量	○測定された摂取量と耐容上限量から過剰摂取の可能性の有無を推定	○耐容上限量を超えて摂取している場合は耐容上限量未満になるための計画を立案 〈留意点〉耐容上限量を超えた摂取は避けるべきであり，それを超えて摂取していることが明らかになった場合は，問題を解決するために速やかに計画を修正，実施する
生活習慣病の発症予防を目的とした評価	目標量	○測定された摂取量と目標量を比較	○摂取量が目標量の範囲に入ることを目的とした計画を立案 〈留意点〉発症予防を目的としている生活習慣病と関連する他の栄養関連因子及び非栄養性の関連因子の存在と程度を明らかにし，これらを総合的に考慮した上で，対象とする栄養素の摂取量の改善の程度を判断。また，生活習慣病の特徴から考えて，長い年月にわたって実施可能な改善計画の立案と実施が望ましい

出典）厚生労働省「日本人の食事摂取基準（2025年版）」

分布と目標量から目標量の範囲を逸脱する者の割合を算出する。

②食事改善の計画と実施

集団の食事改善の計画と実施も，食事評価を行い，その結果に基づいて行うことが基本である。そうした結果を参考にして，食事改善の計画を立案し，実施する（図7-6，p.82）。また表7-2（p.83）に集団を対象とした食事改善を目的として食事摂取基準を用いる場合の基本的事項を示す。

2. 食生活指針と食事バランスガイド

1）食生活指針の変遷と内容

1985（昭和60）年に，厚生省（当時）は，国民一人ひとりが食生活改善に取り組めるよう「健康づくりのための食生活指針」を策定した。さらに1990（平成2）年には個々人の特性に応じた具体的な食生活の目標として，対象特性別の指針が策定された。

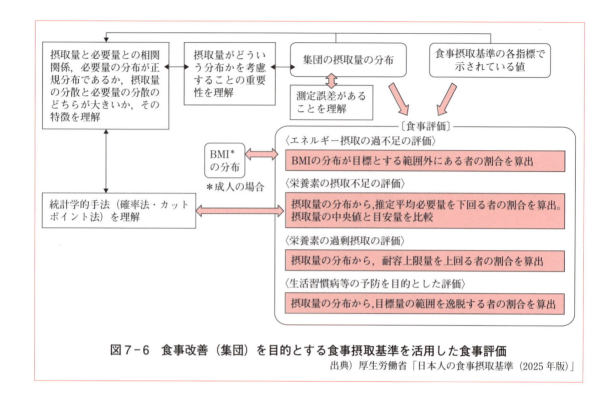

図7-6　食事改善（集団）を目的とする食事摂取基準を活用した食事評価
出典）厚生労働省「日本人の食事摂取基準（2025年版）」

　しかし，最近のわが国における食生活は，健康・栄養についての適正な情報の不足，食習慣の乱れ，食料の海外依存，食べ残しや食品の廃棄の増加などにより，栄養バランスの偏り，生活習慣病の増加，食料自給率の低下，食料資源の浪費などの問題が生じている。このようなことから，2000（平成12）年に文部省（当時），厚生省（当時）と農林水産省が連携し，国民の健康の増進，生活の質の向上や食料の安定供給の確保を図るため，10項目からなる食生活指針が策定された。

　その後，2005（平成17）年には食育基本法が制定され，2013（平成25）年には国民健康づくり運動「健康日本21（第二次）」が開始されるとともに，「和食；日本人の伝統的な食文化」がユネスコ無形文化遺産に登録され，2016（平成28）年には食育基本法に基づく「第3次食育推進基本計画」が作成された。このような食生活に関する幅広い分野での動きを踏まえ，2016（平成28）年「食生活指針」の一部改定が行われた（表7-3，p.84）。健康寿命の延伸の観点からの主な改定点は，次のとおりである。

①適正体重の維持を図るため，適度な運動とバランスのよい食事の推奨について，項目の順番を7番目から3番目に変更し，若年女性のやせ，高齢者の低栄養を注意喚起
②脂肪について，量とともに質にも配慮するよう追記
③食塩摂取量について，「日本人の食事摂取基準（2015年版）」を踏まえて目標値を変更

2）食事バランスガイドの基本的な考え方と料理区分

　食事バランスガイドは，2005（平成17）年に厚生労働省と農林水産省の共同により策定された。

　それは，望ましい食生活についてのメッセージを示した「食生活指針」を具体的な行動に結びつけるものとして，1日に「何を」「どれだけ」食べたらよいかの目安を分かりやすくイラストで示し

総論 chapter7 ●栄養指導に必要な基礎事項

表7-2　集団の食事改善を目的として食事摂取基準を活用する場合の基本的事項

目的	用いる指標	食事摂取状況のアセスメント	食事改善の計画と実施
エネルギー摂取の過不足の評価	体重変化量 BMI	○体重変化量を測定 ○測定された BMI の分布から，BMI が目標とする BMI の範囲を下回っている，あるいは上回っている者の割合を算出	○BMI が目標とする範囲内に留まっている者の割合を増やすことを目的として計画を立案 〈留意点〉一定期間をおいて 2 回以上の体重測定を行い，その変化に基づいて計画を変更し，実施
栄養素の摂取不足の評価	推定平均必要量 目安量	○測定された摂取量の分布と推定平均必要量から，推定平均必要量を下回る者の割合を算出 ○目安量を用いる場合は，摂取量の中央値と目安量を比較し，不足していないことを確認	○推定平均必要量では，推定平均必要量を下回って摂取している者の集団内における割合をできるだけ少なくするための計画を立案 ○目安量では，摂取量の中央値が目安量付近かそれ以上であれば，その量を維持するための計画を立案 〈留意点〉摂取量の中央値が目安量を下回っている場合，不足状態にあるかどうかは判断できない
栄養素の過剰摂取の評価	耐容上限量	○測定された摂取量の分布と耐容上限量から，過剰摂取の可能性を有する者の割合を算出	○集団全員の摂取量が耐容上限量未満になるための計画を立案 〈留意点〉耐容上限量を超えた摂取は避けるべきであり，超えて摂取している者がいることが明らかになった場合は，問題を解決するために速やかに計画を修正，実施
生活習慣病の発症予防を目的とした評価	目標量	○測定された摂取量の分布と目標量から，目標量の範囲を逸脱する者の割合を算出	○摂取量が目標量の範囲内に入る者または近づく者の割合を増やすことを目的とした計画を立案 〈留意点〉発症予防を目的としている生活習慣病と関連する他の栄養関連因子及び非栄養性の関連因子の存在とその程度を明らかにし，これらを総合的に考慮した上で，対象とする栄養素の摂取量の改善の程度を判断。また，生活習慣病の特徴から考え，長い年月にわたって実施可能な改善計画の立案と実施が望ましい

出典）厚生労働省「日本人の食事摂取基準（2025 年版）」

ている。以下にその策定のポイントを示す（図7-7〈p.84〉，7-8〈p.85〉）。

①「何を」「どれだけ」食べたらよいかを一般にわかりやすく，イラストで示したものについては，世界的には「フードガイド」と呼ばれることが多い。そこで，フードガイドという名称をベースとしながら，回転（運動）することによりはじめてバランスが確保されるコマの型を採用し，名称に「バランス」ということばを使用した。

②食品単品ではなく，料理の組み合せを中心に表現することを基本としたことから，「フード」ではなく，個々人の食べるという行為も意味する「食事」という言葉が用いられた。

③「水分・お茶」は，食事に欠かせないものとしてコマの軸に示された。

④「菓子・嗜好飲料」は，楽しく適度にということばとともに，コマを回すヒモとして示された。

表7-3　食生活指針（2016年改定版）

○**食事を楽しみましょう。**
・毎日の食事で，健康寿命をのばしましょう。
・おいしい食事を，味わいながらゆっくりよく噛んで食べましょう。
・家族の団らんや人との交流を大切に，また，食事づくりに参加しましょう。

○**1日の食事のリズムから，健やかな生活リズムを。**
・朝食で，いきいきした1日を始めましょう。
・夜食や間食はとりすぎないようにしましょう。
・飲酒はほどほどにしましょう。

○**適度な運動とバランスのよい食事で，適正体重の維持を。**
・普段から体重を量り，食事量に気をつけましょう。
・普段から意識して身体を動かすようにしましょう。
・無理な減量はやめましょう。
・特に若年女性のやせ，高齢者の低栄養にも気を付けましょう。

○**主食，主菜，副菜を基本に，食事のバランスを。**
・多様な食品を組み合わせましょう。
・調理方法が偏らないようにしましょう。
・手作りと外食や加工食品・調理食品を上手に組み合わせましょう。

○**ごはんなどの穀類をしっかりと。**
・穀類を毎食とって，糖質からのエネルギー摂取を適正に保ちましょう。
・日本の気候・風土に適している米などの穀類を利用しましょう。

○**野菜・果物，牛乳・乳製品，豆類，魚なども組み合わせて。**
・たっぷり野菜と毎日の果物で，ビタミン，ミネラル，食物繊維をとりましょう。
・牛乳・乳製品，緑黄色野菜，豆類，小魚などで，カルシウムを十分にとりましょう。

○**食塩は控えめに，脂肪は質と量を考えて。**
・食塩の多い食品や料理を控えめにしましょう。食塩摂取量の目標値は，男性で1日8g未満，女性で7g未満とされています。
・動物，植物，魚由来の脂肪をバランスよくとりましょう。
・栄養成分表示を見て，食品や外食を選ぶ習慣を身につけましょう。

○**日本の食文化や地域の産物を活かし，郷土の味の継承を。**
・「和食」をはじめとした日本の食文化を大切にして，日々の食生活に活かしましょう。
・地域の産物や旬の食材を使うとともに，行事食を取り入れながら，自然の恵みや四季の変化を楽しみましょう。
・食材に関する知識や調理技術を身につけましょう。
・地域や家庭で受け継がれてきた料理や作法を伝えていきましょう。

○**食料資源を大切に，無駄や廃棄の少ない食生活を。**
・まだ食べられるのに廃棄されている食品ロスを減らしましょう。
・調理や保存を上手にして，食べ残しのない適量を心がけましょう。
・賞味期限や消費期限を考えて利用しましょう。

○**「食」に関する理解を深め，食生活を見直してみましょう。**
・子供のころから，食生活を大切にしましょう。
・家庭や学校，地域で，食生活や，食品の安全性を含めた「食」に関する知識や理解を深め，望ましい習慣を身につけましょう。
・家族や仲間と，食生活を考えたり，話し合ったりしてみましょう。
・自分たちの健康目標をつくり，よりよい食生活を目指しましょう。

（小項目は食生活指針の実践のためのもの）
出典）文部科学省，厚生労働省，農林水産省「食生活指針」2016年6月一部改変

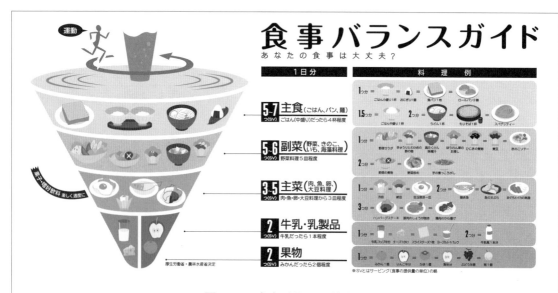

図7-7　食事バランスガイド

出典）厚生労働省，農林水産省

総論 chapter7 ●栄養指導に必要な基礎事項

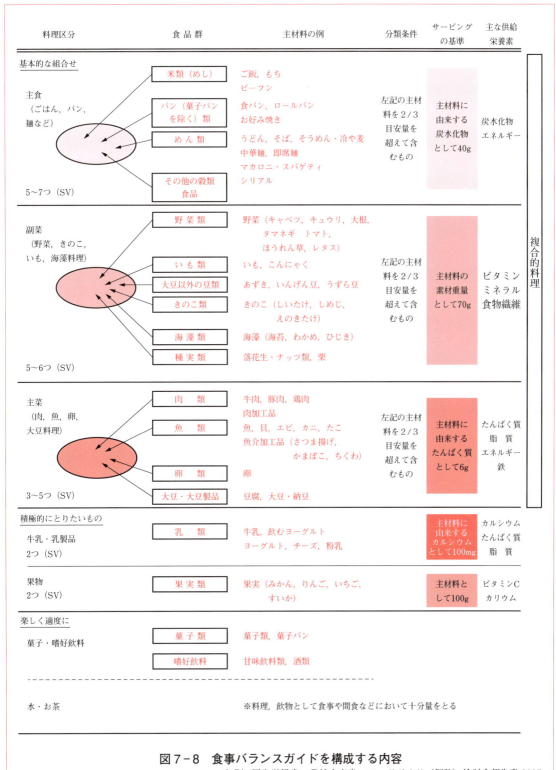

図7-8　食事バランスガイドを構成する内容
出典）厚生労働省・農林水産省，フードガイド（仮称）検討会報告書 2005

⑤「油脂・調味料」は，料理に使用されておりイラストで示さないこととされた。しかし，食事全体のエネルギー量やナトリウム摂取量に大きく関係するものであり，実際の食品選択の場面で掲示される際には，総エネルギー量と食塩相当量もあわせて情報提供されることが望まれる。

⑥数量は，日常生活においてわかりやすく，簡便であることが求められることから，基本的なルールとしては，各料理区分における主材料の量的な基準に対して0.6から1.5未満の範囲で含むものを，「1つ(SV：サービング)」とすることを原則に，日常的に把握しやすい単位（ごはんならお茶碗一杯，パンなら1枚など）で示された。

⑦もっとも目につく上部から，十分な摂取が望まれる主食，副菜，主菜の順に並べ，果物と牛乳・乳製品については同程度と考え並列に示された。

⑧形状は，日本で古くから親しまれている「コマ」をイメージし，食事のバランスが悪くなると倒れてしまうということを表している。

3) 活用のあり方

栄養士・管理栄養士は，栄養指導・栄養教育の対象である個人や集団の健康状態・栄養状態，食行動やライフスタイルなどを適切に把握・評価し，対象の特性に対応した活用を行う。

また，対象者のニーズに合わせて，必要に応じて食事摂取基準や食品群・食品構成など，ほかの基準や教材を組み合わせ食事バランスガイドの活用方法について適切に示すことが必要である。

さらに，栄養指導・栄養教育の場面だけでなく，食品開発や流通の場，給食などの食事サービスの場，マスメディアなどを通じた情報提供の場など，栄養士・管理栄養士が活躍する多様な場での活用を工夫することが重要である。

3. 日本食品標準成分表

日本食品成分表は，1950（昭和25）年に公表され，その後4回の改訂を経て，2000（平成12年）の「五訂日本食品標準表」以降は，5年ごとに改訂され，2023（令和5）年の日本食品標準成分表（八訂）増補2023年では，2015年版（七訂）よりも収載食品数を347食品増やし，2,538食品となっている。

1）日本食品標準成分表の目的および性格
（1）目的

国民が日常摂取する食品の成分を明らかにすることは，国民の健康の維持，増進を図る上で極めて重要であり，食料の安定供給を確保するための計画を策定する基礎としても必要不可欠である。日本食品標準成分表は，国民が日常摂取する食品の成分に関する基礎データを幅広く提供することを目的としている。

（2）性格

成分値は，動植物の品種，成育環境，加工方法の違いなどにより幅があるが，これらに配慮しながら，わが国において常用される食品について，1食品1標準成分値を原則として収載している。標準成分値とは，国内において年間を通じて普通に摂取する場合の全国的な平均値を表すという概念に基づき求めた値である。

2）活用のあり方

日本食品標準成分表は，学校給食，病院給食などの給食管理，食事制限，治療食などの栄養指導面はもとより，国民の栄養，健康への関心の高まりとともに，一般家庭における日常生活面においても広く活用されている。また，厚生労働省の食事摂取基準作成のための基礎資料，国民健康・栄養調査など国民の栄養状態を把握・評価するための各種統計調査や，農林水産省の食料需給表の作成，食料自給率の目標設定にあたっての基礎資料

総論 chapter7 ●栄養指導に必要な基礎事項

表7－4 「日本食品標準成分表（八訂）増補2023年」（可食部100g当たりの成分表）の収載食品数

食品群	食品数	アミノ酸編	脂肪酸編	炭水化物編	
				炭水化物表	有機酸表
1 穀 類	208	139	151	132	―
2 いも及びでん粉類	70	32	33	53	22
3 砂糖及び甘味類	31	1	0	23	―
4 豆 類	113	81	89	67	4
5 種実類	46	38	42	34	―
6 野菜類	413	264	244	165	28
7 果実類	185	102	107	75	12
8 きのこ類	56	43	42	44	3
9 藻 類	58	36	36	16	3
10 魚介類	471	320	418	8	―
11 肉 類	317	233	290	6	1
12 卵 類	23	16	20	18	―
13 乳 類	59	51	56	44	18
14 油脂類	34	5	31	3	―
15 菓子類	187	122	126	121	2
16 し好飲料類	64	8	18	16	2
17 調味料及び香辛料類	148	63	75	29	1
18 調理済み流通食品類	55	4	4	―	―
合計	2,538	1,558	1,782	854	96

出典）文部科学省「日本食品標準成分表（八訂）増補2023年」一部改変

や食品規格基準設定の参考資料などとして行政面において使用されている。さらには栄養学，食品学などの教育，研究面においても活用されている。

各成分値は，可食部100g当たりの数値で示されている。廃棄率は，原則として通常の食習慣において廃棄される部分を食品全体，あるいは購入形態に対する重量の割合（％）で示し，廃棄部位が備考欄に記載されている。成分値は，品種や調理によって変動があるため，生の成分値だけでなく，「いも・でん粉類」「魚介類」「野菜類」などでは水煮，ゆで，焼きなど，「肉類」の一部では焼き，ゆでなどの調理食品の成分値が収載されて

いる。活用にあたっては，これらに留意する必要がある。

4. 食育関連

1）食育基本法，食育推進基本計画と栄養指導

2005（平成17）年に食育基本法が「国民が生涯にわたって健全な心身を培い，豊かな人間性をはぐくむ（食育基本法第1条）」ことを目的として制定された。

表7-5 「第4次食育推進基本計画」における食育の推進目標

目標		
具体的な目標値（追加・見直しは■の目標値）	現状値 （令和2年度）	目標値 （令和7年度）
1　食育に関心を持っている国民を増やす		
①食育に関心を持っている国民の割合	83.2%	90%以上
2　朝食又は夕食を家族と一緒に食べる「共食」の回数を増やす		
②朝食又は夕食を家族と一緒に食べる「共食」の回数	週9.6回	週11回以上
3　地域等で共食したいと思う人が共食する割合を増やす		
③地域等で共食したいと思う人が共食する割合	70.7%	75%以上
4　朝食を欠食する国民を減らす		
④朝食を欠食する子供の割合	4.6%＊	0%
⑤朝食を欠食する若い世代の割合	21.5%	15%以下
5　学校給食における地場産物を活用した取組等を増やす		
⑥栄養教諭による地場産物に係る食に関する指導の平均取組回数	月9.1回＊	月12回以上
⑦学校給食における地場産物を使用する割合（金額ベース）を現状値（令和元年度）から維持・向上した都道府県の割合	－	90%以上
⑧学校給食における国産食材を使用する割合（金額ベース）を現状値（令和元年度）から維持・向上した都道府県の割合	－	90%以上
6　栄養バランスに配慮した食生活を実践する国民を増やす		
⑨主食・主菜・副菜を組み合わせた食事を1日2回以上ほぼ毎日食べている国民の割合	36.4%	50%以上
⑩主食・主菜・副菜を組み合わせた食事を1日2回以上ほぼ毎日食べている若い世代の割合	27.4%	40%以上
⑪1日当たりの食塩摂取量の平均値	10.1g＊	8g以下
⑫1日当たりの野菜摂取量の平均値	280.5g＊	350g以上
⑬1日当たりの果物摂取量100g未満の者の割合	61.6%＊	30%以下
7　生活習慣病の予防や改善のために，ふだんから適正体重の維持や減塩等に気をつけた食生活を実践する国民を増やす		
⑭生活習慣病の予防や改善のために，ふだんから適正体重の維持や減塩等に気をつけた食生活を実践する国民の割合	64.3%	75%以上
8　ゆっくりよく噛んで食べる国民を増やす		
⑮ゆっくりよく噛んで食べる国民の割合	47.3%	55%以上
9　食育の推進に関わるボランティアの数を増やす		
⑯食育の推進に関わるボランティア団体等において活動している国民の数	36.2万人＊	37万人以上
10　農林漁業体験を経験した国民を増やす		
⑰農林漁業体験を経験した国民（世帯）の割合	65.7%	70%以上
11　産地や生産者を意識して農林水産物・食品を選ぶ国民を増やす		
⑱産地や生産者を意識して農林水産物・食品を選ぶ国民の割合	73.5%	80%以上
12　環境に配慮した農林水産物・食品を選ぶ国民を増やす		
⑲環境に配慮した農林水産物・食品を選ぶ国民の割合	67.1%	75%以上
13　食品ロス削減のために何らかの行動をしている国民を増やす		
⑳食品ロス削減のために何らかの行動をしている国民の割合	76.5%＊	80%以上
14　地域や家庭で受け継がれてきた伝統的な料理や作法等を継承し，伝えている国民を増やす		
㉑地域や家庭で受け継がれてきた伝統的な料理や作法等を継承し，伝えている国民の割合	50.4%	55%以上
㉒郷土料理や伝統料理を月1回以上食べている国民の割合	44.6%	50%以上
15　食品の安全性について基礎的な知識を持ち，自ら判断する国民を増やす		
㉓食品の安全性について基礎的な知識を持ち，自ら判断する国民の割合	75.2%	80%以上
16　推進計画を作成・実施している市町村を増やす		
㉔推進計画を作成・実施している市町村の割合	87.5%	100%

注）学校給食における使用食材の割合（金額ベース，令和元年度）の全国平均は，地場産物52.7%，国産食材87%となっている。＊は令和元年度の数値

出典）農林水産省「『第4次食育推進基本計画』啓発リーフレット」2021

2006（平成18）年には食育推進基本計画が策定され，5年ごとに見直しが行われている。家庭，学校，保育所等が子どもの食育を進め，都道府県，市町村，さまざまな関係機関・団体等，地域における多様な関係者がさまざまな形で食育を主体的に推進してきた結果，食育は着実に推進され，進展してきている。しかしながら，わが国の食をめぐる環境は大きく変化してきており，高齢化，成人男性の肥満，若い女性のやせ，高齢者の低栄養，世帯構造や暮らしの変化，農林漁業者や農山漁村人口の高齢化・減少，地域の伝統的な食文化が失われていくことへの危惧など様々な課題を抱えている。これまでの食育推進の成果や新型コロナによる新たな日常への対応，社会のデジタル化等の背景も踏まえ，2021（令和3）年度から2025（令和7）年度までの5年間を期間とする第4次食育推進基本計画が策定された。第4次食育推進基本計画では，SDGs（持続可能な開発目標）の考え方も取り入れ，3つの重点事項と24の具体的な目標が掲げられている。

（1）重点事項
❶生涯を通じた心身の健康を支える食育の推進
健康的な食生活を通じて，心身の健康を維持・向上させることを目指す。
❷持続可能な食を支える食育の推進
環境に配慮した食生活や，地域の農林水産業との連携を強化する。
❸「新たな日常」やデジタル化に対応した食育の推進
デジタル技術を活用し，新しい生活様式に対応した食育を推進する。

2）食育と栄養教諭制度
（1）栄養教諭制度の趣旨
子どもが将来にわたって健康に生活していけるよう，栄養や食事のとり方などについて正しい知識に基づいて自ら判断し，食をコントロールして

いく「食の自己管理能力」や「望ましい食習慣」を子どもたちに身につけさせることが必要となっている。このため，食に関する指導（学校における食育）の推進に中核的な役割を担う「栄養教諭」制度が創設され，2005（平成17）年度から施行されている。

（2）栄養教諭の職務
栄養教諭が食に関する指導と給食管理を一体のものとして行うことにより，地場産物を活用して給食と食に関する指導を実施するなど，教育上の高い相乗効果がもたらされることから，栄養教諭は主に次のような職務を担っている。
❶食に関する指導
・肥満，偏食，食物アレルギーなどの児童・生徒に個別指導を行う。
・学級活動，教科，学校行事などの時間に，学級担任などと連携して集団的な食に関する指導を行う。
・ほかの教職員や家庭・地域と連携した食に関する指導を推進するための連絡・調整を行う。
❷学校給食の管理
・栄養管理，衛生管理，検食，物資管理など。
（3）栄養教諭の資格
大学における所要単位の修得により，栄養教諭普通免許状（専修：大学院修士課程修了程度，一種：大学卒業程度，二種：短期大学卒業程度）を取得する必要がある。現職の学校栄養職員は，一定の在職経験と都道府県教育委員会が実施する講習などにおいて所定の単位を修得することにより，栄養教諭免許状を取得できる。
（4）食育と栄養教諭の役割
学校において食育を推進するためには，指導体制の整備が不可欠であり，栄養教諭は各学校における指導体制の中心として食育の推進において重要な役割を担っている。栄養教諭の配置が進むことにより，各学校において，栄養教諭を中心として食に関する指導の全体計画が作成されること

や，教諭などにより食育が体系的・継続的な学校全体の取り組みとなることが期待されている。

5. 食料需給表と食の安全性

1）食料需給表の性格と内容

食料需給表は，FAO（国際連合食糧農業機関）の作成の手引きに準拠して毎年度作成されている。食料需給の全般的動向，栄養量の水準とその構成，食料消費構造の変化などを把握するため，わが国で供給される食料の生産から最終消費に至るまでの総量を明らかにするとともに，国民1人当たりの供給純食料および栄養量を示したものであり，食料自給率算出の基礎となるものである。

2）食料需給と自給率（年次推移と特徴）

食料自給率は，1965（昭和40）年度ではカロリーベースで73％，生産額ベースで86％であったのに対し，2023（令和5）年度ではカロリーベースで38％，生産額ベースで61％と長期的には低下傾向であるが，カロリーベースでは近年横ばい傾向で推移している（図7-9）。食料自給率低下の要因としては，食の欧米化が進み，コメの消費が減ったこと，また肉類，乳製品，卵などの畜産物を多く消費するようになり，そのための多くの飼料を海外から輸入しなければならなくなったことがあげられている。食料自給率は先進国の中で最低水準となっている（図7-10）。農林水産省では，2008（平成20）年にフード・アクション・ニッポンを立ち上げ，地産地消，米飯・野菜を中心にした食事，食品の無駄（食品ロス）の削減などさまざまな取り組みを推進している。

3）食料安全保障

食料は人間の生命維持に欠くことができないものであるだけでなく，健康で充実した生活の基礎

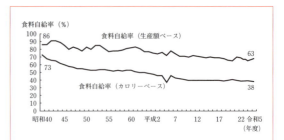

図7-9　昭和40年以降の食料自給率の推移
出典）農林水産省「平成28年度食料自給率をめぐる事情」

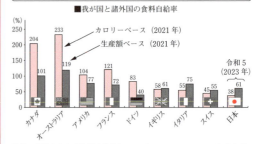

図7-10　日本と諸外国の食料自給率
出典）農林水産省「令和5年度食料自給率・食料自給力」

として重要なものである。食料の多くを輸入に頼っている日本では，国内外のさまざまな要因によって食料供給に混乱が生じる可能性がある。食料安全保障とは，このように予想できない要因によって食料供給に問題が生じた際に，食料確保のための対策や，その機動的な発動のあり方を検討し，いざというときのために日ごろから準備をしておくことをさす。1999（平成11）年に制定された食料・農業・農村基本法おいては，不測時における食料安全保障に関する規定を設け，不測時において国が必要な施策を講ずることを明らかにしている。

6. 健康日本 21

1）趣旨と基本方針

　わが国では，近年，急速な人口の高齢化や生活習慣の変化により，疾病構造が変化し，疾病全体に占めるがん，虚血性心疾患，脳血管疾患，糖尿病などの生活習慣病の割合が増加し，これらの医療費は国民医療費の約3割となっている。こうした疾病構造の変化に対応し，すべての国民が健やかで心豊かに生活できる活力ある社会とするために，2000（平成12）年に生活習慣病やその原因となる生活習慣の改善などに関する課題について目標などを選定し，国民が主体的に取り組める国民健康づくり運動として「健康日本21（21世紀における国民健康づくり運動)」が策定された。

　健康日本21は，健康寿命の延伸などを実現するために，具体的な数値目標を提示することにより，国民が一体となった健康づくり運動を総合的・効果的に推進しているものである。

2）健康日本 21（第二次）：2013（平成 25）年度〜2023（令和 5）年度

　健康日本21（第二次）では，健康寿命の延伸・健康格差の縮小を最上位目標とした53の目標項目を掲げ，11年間実施された。最終評価（2022年）では，健康寿命の延伸，共食の増加などの8項目（15.1％）で目標値に達したと評価された。一方，悪化していると評価されたのは，メタボリックシンドロームの該当者及び予備群の減少，適正体重の子どもの増加，睡眠による休養を十分とれていない者の割合の減少，生活習慣病のリスクを高める量を飲酒している者の割合の減少の4項目（7.5％）であった。

3）健康日本 21（第三次）：2024（令和 6）年度〜2035（令和 17）年度

　健康日本21（第二次）の最終評価で提起され
た課題を踏まえ，健康日本21（第三次）では，「全ての国民が健やかで心豊かに生活できる持続可能な社会の実現」に向け，誰一人取り残さない健康づくりの展開（Inclusion）とより実効性をもつ取組の推進（Implementation）を12年計画で行う。

　基本的な方向では，①健康寿命の延伸・健康格差の縮小，②個人の行動と健康状態の改善，③社会環境の質の向上，④ライフコースアプローチを踏まえた健康づくり（胎児期から高齢期に至るまでの人の生涯を経時的に捉えた健康づくり）が掲げられている。第二次から引続き「健康寿命の延伸・健康格差の縮小」を最上位目標とし，51の目標項目が示されている（図7-11，表7-7）。

7. 栄養指導と運動指導

1）運動指導の原則

　運動とは，身体活動の一種であり，とくに体力を維持・増進させるために行う計画的かつ組織的で継続性のあるものをさす。運動を行うにあたっては，事故を引き起こさないために，その日の体調や天候，持病などに注意して行うことが重要である。過度な運動は，かえって健康を害することがあるので十分な注意が必要である。とくに持病を持っている人に運動指導を行う場合には，医師の指導の下で行うことが必要である。また，体力に応じた運動を指導するとともに，運動の前後にストレッチを加えた準備運動・整理運動の指導も必要である。生活習慣病予防のためには，継続して運動を実施することが重要であり，無理をせずに日常生活のなかでの活動量を増やすことからはじめていくことが推奨される。

2）健康づくりのための運動基準

　厚生省（現・厚生労働省）は，1989（平成元）年に健康を維持するために望ましい運動量の目安

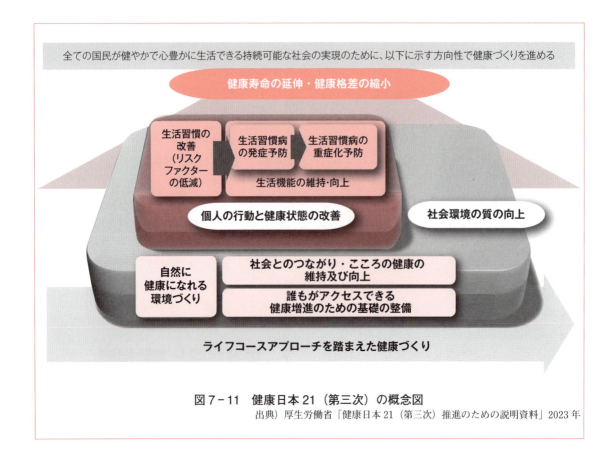

図7-11 健康日本21（第三次）の概念図
出典）厚生労働省「健康日本21（第三次）推進のための説明資料」2023年

として「健康づくりのための運動所要量」を策定した。1993（平成5）年には，運動を普及させ親しみやすいものにすることによって，明るく楽しく健康な生活を創造することを目的として，「健康づくりのための運動指針」を策定した。

2006（平成18）年に，国民の健康維持・増進，生活習慣病の予防を目的とした望ましい身体活動・運動と体力の基準を示すため，「健康づくりのための運動所要量」を改定し，「健康づくりのための運動基準2006〜身体活動・運動・体力〜」を公表した。さらに2013（平成25）年には「健康づくりのための身体活動基準2013」および「健康づくりのための身体活動基準（アクティブガイド）」が策定された。

3）健康づくりのための身体活動・運動ガイド2023

厚生労働省は，健康日本21（第三次）における身体活動・運動分野の取組推進のため，「健康づくりのための身体活動基準2013」を改訂し，「健康づくりのための身体活動・運動ガイド2023」を策定した（図7-12）。

「歩行またはそれと同等以上の強度の身体活動を1日60分以上行うことを推奨する」などの定量的な推奨事項だけでなく，「個人差等を踏まえ，強度や量を調整し，可能なものから取り組む」といった定性的な推奨事項を含むものであるとともに，「基準」という表現が全ての国民が等しく取り組むべき事項であるという誤解を与える可能性等を考慮し，「身体活動基準」から「身体活動・運動ガイド」に名称変更された。身体活動・運動

総論 chapter7 ●栄養指導に必要な基礎事項

表7-7 健康日本21（第三次）の主な目標と目標値（抜粋）

別表第一 健康寿命の延伸と健康格差の縮小に関する目標

目標	指標	目標値
①健康寿命の延伸	日常生活に制限のない期間の平均	平均寿命の増加分を上回る健康寿命の増加（令和14年度）
②健康格差の縮小	日常生活に制限のない期間の平均の下位4分の1の都道府県の平均	日常生活に制限のない期間の平均の上位4分の1の都道府県の平均の増加分を上回る下位4分の1の都道府県の平均の増加（令和14年度）

別表第二 個人の行動と健康状態の改善に関する目標
1 生活習慣の改善
(1) 栄養・食生活

目標	指標	目標値
①適正体重を維持している者の増加（肥満，若年女性のやせ，低栄養傾向の高齢者の減少）	BMI18.5以上25未満（65歳以上はBMI20を超え25未満）の者の割合（年齢調整値）	66％（令和14年度）
②児童・生徒における肥満傾向児の減少	児童・生徒における肥満傾向児の割合	令和5年度から開始する第2次成育医療等の提供に関する施策の総合的な推進に関する基本的な方針（以下「第2次成育医療等基本方針」という。）に合わせて設定
③バランスの良い食事を摂っている者の増加	主食・主菜・副菜を組み合わせた食事が1日2回以上の日がほぼ毎日の者の割合	50％（令和14年度）
④野菜摂取量の増加	野菜摂取量の平均値	350g（令和14年度）
⑤果物摂取量の改善	果物摂取量の平均値	200g（令和14年度）
⑥食塩摂取量の減少	食塩摂取量の平均値	7g（令和14年度）

2 生活習慣病（NCDs）の発症予防・重症化予防
(1) がん

目標	指標	目標値
①がんの年齢調整罹患率の減少	がんの年齢調整罹患率（人口10万人当たり）	減少（令和10年度）
②がんの年齢調整死亡率の減少	がんの年齢調整死亡率（人口10万人当たり）	減少（令和10年度）
③がん検診の受診率の向上	がん検診の受診率	60％（令和10年度）

(2) 循環器病

目標	指標	目標値
①脳血管疾患・心疾患の年齢調整死亡率の減少	脳血管疾患・心疾患の年齢調整死亡率（人口10万人当たり）	減少（令和10年度）
②高血圧の改善	収縮期血圧の平均値（40歳以上，内服加療中の者を含む。）（年齢調整値）	ベースライン値から5mmHgの低下（令和14年度）
③脂質（LDLコレステロール）高値の者の減少	LDLコレステロール160mg/dl以上の者の割合（40歳以上，内服加療中の者を含む。）（年齢調整値）	ベースライン値から25％の減少（令和14年度）
④メタボリックシンドロームの該当者及び予備群の減少	メタボリックシンドロームの該当者及び予備群の人数（年齢調整値）	令和6年度から開始する第4期医療費適正化計画（以下「第4期医療費適正化計画」という。）に合わせて設定
⑤特定健康診査の実施率の向上	特定健康診査の実施率	第4期医療費適正化計画に合わせて設定
⑥特定保健指導の実施率の向上	特定保健指導の実施率	第4期医療費適正化計画に合わせて設定

(3) 糖尿病

目標	指標	目標値
①糖尿病の合併症（糖尿病腎症）の減少	糖尿病腎症の年間新規透析導入患者数	12,000人（令和14年度）
①治療継続者の増加	治療継続者の割合	75％（令和14年度）
③血糖コントロール不良者の減少	HbA1c8.0％以上の者の割合	1.0％（令和14年度）
④糖尿病有病者の増加の抑制	糖尿病有病者数（糖尿病が強く疑われる者）の推計値	1,350万人（令和14年度）
⑤メタボリックシンドロームの該当者及び予備群の減少（再掲）	メタボリックシンドロームの該当者及び予備群の人数（年齢調整値）	第4期医療費適正化計画に合わせて設定
⑥特定健康診査の実施率の向上（再掲）	特定健康診査の実施率	第4期医療費適正化計画に合わせて設定
⑦特定保健指導の実施率の向上（再掲）	特定保健指導の実施率	第4期医療費適正化計画に合わせて設定

出典）厚生労働省告示第207号「国民の健康の増進の総合的な推進を図るための基本的な方針」2023

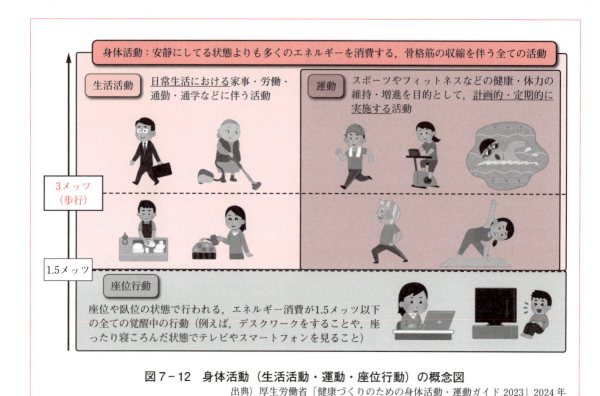

図7-12 身体活動（生活活動・運動・座位行動）の概念図
出典）厚生労働省「健康づくりのための身体活動・運動ガイド2023」2024年

に取り組むに当たっての全体の方向性として，「個人差を踏まえ，強度や量を調整し，可能なものから取り組む」こととしている。

推奨事項として，運動の一部において筋力トレーニングを週2～3日取り入れること，座位行動（座りっぱなし）の時間が長くなりすぎないように注意することなどが示されている（図7-13）。

高齢者について，身体活動基準2013では，強度を問わず10メッツ・時週以上の身体活動を推奨していたが，身体活動・運動ガイド2023では，3メッツ以上の身体活動を15メッツ・時週以上歩行またはそれと同等以上の強度の身体活動を1日40分以上行うことに加え，多要素な運動を週3日以上取り入れることが推奨事項となっている。

メッツとは，身体活動の強度を表し，安静座位時を1メッツとし，その何倍のエネルギーを消費するかという指標である。身体活動によるエネルギー消費量（kcal）は，メッツ×時間（h）×体重（kg）で推定可能である。例えば，歩行（3メッツ）を30分間，体重50kgの人が行った場合のエネルギー消費量は，3（メッツ）×0.5（h）×50（kg）＝75kcalと推定できる。

8. 栄養指導と睡眠・飲酒指導

1）健康づくりのための睡眠ガイド2023

睡眠は，健康増進・維持に不可欠な休養活動であり，睡眠が悪化することで，さまざまな疾患の発症リスクが増加し，寿命短縮リスクが高まることが指摘されている。また，必要な睡眠時間には個人差があるとともに，年代によっても変化する等の特性を踏まえた取組が必要となる。

睡眠における国民の健康づくりのための取組と

総論 chapter7 ●栄養指導に必要な基礎事項

全体の方向性	個人差を踏まえ、強度や量を調整し、可能なものから取り組む 今よりも少しでも多く身体を動かす		
対象者※1	身体活動※2（＝生活活動※3＋運動※4）		座位行動※7
高齢者	歩行又はそれと同等以上の（3メッツ以上の強度の）身体活動を 1日40分以上（1日約6,000歩以上）（＝週15メッツ・時以上）	**運動** 有酸素運動・筋力トレーニング・バランス運動・柔軟運動など多要素な運動を週3日以上 【筋力トレーニング※5を週2～3日】	座りっぱなしの時間が長くなりすぎないように注意する （立位困難な人も、じっとしている時間が長くなりすぎないように少しでも身体を動かす）
成人	歩行又はそれと同等以上の（3メッツ以上の強度の）身体活動を 1日60分以上（1日約8,000歩以上）（＝週23メッツ・時以上）	**運動** 息が弾み汗をかく程度以上の（3メッツ以上の強度の）運動を週60分以上（＝週4メッツ・時以上）【筋力トレーニングを週2～3日】	
こども（※身体を動かす時間が少ないこどもが対象）	（参考）・中強度以上（3メッツ以上）の身体活動（主に有酸素性身体活動）を1日60分以上行う ・高強度の有酸素性身体活動や筋肉・骨を強化する身体活動を週3日以上行う ・身体を動かす時間の長短にかかわらず、座りっぱなしの時間を減らす。特に余暇のスクリーンタイム※6を減らす。		

※1 生活習慣、生活様式、環境要因等の影響により、身体の状況等の個人差が大きいことから、「高齢者」「成人」「こども」について特定の年齢で区切ることは適当でなく、個人の状況に応じて取組を行うことが重要であると考えられる。
※2 安静にしている状態よりも多くのエネルギーを消費する骨格筋の収縮を伴う全ての活動。
※3 身体活動の一部で、日常生活における家事・労働・通勤・通学などに伴う活動。
※4 身体活動の一部で、スポーツやフィットネスなどの健康・体力の維持・増進を目的として、計画的・定期的に実施する活動。
※5 負荷をかけて筋力を向上させるための運動。筋トレマシンやダンベルなどを使用するウエイトトレーニングだけでなく、自重で行う腕立て伏せやスクワットなどの運動も含まれる。
※6 座位や臥位の状態で行われる、エネルギー消費が1.5メッツ以下の全ての覚醒中の行動で、例えば、デスクワークをすることや、座ったり寝ころんだ状態でテレビやスマートフォンを見ること。
※7 テレビやDVDを観ることや、テレビゲーム、スマートフォンの利用など、スクリーンの前で過ごす時間のこと。

図7-13 健康づくりのための身体活動・運動ガイド2023 推奨事項一覧
出典）厚生労働省「健康づくりのための身体活動・運動ガイド2023（概要）」2024年

して、厚生労働省において2003（平成15）年に「健康づくりのための睡眠指針～快適な睡眠のための7箇条～」、2014（平成26）年には「健康づくりのための睡眠指針2014」が策定されてきた。

2024（令和6）年に「健康づくりのための睡眠ガイド2023」として改定され、ライフステージごと（成人、こども、高齢者）に睡眠に関する推奨事項と、質・量ともに十分な睡眠を確保するに当たっての参考情報がテーマごとにまとめられた。「指針」という表現が全ての国民が等しく取り組むべき事項であるという誤解を与える可能性等が考慮され、名称は「ガイド」となった。生活習慣、睡眠環境等を見直し、「適正な睡眠時間を確保」するとともに、「睡眠休養感を高める」ための方策について取り組むことを推奨している。実際に取組を進めるに当たっては、個人差（健康状態、身体機能、生活環境等）を踏まえ、可能なものから取り組むことが必要であることが示されている（表7-8）。

2) 健康に配慮した飲酒に関するガイドライン

「健康に配慮した飲酒に関するガイドライン」は、基礎疾患等がない20歳以上の成人を中心に、飲酒による身体等への影響について、年齢・性別・体質等による違いや飲酒による疾病・行動に関するリスクなどを分かりやすく伝え、その上で、考慮すべき飲酒量（純アルコール量）や配慮のある飲酒の仕方、飲酒の際に留意したい事項（避けるべき飲酒等）を示すことにより、飲酒や飲酒後の行動の判断等に資することを目指し、2024（令和6）年厚生労働省において策定された。

表7-8　睡眠の推奨事項一覧

全体の方向性	個人差を踏まえつつ，日常的に質・量ともに十分な睡眠を確保し，心身の健康を保持する

対象者※	推奨事項
高齢者	●長い床上時間が健康リスクとなるため，床上時間が8時間以上にならないことを目安に，必要な睡眠時間を確保する。 ●食生活や運動等の生活習慣や寝室の睡眠環境等を見直して，睡眠休養感を高める。 ●長い昼寝は夜間の良眠を妨げるため，日中は長時間の昼寝は避け，活動的に過ごす。
成人	●適正な睡眠時間には個人差があるが，6時間以上を目安として必要な睡眠時間を確保する。 ●食生活や運動等の生活習慣，寝室の睡眠環境等を見直して，睡眠休養感を高める。 ●睡眠の不調・睡眠休養感の低下がある場合は，生活習慣等の改善を図ることが重要であるが，病気が潜んでいる可能性にも留意する。
こども	●小学生は9〜12時間，中学・高校生は8〜10時間を参考に睡眠時間を確保する。 ●朝は太陽の光を浴びて，朝食をしっかり摂り，日中は運動をして，夜ふかしの習慣化を避ける。

※　生活習慣や環境要因等の影響により，身体の状況等の個人差が大きいことから，「高齢者」「成人」「こども」について特定の年齢で区切ることは適当でなく，個人の状況に応じて取組を行うことが重要であると考えられる。

出典）厚生労働省「健康づくりのための睡眠ガイド2023」2024年

（1）アルコールの代謝と飲酒による身体等への影響

アルコールの分解には，体内の分解酵素と呼ばれる物質等が関与しており，体質的に分解酵素の働きが弱いなどの場合には，少量の飲酒で体調が悪くなることもある。アルコールは血液を通じて全身を巡り，全身の臓器に影響を与えるため，飲みすぎた場合には，いろいろな臓器に病気が起こる可能性がある。飲酒による影響には個人差があり，例えば年齢，性別，体質等の違いによって，それぞれ受ける影響が異なる。体調など個人のそのときの状態にも左右される。過度な飲酒や，飲酒後の行動によって，疾病発症等のリスクや行動面のリスクが高まる可能性がある（表7-9）。

（2）飲酒量（純アルコール量）と健康に配慮した飲酒の仕方

アルコールのリスクを理解した上で，純アルコール量に着目しながら，自分に合った飲酒量を決めて，健康に配慮した飲酒を心がけることが大切である。お酒に含まれる純アルコール量は，「純アルコール量（g）＝摂取量（ml）×アルコール濃度（度数/100）×0.8（アルコールの比重）」で表すことができ，食品のエネルギー（kcal）のようにその量を数値化できる。飲酒をする場合には，お酒に含まれる純アルコール量（g）を認識し，自身のアルコール摂取量を把握することで，例えば疾病発症等のリスクを避けるための具体的な目標設定を行うなど，自身の健康管理にも活用することができる。単にお酒の量（ml）だけでなく，お酒に含まれる純アルコール量（g）について着目することは重要である。

（お酒に含まれる純アルコール量の算出式）

摂取量（ml）×アルコール濃度（度数/100）×0.8（アルコールの比重）

例：ビール500ml（5%）の場合の純アルコール量　500（ml）×0.05×0.8＝20（g）

健康に配慮した飲酒の仕方については，次の事項が示されている。

①自らの飲酒状況等を把握する

②あらかじめ量を決めて飲酒をする

総論 chapter7 ●栄養指導に必要な基礎事項

表7-9　我が国における疾病別の発症リスクと飲酒量（純アルコール量）[参考文献]

疾病名	飲酒量（純アルコール量（g））	
	男性	女性
	研究結果（参考）	研究結果（参考）
脳卒中（出血性）	150 g/週（20 g/日）	0 g<
脳卒中（脳梗塞）	300 g/週（40 g/日）	75 g/週（11 g/日）
虚血性心疾患・心筋梗塞	※	※
高血圧	0 g<	0 g<
胃がん	0 g<	150 g/週（20 g/日）
肺がん（喫煙者）	300 g/週（40 g/日）	データなし
肺がん（非喫煙者）	関連なし	データなし
大腸がん	150 g/週（20 g/日）	150 g/週（20 g/日）
食道がん	0 g<	データなし
肝がん	450 g/週（60 g/日）	150 g/週（20 g/日）
前立腺がん（進行がん）	150 g/週（20 g/日）	データなし
乳がん	データなし	100 g/週（14 g/日）

注：上記の飲酒量（純アルコール量）の数値のうち，「研究結果」の欄の数値については，参考文献に基づく研究結果によるもので，これ以上の飲酒をすると発症等のリスクが上がると考えられるもの。「参考」の欄にある数値については，研究結果の数値を元に，仮に7で除した場合の参考値（概数）。「0 g<」は少しでも飲酒をするとリスクが上がると考えられるもの。「関連なし」は飲酒量（純アルコール量）とは関連が無いと考えられるもの。「データなし」は飲酒量（純アルコール量）と関連する研究データがないもの。「※」は現在研究中のもの。なお，これらの飲酒量（純アルコール量）については，すべて日本人に対する研究に基づくものとなります。

出典）厚生労働省「健康に配慮した飲酒に関するガイドライン」2024（令和6）年

③飲酒前又は飲酒中に食事をとる

④飲酒の合間に水（又は炭酸水）を飲むなど，アルコールをゆっくり分解・吸収できるようにする

⑤一週間のうち，飲酒をしない日を設ける

（3）飲酒の際に留意したい事項（避けるべき飲酒等）

重要な禁止事項には，酒気帯び運転等（酒気帯び運転をさせることを含む），20歳未満の飲酒（20歳未満に飲酒させることを含む），飲酒による不適切な状態での動作や判断によって事故や事件を招いてしまう行為，妊娠中・授乳期中の飲酒，体質的にお酒を受け付けられない人（アルコール

を分解する酵素が非常に弱い人等）の飲酒があげられている。

また，以下の事項については，避けるべき飲酒等として示されている。

①一時多量飲酒（特に短時間の多量飲酒）

②他人への飲酒の強要等

③不安や不眠を解消するための飲酒

④病気等療養中の飲酒や服薬後の飲酒

⑤飲酒中又は飲酒後における運動・入浴などの体に負担のかかる行動

＜参考文献＞

・厚生労働省『日本人の食事摂取基準』（2015 年

版）「日本人の食事摂取基準」策定検討会報告書，2014
- 厚生労働省『健康づくりのための睡眠指針2014』2014
- 厚生労働省・農林水産省『フードガイド（仮称）検討会報告書』2005
- 厚生労働省『日本人の食事摂取基準（2010年版）の改定を踏まえた食事バランスガイドの変更点について』2010
- 文部科学省初等中等教育局長，厚生労働省健康局長，農林水産省消費・安全局長通知『「食生活指針」の一部改定及び「食生活指針の解説要領」の作成について』2016
- 文部科学省・厚生労働省・農林水産省『食生活指針の解説要領』2016
- 文部科学省 科学技術・学術審議会 資源調査分科会報告「日本食品成分表2020」2020
- 農林水産省「第4次食育推進基本計画」2021
- 文部科学省ホームページ『栄養教諭制度について』
- 農林水産省ホームページ「知ってる？日本の食料事情」
- 厚生労働省「健康日本21（第三次）推進のための説明資料」2023
- 厚生労働省「国民の健康の増進の総合的な推進を図るための基本的な方針」2023
- 厚生労働省「健康づくりのための身体活動・運動ガイド2023（概要)」2024
- 厚生労働省「健康づくりのための睡眠ガイド2023」2024
- 厚生労働省「健康に配慮した飲酒に関するガイドライン」2024

総論 chapter7 ●栄養指導に必要な基礎事項

◆演習問題

以下の記述の内容が正しいものには「○」を，誤っているものには「×」を，（　）内に記しなさい。

1．個人の食事改善に食事摂取基準を用いる場合，エネルギー摂取の過不足を評価するために摂取量推定により得られたエネルギー摂取量を用いる。（　　）

2．個人の食事改善に食事摂取基準を用いる場合，栄養素の摂取不足の指標として推定平均必要量，推奨量，目安量を用いる。（　　）

3．食事バランスガイドでは，1週間あたり「何を」「どれだけ」食べたらよいのかの目安が示されている。（　　）

4．食事バランスガイドのコマは，主食，副菜，主菜，牛乳・乳製品，し好品の5つで示されている。（　　）

5．食事バランスガイドのコマの軸は水分を示し，食事のなかで欠かせない存在であることを強調している。（　　）

6．食事バランスガイドにおいて，菓子パンは主食としてサービング（SV）を数える。（　　）

7．日本食品標準成分表では，食品の目安量あたりの栄養素量が示されている。（　　）

8．日本食品標準成分表を用いる際は，食品の総重量ではなく可食部重量を使用する。（　　）

9．「健康づくりのための身体活動・運動ガイドライン2023」では，「個人差を踏まえ，強度や量を調整し，可能なものから取り組む」こととしている。（　　）

10．「健康づくりのための睡眠ガイド2023」では，高齢者，成人，こども別に睡眠の推奨事項が示されている。（　　）

....

◎解答

1．（×）
2．（○）
3．（×）
4．（×）
5．（○）
6．（×）
7．（×）
8．（○）
9．（○）
10．（○）

総 論
chapter
8

栄養指導と情報収集・資料活用

〈学習のポイント〉
①情報を評価・識別する能力（リテラシー）を養うことの必要性を理解する。
②情報収集の方法を理解する。
③得られた情報（エビデンス）レベルの分類を理解する。
④収集した情報・資料の活用方法を理解する。

1. 栄養指導に必要な情報項目

「情報」を広辞苑で調べてみると，「①あることがらについてのしらせ，②判断を下したり行動を起こすのに必要な種々の媒体を介しての知識」となっている。また，情報を考えるときに使うことばとしてデータがある。「データ」を広辞苑で調べてみると「立論・計算の基礎となる既知あるいは認容された事実・数値」とある。あるデータから得られる，つまりそのデータが意味するところが「情報」であるといえる。得られたデータを解釈して判断の根拠にするには，基準となる知識が必要となる。データを正しく測定し，知識を利用して正しく解釈することにより，初めて利用可能な「情報」になる。

1990年代以降，インターネットが爆発的に普及し，また昨今では携帯端末の小型化や廉価版の普及により，私たちの生活は多くの情報にあふれている。とくに健康に関する情報に対する関心は高く，毎日のように新しい情報が発信されている。

このような日々発信される情報に対して，栄養士・管理栄養士は，栄養指導への適用をはじめ，対象者への情報発信，問い合わせに対する適切な回答などのために，評価・識別する能力（リテラ

シー）を養うことは大切である。つまり受け取る情報を鵜呑みにせず，気をつけながら見直すことが重要となる。必要な情報を入手して，効果的に利用し，正しく発信するためには，背景となる正しい知識を養い，情報を見極める批判的な視点を養うことが求められる。

1）情報収集の方法

今日の情報化社会において，情報の波を漠然と処理していては多くの時間がかかる。そのため，情報収集する際には「時間を決める」「目的を決める」「情報の仕分けをする」ことがポイントとなる。

（1）図書館を利用した情報収集

情報を収集する情報源としては，文献（本），学術雑誌（論文），記事などがある。インターネットが普及した現在においては，文献自体も電子化されているため検索することも可能だが，印刷された書物による情報収集が基本といえる。

健康や栄養などの専門的な情報を文献から得たいときには，学校の図書館で探すのが第一である。おそらく館内には，OPAC（Online Public Access Catalog：オパックあるいはオーパック）という端末があるはずである。これは，図書館が所蔵する書籍・雑誌を検索できるオンライン蔵書目録である。著者名や題目，キーワードなどで欲しい書物を探すことができる。わからないときには必要な文献を探し出す手助けをしてくれるレファレンスの専門担当者がいる。入手したい情報を的確に伝えれば，レファレンス担当者が必要な情報を入手できる文献の位置を的確に導いてくれる

101

だろう。ただし，どのような情報がほしいのか，漠然としたままでは，必要な情報を探し出すことも，レファレンス担当者が導くこともできない。「何を調べるのか」という目的を明確化することが大切である。

学校の図書館に見たい文献がない場合は，他校の図書館からコピーを取り寄せたり，借用することができる場合もある。レファレンス担当者に相談するとよいが，どの大学図書館に文献があるのかは，インターネットのサイト（CiNii Books）https://ci.nii.ac.jp/books で検索することができる。

（2）インターネットを利用した情報収集

インターネットを使った情報収集では，サーチ（検索）エンジンを使った検索が一般的であろう。サーチエンジンとは，インターネット上で目的とするウェブページや情報を検索するためのシステムの総称，またはそのシステムを利用できるウェブサイトをさす。サーチエンジンは，ウェブサイトの内容に応じて階層的に分類を行い，リスト化する「ディレクトリー型サーチエンジン」と，膨大な数のウェブサイトを自動的に循環してデータ収集し，それを全文検索する「ロボット型サーチエンジン」の2種類に大別できる。現在はロボット型が主流である。

ディレクトリー型サーチエンジンは，情報が大項目（カテゴリー），小項目（サブカテゴリー）に枝分かれした階層構造中に位置づけられている。その情報は，サーチエンジンの管理者が適当だと思うものや，ウェブページ管理者の申告によるカテゴリーに分類されている。

ロボット型サーチエンジンは，ロボットとよばれるコンピュータプログラムがインターネットを自動巡回し，その結果得られた情報をデータベースとして保持し，そのデータベースを利用者が検索するシステムとなっている。多くの場合，大規模なデータベースをつくっているので，キーワー

表8-1　演算子の使い方

記号	働き	用例
AND（またはスペース）	AとBが必ず含まれる検索	A AND B
OR	AまたはBが含まれる検索	A OR B
-	Bを含まずAを検索	A -B

A，Bはそれぞれキーワードを表す。

ドによっては大量の検索結果が表示される。検索結果の表示順序は，最近ではページ全体の内容やそのページからリンクされているウェブサイトなどの総合的な情報から決定するようになってきている。検索のキーワードは適切なものを選択しないと，目的の結果にはたどり着けない。

効率よくキーワードを絞り込んで検索する方法のひとつに，複数のキーワードと演算子を組み合わせる方法がある（表8-1）。またキーワードの意味を調べたい場合には「～とは」といった検索をすることで，辞書などのウェブページや用語解説のウェブページが表示される場合が多い。

また代表的な検索サイトであるグーグル（Google）では，グーグルアラートというサービスを提供している。これは指定したキーワードに一致する検索結果（ウェブやニュースなど）をメールで配信するサービスである。ただしインターネット上で配信される情報すべてを網羅して提供する訳ではない。

2）情報の解析

情報検索によって得られる情報は，「玉石混淆」である。つまり，価値のある情報と，真偽不明の情報が入り交じっている。とくにインターネットによって得られた情報は，根拠の乏しいものが大半といえる。これらの情報を利用する際には，そこに書かれている内容が本当に信用に値するかど

うか，自分で判断する必要がある。その情報の信頼性の判定基準は，表8-2のようにまとめられる。

たとえば栄養指導を行う場合の情報の利用方法は，EBM[*1]の手順を参考にすると，「対象者の問題の定式化」「問題についての情報収集」「得られた情報の批判的吟味」「情報の対象者への適用」「評価・フィードバック」の5つのステップで行われることになる。

第1ステップ（対象者の問題の定式化）では，対象者の抱える問題を面接や診察データなどから導き出すことが求められる。このプロセスは，以下に示す各要素の頭文字をとって介入研究ではPICO，観察研究ではPECOとよばれる。

P　Patient/Population　どのような対象に

E/I　Exposure/Intervention　どのような曝露状
　　　態であると / どのような介入をすると

C　Comparison/control　何と比較して（行わ
　　　ない場合と比較して）

O　Outcome　どれだけ結果が違うか

＊1　EBM

Evidence Based Medicine（根拠に基づいた医療）の略。さまざまな分野にも広がり栄養学では Evidence Based Nutrition（EBN）として使われている。

表8-2　情報の信頼性判定の基準

①引用資料の出典が記載されているか。

②引用資料に偏りがなく，数が多いか。

③出典が原著論文に基づいているか。

④原著論文は研究対象が培養細胞，実験動物，ヒトの順で信頼度が増加する。またヒトの場合，その研究デザインを考慮する。研究の質や規模にもよるが，一般に無作為化比較試験（RCT）が最も信頼性が高い。

⑤1つの論文だけでなく，複数の論文で確認されているか。

⑥最新の情報であるか，

⑦インパクトファクター（論文で引用されている平均回数により学術雑誌を評価する指標。個々の論文を評価する指標ではない）を参考にする。

出典）上田伸男編「公衆栄養学実習（第2版）」化学同人（2010），P.20～21を一部改変

たとえば高血圧の対象者への栄養指導（介入）の場合，「血圧の高い対象者に（P），減塩指導を行って（I），行わなかった時に比べて（C），状態が良くなるか（O）」というように問題点を明確にして，どの問題を取り上げるのかを決定する。

第2ステップ（問題についての情報収集）では，明確になった問題に関する情報を収集し，絞り込み，第3ステップ（得られた情報の批判的吟味）でその情報をその対象者に対して利用できるものであるか批判的に吟味する。そして第4ステップ（情報の対象者への適用）では，得られた情報（エビデンス），医療者の経験，対象者の意向・価値観をバランスよく統合し，介入方法を検討する。最後の第5ステップ（評価・フィードバック）では，その介入結果をふり返り，結果の評価を判定する。

得られた情報（エビデンス）の質の分類としては，表8-3の例のようにレベル分けされている。また，診療ガイドラインで推奨されている診断や治療を行うことが，どのくらい勧められるかを段階的に表したものを「推奨グレード［推奨度］」とよんでいる（表8-4）。なお診療ガイドラインなどの医療情報については，日本医療機能評価機構が運営する「Minds（マインズ）ガイドラインライブラリ」https://minds.jcqhc.or.jp/ が参考になる。

表8-3 エビデンスレベルの分類例（質の高いもの順）

| レベル I ：システマティックレビューや，ランダム化比較試験のメタアナリシス |
| レベル II ：ランダム化比較試験 |
| レベル III ：非ランダム化比較試験，ランダム化比較試験のサブ解析・後付解析 |
| レベル IVa：疫学研究（コホート研究，コホート研究のメタアナシリス） |
| レベル IVb：疫学研究（症例対照研究，横断研究） |
| レベル V ：記述研究（症例報告やケースシリーズ） |
| レベル VI ：専門委員会や専門家個人の意見 |

出典）高血圧治療ガイドライン 2014

表8-4 推奨グレード［推奨度］の分類例

| A 強い科学的根拠があり，行うよう強く勧められる |
| B 科学的根拠があり，行うよう勧められる |
| C1 科学的根拠は不十分だが，行うよう勧められる |
| C2 科学的根拠は不十分だが，行わないよう勧められる |
| D 科学的根拠があり，行わないよう勧められる |

出典）高血圧治療ガイドライン 2014

2. インターネット情報の正しい使い方

インターネットの普及により，我々の生活は多くの情報にあふれている。得られた情報を活用する際は，信頼できる情報源か（行政や公式サイトか，出典を明記しているか），いつの情報か，複数の情報源で一致しているか，などチェックすると良い。特にインターネットの記事などは，明記された出典にさかのぼり，正しく引用されているか確認することも大事である。

1）政府統計の活用

栄養指導の計画を立案していくに際して，必要となる情報を収集することからはじめる。地域住民の公衆栄養計画の立案にあたっては，地域の自然・経済・文化的な環境を十分に把握し，地域に暮らす住民の生活を見つめることが大切である。個人においても，健康・栄養の状態や生活習慣，

それらに影響を及ぼす要因などの資料をできるだけ科学的かつ包括的に収集・整理し，対象とする性別，年齢層における健康・栄養の課題を抽出しておくことは，情報の有用化に役立つ。

健康，栄養，医療や食料供給，国民生活などに関する統計は，各省庁や関係機関で定期的に調査が行われ，蓄積されている。過去に調査されたデータを比較することにより，経年的な推移を把握することができる。都道府県や市町村においても，定期的に地域の健康・栄養状態に関する調査を実施しているところが多い。これら情報は，各省庁や行政機関のホームページで公表されている。

国が行う統計調査は「政府統計」とよばれる場合が多い。主な政府統計を表8-5にまとめる。政府統計の結果は，各省庁のホームページや出版物となって公表されている。「政府統計の総合窓口（e-Stat）」（https://www.e-stat.go.jp）[*2]では，各省庁が行う統計調査を一元的にまとめ，個々の集計表を検索，閲覧でき，また利用者が利用しやすいようエクセルやテキスト形式で提供している。

また国立国会図書館のホームページ（https://www.ndl.go.jp）にも役に立つ情報がまとめられている。国立国会図書館リサーチナビ（https://ndlsearch.ndl.go.jp./rnavi）は，調べものに参考になる図書館資料，ウェブサイト，各種データベース，関係機関情報を，特定のテーマ，資料群別に紹介している。また各分野別の統計や業界動向についての調べ方や概要が紹介されている。

2）専門誌（学会誌）の活用

学会誌とは，専門的な学会や研究会などが研究者から投稿された論文を，多くの場合その内容に精通した者が査読して，定期的に掲載し，発行するものである。栄養指導の分野で関連する学会誌を表8-5にまとめた。学会誌は各学会会員に郵送されるが，学会に入会していなくとも大学など

[*2] e-Stat

の図書館では学科に関連する領域の国内外の学会誌を購入して閲覧できるようにしていることが多い。

近年では，各学会でホームページを設けており，目次から論文タイトルを探すことができる。一定期間を経たものはPDFファイルで提供されて閲覧することができる場合もある。

学術論文情報を検索するサイトとして，国立情報学研究所が提供している「CiNii Articles - 日本の論文を探す」（https://ci.nii.ac.jp/）がある。CiNii Articlesは，学協会刊行物，大学研究紀要，国立国会図書館の雑誌記事索引データベースなどを含む膨大なデータから目的の論文に導いてくれる。検索された論文の引用文献情報をたどったり，本文を参照することができる。

国立研究開発法人科学技術振興機構（JST）が構築した「科学技術情報発信・流通総合システム」（J-STAGE）（https://www.jstage.jst.go.jp/browse/-char/ja）は，学協会が発行している学会誌，論文誌の発行を電子化し，インターネット上で公開するシステムである。2024（令和6）年10月末現在4,000誌以上の刊行物が公開されている。栄養指導分野に関連する専門誌の多くも無料公開されている（表8-6では「学校保健研究」を除いて無料公開されている）。たとえば日本栄養改善学会が発行している「栄養学雑誌」については，1941（昭和16）年に発行された第一巻から現在に至るまでの論文をPDFファイルで閲覧することが可能である（2017年10月現在）。1946（昭和21）年に発行された栄養学雑誌には，

表8-5　主な政府統計と内容

	調査名	調査目的	調査項目	調査対象	調査周期
総務省	国勢調査	国内の人口，世帯の実態を明らかにし，各種行政施策の基礎資料を得る	男女の別，出生の年月など世帯員に関する事項，世帯の種類，世帯員の数など世帯に関する事項	調査時において，日本国内に常住している者	5年周期
総務省	家計調査	国民生活における家計収支の実態を把握し，国の経済政策・社会政策の立案のための基礎資料を提供する	地域・世帯・収入区分ごとに1世帯当たり1ヵ月間の収支金額	全国の全世帯から抽出した約9,000世帯	毎月
総務省	小売物価統計調査	消費生活上必要な商品の小売価格，サービス料金および家賃を全国的規模で直接店舗などから調査，これに基づいて消費者物価指数その他物価に関する資料を作成	調査品目，銘柄別に調査店舗で実際に販売する平常の価格	全国の167市町村を調査市町村とし，各調査市町村ごとに，商品の価格およびサービス料金を調査する価格調査地区と，借家の家賃を調査する家賃調査地区	毎月
農林水産省	食料需給表	食料需給の全般的動向，供給栄養量の水準とその構成，食料消費構造の変化などの把握や食料自給率の算出に必須な資料	食料の総量，国民1人1年当たりの供給純食料および栄養量，食料自給率	FAO（国際連合食糧農業機関）作成の手引きに準拠して作成	毎年
農林水産省	食品ロス統計調査（世帯調査・外食産業調査）	世帯および外食産業における食品ロスの実態を把握し，食品の食べ残しや廃棄の減少に向けた取組の推進等に資する	(1)世帯調査 世帯における食品の使用状況 (2)外食産業調査 食品使用量および食べ残し量	(1)世帯調査 住居および生計を共にする者の集まりまたは独立して住居を維持し，もしくは独立して生計を営む単身者の世帯 (2)外食産業調査 全国10都市の食堂・レストラン，結婚披露宴，宴会および宿泊施設を営む事業所	平成27年度で調査廃止 食品ロス発生量は環境省が推計値を毎年度公表している。また消費者意識等は消費者庁「消費生活意識調査」で一部行われている
厚生労働省	人口動態統計	人口動態事象を把握し，人口および厚生労働行政の基礎資料を得ること	出生，死亡，死産，婚姻，離婚に関わる事項	日本における出生・死亡・婚姻・離婚・死産の全数および日本人の外国における事象（死産を除く）の集計	毎月
厚生労働省	生命表	日本人人口および人口動態統計に基づいて，この期間における死亡秩序を死亡率，生存数，平均余命などの生命関数により作成したもの	主な年齢の平均余命（平均寿命）	人口，出生数，死亡数より作成	簡易：毎年 完全：5年周期 都道府県別，市町村別：5年周期
厚生労働省	21世紀成年者縦断調査（平成24年成年者）	男女の結婚・出産・就業などの実態および意識の経年変化を同一客体で継続的に観察することにより，少子化対策など厚生労働行政施策の基礎資料を得ること	結婚，出産，就業などに関わる事項	平成24年に20歳から29歳の男女およびその配偶者	毎年 （継続調査）
厚生労働省	国民生活基礎調査	保健，医療，福祉，年金，所得など国民生活の基礎的	世帯，医療保険，公的年金，健康(自	全国の抽出地区世帯および世帯員	毎年

	事項を調査し，厚生労働行政の基礎資料を得ること	覚症状, 通院, 健康診断等の受診状況等), 介護 (要介護の状況, 介護が必要になった原因等), 所得, 貯蓄の現況など	(3年おきに大規模調査)	
国民健康・栄養調査	国民の身体の状況，栄養摂取量および生活習慣の状況を明らかにし，国民の健康の増進の総合的な推進を図るための基礎資料を得る	栄養素等摂取状況, 身体状況, 生活習慣	全国の世帯および世帯員/満1歳以上の世帯員 (4年おきに大規模調査)	毎年
乳幼児栄養調査	全国の乳幼児の栄養方法および食事の状況などを調査し，母乳育児の推進，乳幼児の栄養改善のための基礎資料を得ることを目的とする。直近は2015 (平成27) 年度実施	母乳育児 (授乳) および離乳食・幼児食の現状, 子どもの生活習慣, 健康状態等	全国の6歳未満の乳幼児および乳幼児のいる世帯	10年周期
乳幼児身体発育調査	乳幼児の身体発育の状態を調査し，新たにわが国の乳幼児の身体発育値を定めて，乳幼児保健指導の改善に資することを目的とする。直近は2010 (平成22) 年度実施	身長, 体重, 胸囲, 頭囲, 運動・言語機能, 栄養法など	一般調査票：全国の乳幼児, 病院調査票：全国の産科病床を有する病院	10年周期
病院報告	病院，療養型病床群を有する診療所における患者の利用状況および病院の従事者の状況を把握し，医療行政の基礎資料を得ること	在院患者数, 入・退院患者数, 外来患者数, 従事者数など	全国の病院，療養型病床群を有する診療所	毎月および毎年
患者調査	医療施設を利用する患者の傷病状況などの実態を明らかにし，医療行政の基礎資料を得ること	推計患者数, 受療率, 退院患者の平均在院日数, 入院前の場所・退院後の行き先, 主な傷病の総患者数	全国の医療施設から抽出した医療機関を利用した患者	3年周期
受療行動調査	受療の状況，患者の医療に対する認識や行動を明らかにし，医療行政の基礎資料を得ること	受療状況, 診療時間や医師からの説明に対する満足度など	患者調査実施医療機関から抽出した医療機関を利用した患者	3年周期
学校保健統計調査	児童，生徒および幼児の発育および健康状態を明らかにし，学校保健行政上の基礎資料を得る	身長, 体重, 栄養状態, 視力, 聴力, 歯などの疾病異常など	小学校, 中学校, 高等学校, 中等教育学校および幼稚園の児童, 生徒および幼児	毎年
学校給食実施状況等調査	学校給食の現状と課題を把握し，その改善充実に資する	学校給食実施率, 学校給食関係職員の配置状況, 学校給食費の状況, 米飯給食の実施状況	国立私立の小学校, 中学校 (中等教育学校前期課程を含む), 特別支援学校, 夜間定時制高等学校	毎年
体力・運動能力調査	国民の体力・運動能力の現状を明らかにするとともに，体育・スポーツの指導と行政上の基礎資料を得る	年齢別・学校段階別テストの結果, 年齢別・学校段階別体格測定の結果など	公立小・中・高等学校, 国立高等専門学校, 公・私立短期大学, 国立大学, 成年および高齢者の男女	毎年

出典) 二見大介編著「公衆栄養学実習」同文書院より一部改変

表8-6 栄養指導分野に関連する主な専門誌・学会誌の例

学会誌名	発行学会・協会
日本栄養士会雑誌	日本栄養士会
栄養学雑誌	日本栄養改善学会
日本栄養・食糧学会誌	日本栄養・食糧学会
日本健康教育学会誌	日本健康教育学会
日本公衆衛生雑誌	日本公衆衛生学会
学校保健研究	日本学校保健協会
日本病態栄養学会誌	日本病態栄養学会
日本臨床栄養学会誌	日本臨床栄養学会

GHQ のサムズ大佐による特別論講「日本の栄養」など貴重な資料を見ることが可能である。

厚生労働科学研究費の研究課題・成果については，国立保健医療科学院が「厚生労働科学研究成果データベース」（https://mhlw-grants.niph.go.jp/）を作成して，要旨や報告書の PDF ファイルを提供している。

有料の文献検索サイトとしては，「医中誌 Web」（https://www.jamas.or.jp/），「メディカルオンライン」（https://www.medicalonline.jp/）がある。医中誌 Web は，国内発行の，医学・薬学・歯学および関連分野の定期刊行物，延べ約 6,000 誌から収録した約 1,100 万件の論文情報を検索することができる。1983 年以降の学術論文を検索することができる。ただし，論文そのものを提供するものではないが，オンラインジャーナルへのリンクや，学校の図書館内に所蔵があることなどを示してくれる。「メディカルオンライン」は医学，栄養学，衛生，保健系の医学関連分野の文献を検索し，その場で全文閲覧，ダウンロードが可能である。これら有料のサービスは，学校単位で契約している場合もあるので，図書館などに確認してみるとよい。

英語論文を中心にした無料検索サイトとしては，「PubMed」（https://www.ncbi.nlm.nih.gov/pubmed/）がある。これはアメリカ国立衛生研究所に所属する国立医学図書館の作成する医学文献データベースである。医学用語や著者名，雑誌名などのキーワードから検索して文献を探すことができる。Limits を使って，絞り込み検索を行うこともできる。検索結果は論文タイトル，著者名，雑誌名，発行年等がリスト表示される。各ページを開くと要旨や該当雑誌のサイトへのリンクが示される。いくつかの学術雑誌では検索結果からリンクにより PDF ファイルでダウンロードすることもできる。また My NCBI account を作成すれば，検索履歴が保存できたり，検索に合致した新しい論文が追加されるとメールで知らせてくれたりできる。

Google には学術資料を簡単に検索する「Google Scholar」（https://scholar.google.co.jp/）がある。分野や発行元を問わず，学術出版社，専門学会などの学術専門誌，論文，書籍，要約，記事を検索できる。

総論 chapter8 ●栄養指導と情報収集・資料活用

◆演習問題

以下の記述の内容が正しいものには「○」を，誤っているものには「×」を，（　　）内に記しなさい。

1．栄養指導時の問い合わせに対する適切な回答のためにも，情報を科学的かつ包括的に収集するだけでなく評価し識別する能力も必要である。（　　）
2．集めた情報を栄養指導に利用する際には，その情報が信頼できるかを判定しなければならない。（　　）
3．インターネットにより得られたすべての情報は，正しい情報である。（　　）
4．症例報告よりも，ランダム化比較試験の方がエビデンスレベルは低い。（　　）
5．栄養指導計画を立案する際には，対象者に関する情報は必要であるが，学会誌からの情報は必要ない。（　　）
6．学術論文は内容が難しく，栄養指導のための情報源として適さない。（　　）
7．政府統計の結果は，インターネットでその一部を閲覧・利用することができる。（　　）
8．経済産業省は，家計調査を行っている。（　　）
9．厚生労働省は，国民健康・栄養調査を行っている。（　　）
10．文部科学省は，学校保健統計を公表している。（　　）
11．総務省は，国勢調査を行っている。（　　）

◎解答

1．（○）
2．（○）
3．（×）
4．（×）
5．（×）
6．（×）
7．（○）
8．（×）
9．（○）
10．（○）
11．（○）

各　論

各 論 chapter 1	# ライフステージ別栄養指導
	## —栄養学との関連—

〈学習のポイント〉

①各ライフステージの特徴を理解し，問題点を提起し，栄養マネジメントができるよう努める。

人間の一生における妊娠期・授乳期・乳児期・幼年期・学童期・思春期（中・高生徒）・青年期・成人期（壮年期）・高齢期などのライフステージにおける食生活のあり方は，生涯を通じて健康であるための重要な課題である。

1. 妊娠期，授乳期

近年，少子化，都市化，核家族化，高度情報化の進む中で，多様な価値観，生活様式のもとで，環境は大きく変化している。妊娠，授乳期には，母体および胎児の健康と発育を維持，増進するため，母体の生理的，心理的特性を踏まえた食生活指導が必要である。たとえば，若年女性のやせ志向，飲酒，喫煙により妊婦の胎児が栄養不足によって低出生体重児として生まれた場合，将来の生活習慣病罹患リスクが高くなる可能性がある。このことから，妊娠前からの適正な体重管理と健康づくりのための適切な食事管理能力を育てられるよう指導していく必要がある。

1）妊娠の成立，維持

妊娠は，女性が受精した卵を自己の体内に保有することをいう。受精卵の着床にはじまり，その排出，分娩までのことをいい，その女性を妊婦と

いう。

妊娠期間は，「最終正常月経日第1日目より起算し，満の日数または週数で表す」と定義されている（表1-1（各論））。

2）妊娠期，授乳期

妊娠前，妊娠中の栄養・食生活は，胎児の発育・発達，健康のみならず，分娩後の母体の回復や健康状態，また出生後の乳児の健康状態にも大きく影響を及ぼす。健康，食生活に関する留意点および生活，社会，精神面での留意点を示す。

・妊娠してからではなく，思春期以降の健康管理が大切である。

・誤った美容や健康意識の「やせすぎ」に注意する。

・運動不足による肥満などで体力の低下に注意する。

・「妊娠前からはじめる妊産婦の食生活指針」（2021.3.厚生労働省）を活用する（表1-2（各論））。

3）妊娠期，授乳期の栄養・食生活指導

妊娠の進行に伴い，胎児が順調に成育するために，必要とされる栄養素や食品などの情報，妊産婦の生活全般，体や心にも配慮した「妊娠前からはじめる妊産婦のための食生活指針」「健やか親子21」が報告された。

(1)「妊産婦のための食生活指針」改定の概要（2021年3月）

「妊産婦のための食生活指針」は，妊娠期および授乳期における望ましい食生活の実現に向け

表1-1（各論）　妊娠期間の定義

月	妊娠初期				妊娠中期			妊娠後期				
	妊娠前半期						妊娠後半期					
	第1月	第2月	第3月	第4月	第5月	第6月	第7月	第8月	第9月	第10月		
週	0 1 2 3	4 5 6 7	8 9 10 11	12 13 14 15	16 17 18 19	20 21 22 23	24 25 26 27	28 29 30 31	32 33 34 35 36	37 38 39	40 41 42 43 44〜	

	早期流産（12週未満）	後期流産（12週以降22週未満）	早産（22週以降37週未満）	正期産	過期産
	人工中絶の適応範囲（厚生労働省）		出生時の生育可能の限界	（280日）37週〜	

↑
最終月経第1日

胎芽→　胎児→

↑
胎児体重
500 g（WHO）

↑
胎児体重
1,000 g（WHO）

↑
分娩予定日は
満40週0日
（280日）

妊娠の成り立ちと母体の変化	受精卵が細胞分裂を繰り返し，一定の大きさに達すると子宮内壁に着床し，妊娠が成立する。	約40週の間，子宮内で発育し，身長約50 cm，体重3 kgに成長し，生命維持に必要な諸器官と機能を備えて新生児として分娩される。母体も妊娠により変化し，妊娠40週の間に約7〜12 kgの体重増加を示す。主に，胎児の発育のほかに，胎盤，臍帯，卵膜，羊水などの胎児の付属物の生成や増加，母体側の乳腺の発育，子宮の増大，血液の増加や組織の変化による。この間，母体内には栄養素の蓄積が行われ，分娩，授乳に必要な準備が進められる。

資料）日本産科婦人科学会（1997）
資料）江澤郁子・津田博子編「三訂 応用栄養学」建帛社
資料）「管理栄養士・栄養士必携」（第一出版）
資料）日本産科婦人科学会「産科婦人科用語集・用語解説集 改訂第3版」

て，2006（平成18）年2月に「『健やか 親子21』推進検討会」で策定された。指針においては，何をどれだけ食べたらよいかをわかりやすくイラストで示した妊産婦のための食事バランスガイドや，妊娠期における望ましい体重増加量等を示している。

2006年の策定から約15年が経過し，健康や栄養・食生活に関する課題を含む，妊産婦を取り巻く社会状況等が変化していることから，令和元年度の調査研究事業の報告等を踏まえ，厚生労働省において指針の改定を行った[*1]。

（2）改定の内容

妊娠，出産，授乳等に当たっては，妊娠前から

の健康なからだづくりや適切な食習慣の形成が重要である。このため，改定後の指針の対象には妊娠前の女性も含むこととし，名称を「妊娠前からはじめる妊産婦のための食生活指針」とした。

改定後の指針は，妊娠前からの健康づくりや妊産婦に必要とされる食事内容とともに，妊産婦の生活全般，からだや心の健康にも配慮した，10項目から構成する。

妊娠期における望ましい体重増加量については，「妊娠中の体重増加指導の目安」（令和3年3月8日日本産科婦人科学会）を参考として以下に示す。

各論 chapter1 ●ライフステージ別栄養指導 —栄養学との関連—

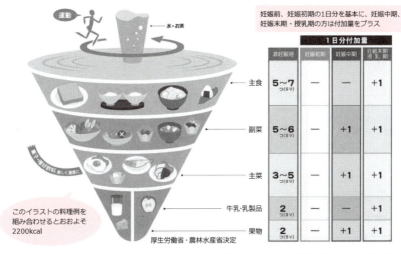

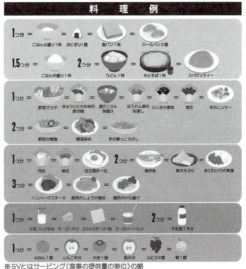

図1-1（各論） 妊産婦のための食事バランスガイド

表1-2（各論）　妊娠前からはじめる妊産婦のための食生活指針

○妊娠前から，バランスのよい食事をしっかりとりましょう
○「主食」を中心に，エネルギーをしっかりと
○不足しがちなビタミン・ミネラルを，「副菜」でたっぷりと
○「主菜」を組み合わせてたんぱく質を十分に
○乳製品，緑黄色野菜，豆類，小魚などでカルシウムを十分に
○妊娠中の体重増加は，お母さんと赤ちゃんにとって望ましい量に
○母乳育児も，バランスのよい食生活のなかで
○無理なくからだを動かしましょう
○たばことお酒の害から赤ちゃんを守りましょう
○お母さんと赤ちゃんのからだと心のゆとりは，周囲のあたたかいサポートから

出典）厚生労働省「妊娠前からはじめる妊産婦のための食生活指針〜妊娠前から，健康なからだづくりを〜解説要領」2021

体重増加量指導の目安

低体重（BMI：18.5 未満）	12〜15kg
普通体重（BMI：18.5 以上 25.0 未満）	10〜13kg
肥満 1 度（BMI：25.0 以上 30 未満）	7〜10kg
肥満 2 度以上（BMI：30 以上）	
	個別対応（上限 5kg までが目安）

表1-3（各論）　妊娠期・授乳期のエネルギー摂取基準（推定エネルギー必要量：1日当たり）

		身体活動レベル		
		低い	ふつう	高い
女性	18〜29 歳	1,700 kcal	1,950 kcal	2,250 kcal
	30〜49 歳	1,750 kcal	2,050 kcal	2,350 kcal
妊婦（付加量）	初期（14 週未満）	+50 kcal		
	中期（14〜28 週未満）	+250 kcal		
	後期（28 週以降）	+450 kcal		
授乳婦（付加量）		+350 kcal		

注）身体活動レベル
・「ふつう」は自立している者，「低い」は自宅にいてほとんど外出しない者に相当する。「低い」は高齢者施設で自立に近い状態で過ごしている者にも適用できる値である。
・妊婦個々の体格や妊娠中の体重増加量及び胎児の発育状況の評価を行うことが必要である。

出典）厚生労働省「日本人の食事摂取基準（2025 年版）」

（3）妊娠期，授乳期の栄養・食生活指導のポイント

❶妊娠前からの健康な体づくり

妊娠を契機に食習慣の変容を図るよう指導することも必要である。妊娠前の体格が，やせすぎや過度のダイエットにより，「やせ」や「ふつう」であった女性で，妊娠中の体重増加量が7kg未満の場合には，低出生体重児を出産するリスクが高いことが報告されている。また，「肥満」に属する女性（BMI 25.0 以上）が妊娠すると，妊娠糖尿病，妊娠高血圧症候群（妊娠中毒症）などを発症するリスクが高まる。さらに，緊急帝王切開，分娩後大量出血などの異常も多くみられる。

そのため「妊娠期，授乳期のエネルギー摂取基準」から対象者に見合ったエネルギー摂取量を確認し，「妊産婦のための食事バランスガイド」を参考に食生活を改善する必要がある（表1-3（各論））。また，妊娠期の至適体重を継続的に確認していくことが重要である。

妊娠1〜3か月前の期間に，緑黄色野菜，豆腐，果物などの葉酸を多く含む食品を摂取すると，胎児の神経管閉鎖障害の発症リスクを低減できるとされている。とくに緑黄色野菜は，カロテンをはじめ葉酸，カルシウム，鉄などの供給源となる。また葉酸は水溶性のビタミンで，造血に作用し，不足すると貧血が生じることがある。

❷妊娠初期

つわりは，妊娠初期の4〜6週頃に出現し，10〜12週頃には消失する。主な症状は悪心，嘔吐，

食欲不振，嗜好の変化，胃腸障害などがある。症状の現れ方には個人差があり，それぞれの症状があり，症状が悪化して妊娠悪阻に移行する妊婦もみられる。この時期は，妊娠への不安も増大するので，心身の安静を保ち，食べたいものを少しずつ何回にも分けて摂取することが望ましい。嘔吐が激しい時は十分な水分を補給し，回復したら質，量ともにバランスのとれた食事に切り替える。

妊娠初期のビタミンAの過剰摂取は，先天奇形を増加させると報告がある。そのため，妊娠を計画する女性，および妊娠3か月以内の女性はレバーなどのビタミンA含有量の多い食品，ビタミンAを含む栄養機能食品やサプリメントなどの継続的大量摂取は避けることが大切である。

魚介類を通じた妊婦の水銀摂取が，胎児に影響を与える危険性を懸念する報告がある。そのため表を参照して魚介類の摂食を指導する（図1-2（各論）。

❸妊娠期，授乳期

（i）たばこの影響

たばこの煙には，主な有害物質としてニコチン，一酸化炭素が含まれる。ニコチンは血管を収縮させ，子宮胎盤循環血液量を減少させる。また，一酸化炭素は血液の酸素運搬機能を低下させ，組織中への酸素の放出を阻害するために，胎児は低酸素状態となり，これらの影響で体重増加が妨げられる。一般に喫煙者の妊婦は非喫煙者の妊婦に比べ，低出生体重児が生まれる頻度は約2倍高い。また，自然流産の発生率は約2倍，早産率は約1.5倍，周産期死亡率は約1.4倍高くなるといわれている。

授乳婦については，1日4本以上の喫煙をしている女性は，非喫煙者の授乳婦に比べて母乳分泌量は10〜20%低下し，その低下は喫煙量が多いほど著しいことが明らかにされている。乳児に対するニコチンの直接の影響としては，1日20本以上喫煙する授乳婦のニコチン量の多い母乳を与

> **＊1**
> 令和元（2019）年度「妊産婦のための食生活指針の改定案作成および普及啓発に関する調査研究」（国立研究開発法人医薬基盤・健康・栄養研究所　国立健康・栄養研究所）

えられた乳児は，嘔吐，下痢，脈拍増加，多動性（落ち着きがない）などの症状が現れるという。

（ii）アルコールの影響

妊娠期にアルコールを常用すると，知的障害，発育障害を伴う胎児性アルコール症候群の子どもが生まれる危険性が高まる。また，胎児性アルコール症候群は，1日に純アルコール60ml以上の摂取で高頻度の発症が認められている。飲酒による異常のうち，奇形は妊娠初期に，発達遅延や中枢神経系の機能不全は，妊娠末期の飲酒と関連があるとされる。

授乳期では，アルコール飲料の飲食後30〜60分後に血液中のアルコール濃度は最大になるといわれる。そして母体血中のアルコール濃度の90〜95%が母乳に検出され，飲酒量の平均2.0%が乳児に移行するとされる。また，長期にわたる飲酒量が多い場合は，乳児の乳頭吸飲刺激によるプロラクチンの分泌量の低下による母乳分泌量の減少が観察され，その結果として乳児の成長が抑制されたという報告がある。

妊娠期，授乳期は，食生活をはじめ喫煙，飲酒，身体活動など生活全体を見直す契機になる。妊娠を契機に「子どものために」という動機づけが高まるためである。

また，一方で妊娠，出産に不安を感じ「こうしなければならない」と負担に感じる場合もある。この期間をライフスタイルの改善の好機ととらえ，栄養士・管理栄養士や医師をはじめとする専門家の支援を受けながら自己管理能力を身につ

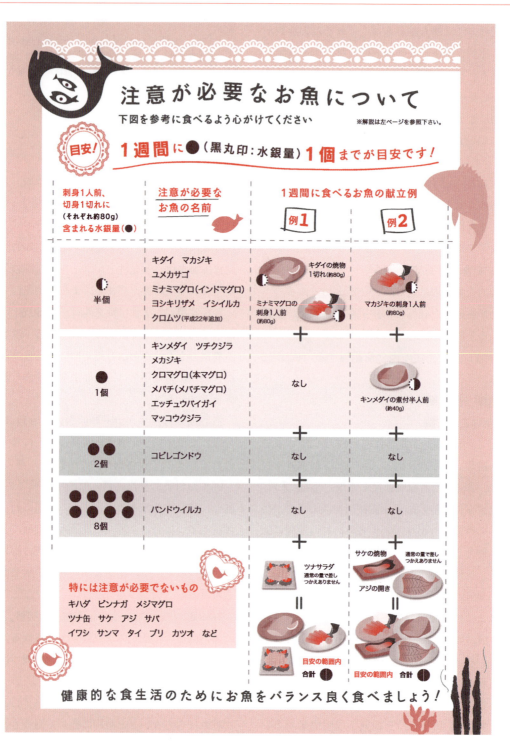

図1-2（各論）　妊産婦のための注意が必要な魚

出典）厚生労働省ホームページ

け，健康の維持，増進を目的とした適切な生活習慣の確立を図れるようにする。

(2) 授乳期の栄養・食生活指導上のポイント

WHOでは，最適な乳児の成長，発達および健康を達成するためには，誕生後6か月間は母乳のみで育てることが好ましいとしている。その後，2歳あるいはそれ以上まで母乳を続ける場合は，栄養上の要件を満たすため，栄養的に適切かつ安全な補助的な食品を与える必要があるとしている。

母乳による育児を支援し，乳児および幼少期の子どもに対する母乳の効用を普及させることは大切であるが，母乳が入手できない場合，情報に基づき母乳で育てるべきではないという判断がされた場合（禁忌を示す薬の服用など）もある。同様に極低出生体重児では直接母乳を与えることが不可能な場合，また母乳がまったく出ない場合，量が足りない場合もある。

母乳で育てない乳児には，適切な方法で調整された調整粉乳など，適切な代替乳が必要となる。厚生労働省「平成27年度乳幼児栄養調査」によると，わが国の母乳栄養の割合は10年前に比べ生後1か月では51.3％，3か月では54.7％と増加している。混合栄養も含めると母乳を与えている割合は，生後1か月で96.5％，3か月で89.8％となっている（図1-3（各論））。

(3) 「授乳・離乳の支援ガイド」

「授乳・離乳の支援ガイド」は，授乳および離乳の望ましい支援の在り方について，妊産婦や子どもに関わる保健医療従事者を対象に，所属する施設や専門領域が異なっても，基本的事項を共有し一貫した支援を進めるために，2007（平成19）年3月に作成された。その後，作成から約10年が経過するなかで，科学的知見の集積，育児環境や就業状況の変化，母子保健施策の充実など，授乳および離乳を取り巻く社会環境等の変化がみられたことから，有識者による研究会を開催し，内容を検証し，2019（令和元）年3月に改定された。

改定に際しては，授乳および離乳を通じた育児支援の視点を重視し，親子の個別性を尊重するとともに，近年ではインターネットなどのさまざまな情報がある中で，慣れない授乳および離乳において生じる不安やトラブルに対して，母親など保護者の気持ちや感情を受けとめ，寄り添いを重視した支援の促進を図っている。また妊産婦や子どもに関わる多機関，多職種の保健医療従事者が授乳および離乳に関する基本的事項を共有し，妊娠中から離乳の完了に至るまで，支援内容が異なることのないよう一貫した支援を推進することを目指す。

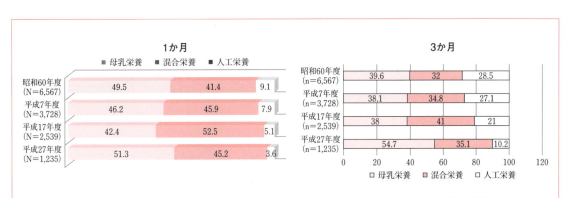

図1-3（各論） 生後1か月，3か月の母乳，混合栄養，人工栄養の割合推移

出典）厚生労働省「平成27年度乳幼児栄養調査」

改定の主なポイントを以下に示す。

①授乳・離乳を取り巻く最新の科学的知見等を踏まえた適切な支援の充実：食物アレルギーの予防や母乳の利点などの乳幼児の栄養管理等に関する最新の知見を踏まえた支援の在り方や，新たに流通する乳児用液体ミルクに関する情報の記載。

②授乳開始から授乳リズムの確立時期の支援内容の充実：母親の不安に寄り添いつつ，母子の個別性に応じた支援により，授乳リズムを確立できるよう，子育て世代包括支援センター等を活用した継続的な支援や情報提供の記載。

③食物アレルギー予防に関する支援の充実：従来のガイドでは参考として記載していたものを，近年の食物アレルギー児の増加や科学的知見等を踏まえ，アレルゲンとなりうる食品の適切な摂取時期の提示や，医師の診断に基づいた授乳および離乳の支援について新たな項目として記載。

④妊娠期からの授乳・離乳等に関する情報提供の在り方：妊婦健康診査や両親学級，3〜4か月健康診査などの母子保健事業などを活用し，授乳方法や離乳開始時期など，妊娠から離乳完了までの各時期に必要な情報を記載。

（4）妊婦・授乳期の栄養指導のポイント

妊婦・授乳期における栄養指導のポイントとしては，以下の2点が重要となる。

・妊産婦の栄養の意義を認識してもらう。

・妊娠初期・中期・後期における各栄養素の必要性と適正な食事摂取基準を理解してもらい，それらの条件を満たすため食品構成，献立計画，調理法，食べ方の指導を行う。

2. 乳児期

乳児期とは，生後5週間目以降1年未満の時

期をいう。一生のうちでもっとも成長発育の著しい時期である（図1-4（各論））。この時期に体重は生まれた時の約3倍，身長は1.5倍になる。体格や発育速度に個人差はあるが，乳児期の栄養は成長発育に応じてとる必要がある。「日本人の食事摂取基準（2025年版）」では，乳児期の哺乳量について，離乳開始前までの摂取量は780ml／日，離乳開始後（6〜8か月，9〜11か月）の期間については，それぞれ600ml／日，450ml／日としている。

1）乳児期の栄養特性

乳児期の栄養の基本は，母乳である。新生児には，免疫物質を含む初乳を与え，感染症を防止する。また，母乳の成分組成は消化吸収が良好であり，腎臓機能に負担をかけない。

母乳栄養の利点を以下に示す。

①成分組成が初乳から成熟乳へと発育に合わせて変化する。

②免疫物質を含むので感染症防止に役立つ。

③母子間のスキンシップが性格形成に影響を与える。

④消化吸収されやすいのでアレルギー防止に役立つ。

⑤適温授乳，調乳の手間がかからず経済的。

⑥母体の回復を早める。

乳児期の母乳の与え方は，分娩後30分以内の最初の授乳を入れず，出産後の24時間は7回以上授乳することを目安とする。授乳は，赤ちゃんの要求に応じて与える自立授乳が基本となる。表1-4（各論）に1日の平均母乳哺乳量と間隔，回数の目安を示す。

新生児（生後4週間まで）と乳児では，授乳量や授乳間隔が異なる。また，母乳の胃内停滞時間は約90分であるため，平均授乳間隔は90〜120分で授乳回数は1日10回を超えることもある。

母親の健康状態や生活環境から母乳の代わりに

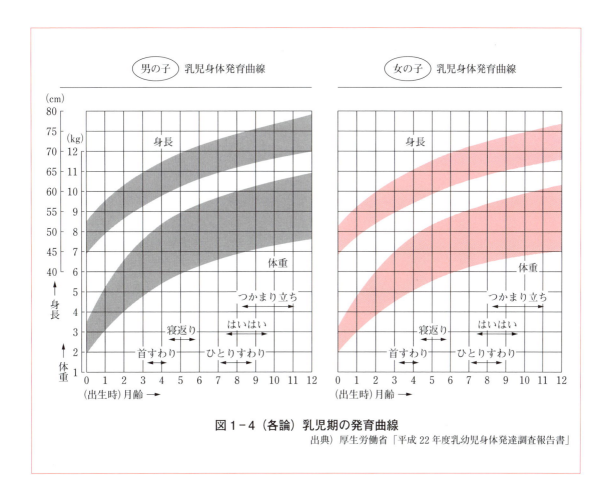

図 1-4（各論）乳児期の発育曲線
出典）厚生労働省「平成 22 年度乳幼児身体発達調査報告書」

育児用ミルク（乳児用調整粉乳）を与えなければならないこともある。このような場合は，母親への精神的支援や赤ちゃんへのかかわり方などの育児支援が大切である。育児用ミルクを与える場合は，牛乳アレルギー，感染症防御作用，衛生面に十分注意し，ゆったりとした気分で赤ちゃんを抱き，顔を見つめながら目を合わせて，やさしく語りながら行う。表 1-5（各論）に育児用ミルクの授乳間隔，授乳回数，授乳量を示す。

また母親が何らかの原因で母乳を十分に与えられない場合は，混合栄養（母乳と育児用ミルクを併用）を採用する。この場合は，母親への心理面での支援を配慮する。混合栄養の与え方は，毎回母乳を授乳させてから育児用ミルクを与えるようにする。

また，人口乳首の穴は，少し小さめのものを選ぶことで，あごの筋肉の発達を促し，過飲症候群を予防する。

2）発育，発達と栄養指導

離乳とは，母乳または育児用ミルク等の乳汁栄養から幼児食に移行する過程をいう。この間に乳児の摂食機能は，乳汁を吸うことから食物をかみつぶして飲み込むことへと発達し，摂食する食品は量や種類が多くなり，献立や調理の形態も変化していく。

離乳の開始時期については，「平成 27 年度乳幼児栄養調査」によると「6 か月」が 44.9% ともっとも高い。また離乳食開始の目安は「月齢」が 84.3%，次いで「食べ物を欲しがるようになった」

表1-4（各論） 乳児の1日平均母乳哺乳量と授乳間隔と回数の目安

月齢	哺乳量	授乳間隔・授乳回数の目安
1か月	745 ± 171 ml	出生後から2〜3か月頃ほしがる時7〜8回以上。
2か月	842 ± 192 ml	
3か月	820 ± 158 ml	↑↓
4か月	781 ± 190 ml	3〜5か月頃眠る時間が長くなり，授乳回数が6,7回くらいに減る
5か月	786 ± 179 ml	↑↓
5, 6か月頃		離乳の開始後ほぼ1か月間は，離乳食は1日1回。母乳は子どものほしがるままに与える。
7, 8か月頃		離乳を開始して1か月を過ぎた頃から，離乳食は1日2回。母乳は離乳食の後に与える。離乳食とは別に母乳は子どものほしがるままに与える。
9〜11か月頃		離乳食は1日3回。離乳食の後に母乳を与える。離乳食とは別に母乳は子どものほしがるままに与える。
12〜18か月頃		食事が1日3回となり，その他に1日1〜2回の間食を目安とする。母乳は離乳の進行および完了の状況に応じて与える。

注）日本人の食事摂取基準（2020年版）では，2015年版策定後に日本人を対象として発表された論文において母乳の摂取量がほぼ一定だったことから，2015年版と同じ値

資料）廣瀬潤子，他「日本人母乳栄養児（0〜5か月）の哺乳量」日本母乳哺育学会雑誌，2（2008）

出典）堺武男「特集・21世紀の子どもの食 母乳栄養と母乳育児」小児科臨床 Vol57：No. 12, 2467（87）．2004 および厚生労働省「授乳・離乳の支援ガイド」平成19年3月より作成

表1-5（各論） 育児用ミルクの授乳間隔・授乳回数と授乳量の目安

出生後の時期および月齢	授乳間隔・授乳回数	授乳量の目安
出生後〜3，5日	ほしがる時1日8回	初回10〜15 ml，（1〜数日ごとに，10〜15 ml／回増量），1日60 ml／kg，2日90 ml／kg，3日120 ml／kg，4日180 ml／kg，7〜10日150 ml／kg
〜1か月未満	1日7〜8回	0〜1か月80 ml／回
1〜3か月頃	1日5〜6回	1〜2か月120〜150 ml／回 2〜3か月150〜160 ml／回
4〜5か月頃	1日4〜5回	4か月〜5か月200 ml／回

出典）本田義信「新生児編 人工乳の使用法と注意点」周産期医学 2005 Vol. 35 増刊号：P365・369 より作成
「授乳・離乳の支援ガイド実践の手引き」編集 財団法人母子衛生研究会 2008

推定エネルギー必要量（kcal/日）
＝エネルギー消費量（kcal/日）
＋エネルギー蓄積量（kcal/日）

母乳栄養児のエネルギー消費量（kcal/日）
＝92.8×参照体重（kg）－152.0

人工栄養児のエネルギー消費量（kcal/日）
＝82.6×体重（kg）－29.0

身体活動レベルふつうの推定エネルギー必要量（kcal/日）
男子　0〜5か月：550　6〜8か月：650
　　　9〜11か月：700
女子　0〜5か月：500　6〜8か月：600
　　　9〜11か月：650

図1-5（各論） 乳児の推定エネルギー必要量の計算方法

出典）厚生労働省「日本人の食事摂取基準（2025年版）」

表1-6（各論）　離乳食の開始時期・完了時期・開始目安

離乳食の開始時期　　　　　　　　　　（%）

時期	S60 年	H7 年	H17 年度	H27 年度
3 か月未満	1.3	0.6	0.4	1.3
3 か月	10.8	7.0	4.1	0.0
4 か月	34.9	25.0	10.8	0.8
5 か月	32.3	43.5	46.8	40.7
6 か月	15.5	18.4	28.2	44.9
7 か月	5.2	5.4	4.6	8.7
8 か月以降			3.6	3.6
不詳			1.6	0.0

離乳食開始の目安（複数回答）　　　　（%）

区分	H17 年度	H27 年度
月齢	75.8	84.3
食べものを欲しがるようになった	47.5	49.5
体重など発育状態	16.8	14.2
スプーンなどを口に入れても舌で押し出すことが少なくなった		13.5
開始するよう指導を受けた	15.9	11.8
なんとなく	5.5	7.5
その他	4.0	5.4

離乳食の完了時期　　　　　　　　　　（%）

時期	H7 年	H17 年度	H27 年度
9 か月以前	4.1	1.9	0.4
10〜11 か月	15.6	7.5	8.6
12 か月	60.8	45.0	25.7
13〜15 か月	11.7	21.1	33.3
16〜18 か月	6.7	14.5	27.9
19 か月以降	1.0	4.0	4.1
不詳		6.0	0.0

資料）厚生労働省「平成 27 年度乳幼児栄養調査結果の概要」

が 49.5% と高かった。また離乳食の完了時期は「13〜15 か月」が 33.3% もっとも高くなった（表1-6（各論））。

離乳の開始では，子どもの様子をみながら，1さじずつはじめ，母乳や育児用ミルクは飲みたいだけ飲ませる。離乳が進むにつれ，1日2回食，3回食へと食事リズムをつけ，生活リズムを整える。

離乳の指導を行う基礎資料として授乳・離乳の支援ガイドの中に目安が示されている（図1-6（各論））。

3）授乳・離乳の支援ガイド

1995（平成 7）年に厚生省（当時）は「改定離乳の基本」を発表し，離乳を進める際の「目安」を示した。その後，「授乳・離乳の支援ガイド」（2007（平成 19）年 3 月）が策定された。それから「平成 27 年度乳幼児栄養調査結果」から報告され，科学的知見の集積，育児環境や就業状況の変化，母子保健施策の充実など，授乳および離乳を取り巻く社会環境などの変化が見られたことから，内容を検証し，あらたに 2019（平成 31）年3 月に「授乳・離乳の支援ガイド」が発表された。新しい支援ガイドでは，専門領域から集積された知見に基づき，以下のポイントの改定が行われた。

①授乳・離乳を取り巻く最新の科学的知見を踏まえた適切な支援の充実

②授乳開始から授乳リズムの確立時期の支援内容の充実

③食物アレルギー予防に関する支援の充実

④妊娠期からの授乳・離乳等に関する情報提供のあり方

3.　幼児期

幼児期とは，満 1 歳から学齢（満 6 歳）に達

図1-6　離乳食の進め方の目安

	離乳の開始 → 離乳の完了			
	以下に示す事項は，あくまでも目安であり，子どもの食欲や成長・発達の状況に応じて調整する。			
	離乳初期 生後5～6か月頃	離乳中期 生後7～8か月頃	離乳後期 生後9～11か月頃	離乳完了期 生後12～18か月頃
食べ方の目安	○子どもの様子をみながら1日1回1さじずつ始める。 ○母乳や育児用ミルクは飲みたいだけ与える。	○1日2回食で食事のリズムをつけていく。 ○いろいろな味や舌ざわりを楽しめるように食品の種類を増やしていく。	○食事リズムを大切に，1日3回食に進めていく。 ○共食を通じて食の楽しい体験を積み重ねる。	○1日3回の食事リズムを大切に，生活リズムを整える。 ○手づかみ食べにより，自分で食べる楽しみを増やす。
調理形態	なめらかにすりつぶした状態	舌でつぶせる固さ	歯ぐきでつぶせる固さ	歯ぐきで噛める固さ
1回当たりの目安量				
I　穀類　(g)	つぶしがゆから始める。すりつぶした野菜等も試してみる。 慣れてきたら，つぶした豆腐・白身魚・卵黄等を試してみる。	全がゆ 50～80	全がゆ90～ 軟飯80	軟飯80～ ご飯80
II　野菜・ 　　果物　(g)		20～30	30～40	40～50
III　魚　(g)		10～15	15	15～20
又は肉(g)		10～15	15	15～20
又は豆腐 　　(g)		30～40	45	50～55
又は卵 　　(個)		卵黄1～ 全卵1/3	全卵1/2	全卵1/2～ 2/3
又は乳製 　　品　(g)		50～70	80	100
歯の萌出の目安		乳歯が生え始める。		1歳前後で前歯が8本生えそろう。 離乳完了期の後半頃に奥歯（第一乳臼歯）が生え始める。
摂食機能の目安	口を閉じて取り込みや飲み込みが出来るようになる。	舌と上あごで潰していくことが出来るようになる。	歯ぐきで潰すことが出来るようになる。	歯を使うようになる。

※衛生面に十分に配慮して食べやすく調理したものを与える

出展：厚生労働省「授乳・離乳の支援ガイド」2019年3月

するまでの時期をいう。成長発育，運動機能および精神発達が著しい時期である。一人歩きをし，活発に遊ぶことができるようになる。乳歯が生えそろい阻しゃく機能が発達し，スプーンや箸を使っていろいろな食べ物を食べようとする。将来のよい基礎的な食習慣の確立をするため，健康な生活リズム，食事マナー，衛生面，安全面について習慣づけることが重要である。また，調理をする人，一緒に食べる人に関心を示すことから，楽しい雰囲気のなかで食事ができるよう工夫することも大切である。

1）幼児期の栄養特性

　幼児期の食事摂取基準は，体位（身長，体重），身体活動内容や時間により個人差がある。

　運動量や発育状況により，体重当たりの栄養素

量を多くする必要がある。

身体活動量レベルが特に高いまたは低い場合は，主食，主菜，副菜について，必要に応じてSV数を増減させることで適宜対応する。

2）幼児期の栄養指導

幼児期を前半（1〜2歳）と後半（3〜5歳）で分類すると，前半は，離乳食を経て徐々に阻しゃく力が発達する時期であり，軟飯，軟菜から家族と同じ食事をとることができるようにする。

摂取エネルギー量としては「日本人の食事摂取基準（2025年版）」を参考に，1日当たりの推定エネルギー必要量を確認する。1日の食事配分は，朝食20〜30%，昼夕食25%〜30%，間食10〜20%程度が望ましいが，起床後短時間で食事を摂取するような場合がある。そこで，ゆっくりとした食事時間が確保しにくい場合もあり，朝食は少し軽めにし，ゆっくり時間をかけて食べられる昼食や夕食は高めの配分とした。また，消化吸収能力が十分に発達していないため，1回の食事量が少ないので，間食で必要な栄養量を満たす必要がある。

3）間食の役割と栄養指導

間食は，食事の一部であり，捕食である。そのため1日の食事に不足しがちな栄養素を補えるような食品を選ぶ，食べる楽しみ，気分転換や生活にうるおいを与えるものにする。以下にポイントを示す。

❶間食時間

1日1回なら，午後3時頃，2回なら午前10時と午後3時頃に与える。食事との間隔は2時間以上あけるのが望ましい。

❷間食に適する食品

果物，いも類，乳製品を食材とした手作り菓子などに，水分（牛乳，麦茶など）を取り入れることが望ましい。また市販の菓子類は，常時でなけ

れば，栄養成分表示を参考に適当量を与えてもよい。しかし，甘い菓子やスナック菓子などは，与え過ぎると食事の妨げになり，虫歯の原因になりやすい。また，ジュース類については，甘味の強いものや食品添加物（着色料，酸味料など）の使用されているものを控え，果汁100%のものを選ぶようにする。

「平成27年度乳幼児栄養調査」によれば，2〜6歳児の保護者に「子どもの間食の与え方」について質問した結果，「時間を決めてあげることが多い」と答えた者が56.3%ともっとも多かった。また，「甘い飲物やお菓子を1日にとる回数」の質問では，1回と答えた者が61.3%であった。

❸1回の量

間食の回数と量は，幼児期前半では1日当たり100〜150 kcal程度，後半では200〜250 kcal程度を食事との間隔時間を考慮し与える。

4）食育

子どもの食をめぐる現状の課題は，①小児期における肥満の増加と思春期やせの出現，②幼児期にもみられる朝食の欠食，③増える通塾率，④家族そろって夕食をとる頻度の減少，⑤時間を決めておやつを与えることが激減した，⑥育児負担の増大，⑦食に関する知識や技術の不足，⑧市販品の離乳食や調理済み食品などの利用状況の増加，⑨栄養や食事に関する情報の過多など多い。

このような状況を踏まえ，2004（平成16）年2月に報告書「楽しく食べる子どもに〜食からはじまる健やかガイド」が取りまとめられた。また2021（令和3）年から2025（令和7）年度までの5年間を対象に「第4次食育基本計画」が進められ，国民の健康や食を取り巻く環境の変化，社会のデジタル化など，食育をめぐる状況を踏まえ，①生涯を通じた心身の健康を支える食育の推進，②持続可能な食を支える食育の推進，③「新たな日常」やデジタル化に対応した食育の推進に

重点をおいた取り組みがなされた。食育の推進に当たっての基本的な方針や目標値を掲げるとともに，食育に総合的な促進に関する事項として取り組むべき施策などを提示している。

4. 学童期，思春期

　学童期とは小学校1年生から6年生までをいい，思春期とは12，13歳頃から17，18歳頃までをいう。体力・運動能力ともに著しく向上する時期である。小学校低学年と高学年では発育状況が異なり，高学年になると第二次性徴期を迎え（男子11歳半頃，女子10歳頃），身長は伸び，男性では肩幅が広がり，筋肉の発達，ひげをはじめとする体毛の発達，咽頭の発達がみられる。女性では，乳房の隆起，腰幅の広がり，皮下脂肪の発達などがみられる。

　このような発育旺盛な時期には，健康維持と成長発育に必要な栄養素を十分に摂取することが必要である。この時期の食事摂取基準をみると，成人期に比べ体重1kg当たりの推定エネルギー必要量，たんぱく質推奨量はいずれも高くなっている。思春期の推定エネルギー必要量は，生涯で一番高い。精神的にも自己の意思が明確になり社会性が広がるので，自分の健康や食生活に関する課題を見つけ，実践し，自ら評価することにより，自分らしい食生活の実現を図ることができるよう働きかける必要がある（表1-7（各論））。

1）学童期の栄養特性

（1）肥満

　学童期の肥満は，ほとんどが単純性肥満である。肥満には，病気で肥満になる症候性肥満と，摂取エネルギー量と消費エネルギー量のアンバランスによって発生する単純性肥満がある。肥満の判定にはローレル指数や「児童生徒の健康診断マニュアル（改訂版）」（表1-8（各論））が用いられる。肥満をそのままに放置しておくと成人期肥満に移行することが多い。

　また，肥満に伴い動脈硬化，心疾患，高血圧，脂質異常症，糖尿病などの発症率も高い。肥満であることを周囲から指摘されることがストレスを増幅して精神的うつ状態に陥っている場合もあり，肥満の予防と治療が重視されている。その反面，やせ願望が低年齢化しているといわれている。

　予防と治療は，運動と食事療法が行われる。一般的に肥満のために運動能力が低下しているので，個々の能力に見合った軽い運動からはじめ消費エネルギー量を増加させることが望ましい。食事療法では，成長期であることから食事制限をさせることだけでなく，発育を阻害することがないように，良質のたんぱく質，ミネラル，ビタミン

表1-7（各論）　楽しく食べる子ども～食からはじまる健やかガイド～

学童期　～食の体験を深め，食の世界を広げよう～
- ○　1日3回の食事や間食のリズムがもてる
- ○　食事のバランスや適量がわかる
- ○　家族や仲間と一緒に食事づくりや準備を楽しむ
- ○　自然と食べ物との関わり，地域と食べ物との関わりに関心をもつ
- ○　自分の食生活を振り返り，評価し，改善できる

思春期　～自分らしい食生活を実現し，健やかな食文化の担い手になろう～
- ○　食べたい食事のイメージを描き，それを実現できる
- ○　一緒に食べる人を気遣い，楽しく食べることができる
- ○　食料の生産・流通から食卓までのプロセスがわかる
- ○　自分の身体の成長や体調の変化を知り，自分の身体を大切にできる
- ○　食に関わる活動を計画したり，積極的に参加したりすることができる

出典）厚生労働省雇用均等・児童家庭局（平成16年2月）

各論 chapter1 ●ライフステージ別栄養指導 ―栄養学との関連―

表 1－8（各論） 体格指数

	算出式	評価基準	
乳幼児期	カウプ指数 ＝体重（g）÷身長（cm）²×10	乳幼児 やせすぎ 13 以下 やせ　　　13 から 15 正常　　　15〜19 肥りすぎ 20 以上	幼児期 やせ傾向 13 以下 正常　　　15〜18 肥満傾向 18 以上
学童期	身体別標準体重 肥満度（過体重度）＝｛(実測体重（kg）－身長別標準体重（kg）｝／身長別標準体重（kg）×100	肥満傾向　　20％ 軽度肥満　　20％以上 30％未満 中程度肥満　30 以上 50％未満 高度肥満　　50％以上	
	※「児童生徒の健康診断マニュアル（改訂版）」（平成 18 年財団法人学校保健会作成）により示された判定方法	※身長別標準体重は，平成 12 年乳幼児身体発育調査（厚生労働省，10 年ごとに実施）の結果に基づき設定された性別・年齢別・身長別の係数を元に，一定の計算式によるものとされる。	
	ローレル指数＝体重（kg）／身長（cm）³×10⁷	やせすぎ　117 以下 標準　　　118〜148	やや肥満　149〜159 肥りすぎ　160 以上
成人	ケトレー指数 （＝ body mass index：BMI） ＝体重（kg）／身長（m）²	低体重　　 < 18.5 正常　　　18.5 ≦ BMI < 25 肥満Ⅰ　　25 ≦ BMI < 30	肥満Ⅱ　　30 ≦ BMI < 35 肥満Ⅲ　　35 ≦ BMI < 40 肥満Ⅳ　　40 ≦ BMI

類を十分に摂取し，炭水化物と脂質で調節することが基本である。成長期であるので，体重増加を抑えて，身長の伸びを考慮した長期間にわたる栄養教育計画で進めることが必要である。具体的には，日常生活のなかで，掃除や片付けなどの手伝いを行わせたり，戸外で遊ばせたり，クラブ活動や地域活動に積極的に参加させるようにして，身体活動を高めるなどがある。

食事面では，朝食欠食を改善し，1 回に大量摂取することを避け，甘い菓子やジュースなどの食べ物を買い置きするなどのないようにする。また高学年では，自分の食事摂取状況を記録させ食行動を振り返り，改善することができるよう支援する。なお本人が心理的に欲求不満にならないように，家族の問題として対応することが必要である。

栄養アセスメントについては，判定を行い観察することが望ましい。

（2）骨折

学童期の骨折は，カルシウム不足，運動不足，骨を取り囲む筋肉の弱さ，紫外線不足などが関与するといわれる。

近年，利用増加傾向にある加工食品にはリン酸塩が多く含まれ，リン摂取とカルシウム摂取との相関性から，血中カルシウム量の減少が予想される。

予防には以下のポイントがあげられる。

①カルシウムの吸収が優れている食品を摂取する。（牛乳・乳製品，小魚，野菜）

②骨の形成に必要な良質のたんぱく質を主菜から摂取する。

③ビタミン D を肉・魚・大豆製品から摂取し，ビタミン D の効力を発揮させるために太陽光線が当たるよう戸外で運動させたり遊ばせたりする。

(3) 虫歯・歯肉炎（歯周病）

学童期の虫歯の発症率は高く，歯肉炎もみられる。虫歯の原因はストレプトコッカス・ミュータンス菌とよばれる細菌が食べ物などによって取り込まれた糖分と反応し，不溶性のデキストランを形成する。これが歯の表面に付着してネバネバした堆積物となり，さまざまな細菌を巻き込んでプラーク（歯垢）をつくる。

そのなかで糖分や炭水化物から酸（pH 5.5 以下）を作り出し，歯のミネラル（カルシウム）を溶かす。プラークは，寝ている間の 8 時間で成長する。

子どもの虫歯は，5 歳頃と 15 歳頃ができやすい時期である。前者は乳歯，後者は永久歯の虫歯の急増時期である。

最近は，食事や間食にかたいものよりやわらかいものが好まれる傾向があるため，歯につきやすく発酵して酸ができやすい。また，噛むことが少なくなりあごの発育が遅れたり，歯並びが悪くなったり，顎変形症になりかねない。あごの阻しゃく運動が活発であれば，脳の活動を活発にする。また，食物繊維を含む食品や野菜などを噛むことで，あごの咀しゃく運動を促せば唾液の分泌が促進され，その結果，自浄作用の効果がある。

虫歯は，食物の消化吸収の効率を悪くなるため栄養バランスがくずれ，健全な身体発育を阻害したりする。言葉を正しく発するためには，特に前歯の存在は欠かせない。口元の劣等感は精神発達や性格形成に悪影響を与えたり，食べたいものを思いきり食べられないというストレスが生じる。

子どもの虫歯予防として以下のポイントがあげられる。

① カルシウム，たんぱく質，ビタミン類を摂取し歯の質を良くする。

② 糖分を多く含む間食は歯垢をつくるので，量や時間など与え方を考慮する。

③ 食後・就寝前の歯磨きの習慣をつける。

④ 歯磨きの成果の確認をする。

(4) 食物アレルギー

食物アレルギーとは，食物を摂取した際，身体が食物に含まれるたんぱく質（アレルゲン）などを異物として認識し，自分の体を過剰に防御することで不利益な症状を起こすことをいう。食物アレルギーをもつ消費者の健康危害の発生を防止する観点から，過去の健康危害等の程度，頻度を考慮し，特定原材料を定め，容器包装された加工食品について，当該特定原材料を含む旨の表示を義務づけている（表 1-9（各論））。

表 1-9（各論）　加工食品のアレルギー表示

根拠規定	特定原材料等の名称	理　由	表示の義務
食品表示基準（特定原材料）	えび，かに，くるみ，小麦，そば，卵，乳，落花生	特に発症数，重篤度から勘案して表示する必要性の高いもの。	義務
消費者庁次長通知（特定原材料に準ずるもの）	アーモンド，あわび，いか，いくら，オレンジ，カシューナッツ，キウイフルーツ，牛肉，ごま，さけ，さば，大豆，鶏肉，バナナ，豚肉，マカダミアナッツ，もも，やまいも，りんご，ゼラチン	症例数や重篤な症状を呈する者の数が継続して相当数みられるが，特定原材料に比べると少ないもの。特定原材料とするか否かについては，今後，引き続き調査を行うことが必要。	推奨（任意）

出典）消費者庁「アレルギー表示について」

❶食物アレルギーへの対応

保育所・幼稚園・学校におけるアレルギー対応の原則を以下に示す。

- ・食物アレルギーがあっても原則的には給食を提供する。
- ・安全性を最優先に対応する。
- ・食物アレルギー対応委員会などで組織的に対応する。
- ・ガイドラインに基づき，医師の診断による生活管理指導表を提出する[*2]。そして給食での原因食物の対応は，完全除去を基本とし，以下の対応が推奨される。
- ・家庭で必要最小限の除去を行うことは患者のために重要であるが，集団給食で"食べられる範囲"に合わせて個別対応することは推奨されない。
- ・個別対応を行うことで，調理，配膳が非常に煩雑となり，結果的に誤食事故の危険性を高める。このため集団給食では，完全除去を基本とした除去食・代替食対応を行うことが望ましい。
- ・調理場の施設・設備や，スタッフの技術・知識などのスキルが十分にあれば，個別対応できると良い。
- ・完全除去対応を原則とし，過度に複雑な対応は行わない。

❷学校生活管理指導表

学校で使用されているアレルギー疾患用の学校生活管理指導表を図1-7（各論）に示す。以下に学校生活管理指導表の見方を示す。

- ・明らかな症状の既往

  診断根拠として信頼性が高い。しかし1年以上前の既往の場合は，既に耐性が進んでいる可能性がある。
- ・食物経口負荷試験陽性

  医師が直接症状を確認しているので，もっとも信頼性が高い。しかし1年以上前の食物

> **＊2　学校生活管理指導表**
>
> なお，生活管理指導表はこれまで診断書（文書料自己負担）であったが，2022（令和4）年4月より保険適用で発行する診療情報提供書と位置づけられた。ただし，主治医が患児の学校医や園医であった場合は，この限りではない。

経口負荷試験結果の場合は，既に耐性が進んでいる可能性がある。

- ・IgE 抗体等検査結果陽性

  食物アレルギーの可能性を示唆するが，確定診断の根拠にはならない。このため，多くの食物に IgE 抗体等検査結果陽性だけが根拠として書かれている場合は，除去する食物を整理できる可能性がある。
- ・未摂取

  食べた経験がないので，実際にアレルギー症状が誘発されるかはわからないことを示す。

❸誤食事故の原因と対策

保育所での誤食事故の原因の上位は，「誤配膳」（44.4％）「他の園児の食物を食べた」（16.9％），「原材料の見落とし」（13.7％）となっている。このため，集団給食では，上記のようなことが原因で誤食事故が発生していることに留意しながら，各施設の状況に応じて対策を講じ，安全な対応を目指す。

なお，食物アレルギーによる事故防止を目的とした以下のガイドラインが公表されているので，参照してほしい。

- ・「保育所　保育所におけるアレルギー対応ガイドライン」2019 年　厚生労働省
- ・「学校・幼稚園　学校のアレルギー疾患に対する取組ガイドライン」2019 年(財)日本学校保健会
- ・「学校給食における食物アレルギー対応指針」2015 年　文部科学省

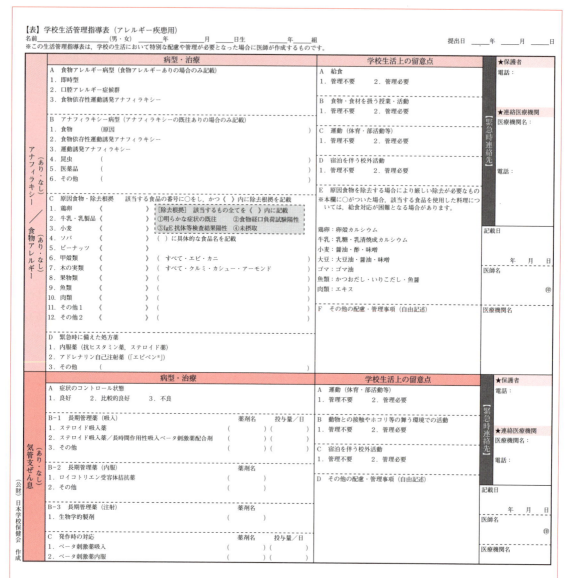

図1-7（各論） 学校生活管理指導表（アレルギー疾患用）

出典）（公財）学校保健会

（5）子どもの食習慣

子どもの頃に身についた食習慣を大人になって改めることは困難であり、子どものうちに健全な食生活を確立することは、成長段階にある子どもが、必要な栄養を摂取し健やかな体を作り、生涯にわたって健全な心身を培い、豊かな人間性を育んで基礎となる。

保護者や教育、保育に携わる関係者などの意識の向上を図るとともに、相互の密接な連携のもと、家庭、学校、保育所、地域社会などの場で子どもが楽しく学ぶことができるような取り組みがなされなければならない。家族そろって食事をする機会がさまざまな要因で減少しているが、家族との「共食」は、望ましい食習慣の実践や、食の

楽しさを実感させ精神的な豊かさをもたらすと考えられる。このため2021（令和3）年から「第4次食育基本計画」が進められ，国民の健康や食を取り巻く環境の変化，社会のデジタル化など，食育をめぐる状況を踏まえ，①生涯を通じた心身の健康を支える食育の推進，②持続可能な食を支える食育の推進，③「新たな日常」やデジタル化に対応した食育の推進に重点をおいた取り組みがなされている。食育の推進に当たっての基本的な方針や目標値を掲げるとともに，食育に総合的な促進に関する事項として取り組むべき施策などを提示している。

(6) 偏食

野菜サラダ，野菜炒め，「煮魚は食べない」，「食べやすく，見た目や感触のいいものしか食べない」という偏食が増えている。栄養的に代替が可能とか，成長すればなくなるだろうと放置してはいないだろうか。この時期の偏食は栄養素のバランスが悪く，特に動物性脂肪のとりすぎ，カルシウム不足，鉄不足，ビタミン類不足など成長に大きな影響を与える。

一般に偏食とは，食物に対する適応能力が低い状態のことであり，偏食が発生する条件は，しつけの失敗（甘やかし），家族の食物摂取パターンの偏り（ある食品のみを好んで食べるなど）食物に対する神経質傾向，食卓の雰囲気を楽しいと感じない，あるいは子どもの自己主張の方法や，注意を引く手段であることもある。いずれにしても偏食の子どもの背景にある問題点を確認した上で，必要な教育的配慮が求められる。

2) 思春期の栄養特性

(1)「日本人の食事摂取基準（2025年版）」

「日本人の食事摂取基準（2025年版）」では，第二次性徴期（男子11歳半頃，女子10歳頃）からの身体的発育に合わせ，エネルギー（身体活動レベルふつう）は，女性12〜14歳2,400 kcal／日，

男性2,600 kcal／日，男子15〜17歳2,850 kcal／日が生涯で最高値となる。また，男女ともカルシウムの蓄積量が最大の時期であり，カルシウムの推奨量は男性12〜14歳1,000 mg／日，女性800 mg／日である。なお，女性は月経などによる鉄不足が起こりやすいことから，月経時の鉄の推奨量は12〜14歳で12.5 mg／日である。

(2) 貧血とやせ志向

貧血は，原因別に分類され，思春期の女子にみられる貧血は，栄養素の不足，身体的成長，月経による失血などで起こる鉄欠乏性貧血である。

やせ志向の低年齢化が問題となっているが，外観的容姿を意識し，欠食や極端な減食をすることなどから成長に必要なたんぱく質や鉄，ビタミン類などが不足し，低栄養から貧血となる。またスポーツ貧血といわれる赤血球の破壊や血漿たんぱく質の減少もある。この時期の貧血には，神経性食欲不振症による場合も考えられる。無理な減量や成熟拒否などの精神的問題による食行動の異常を示すものである。標準体重内にありながら，自身は太っていると自己嫌悪に陥り，食欲はありながら無理な減食を始め，続けるうちに食欲不振症に陥り，精神的・身体的異常が現れる。この背景には，友人関係や異性関係，家族関係のゆがみ，または，大人になることへの不安など精神的問題が考えられる。

予防としては，自分の適性体重を把握し体重減少（標準体重−20%以上）が起きていないか，規則正しい食事がされているか，適量な栄養素が摂取されているか，を確認する必要がある。

体重減少がいちじるしい場合は，無月経がみられ，成長ホルモンによる抹消の代謝の変化やインスリン分泌の異常が認められることもある。

(3) 朝食欠食，間食，夜食

この時期は，高校への受験時期であることもあり，夜遅くまでの勉強や受験期であることもあり，夜遅くまでの勉強や塾通いなどによる就寝時

間のズレで1日の生活時間が乱れ，朝食欠食，間食，夜食などの増加がみられる。このことが，成長期の栄養素のアンバランスを招くことになる。自分の毎日の生活時間を見直す機会をつくり，自分の身体の成長や体調の変化を知り，生活のリズムを整える努力をする。また自主管理を進めるため，摂取する食品の内容や量を理解できるよう教育する。1日3回の食事で適切な栄養量を摂取することが望ましいが，夜食を必要とする受験期には，1日の食事配分を朝食20〜30%，昼・夕食25〜30%，夜食10〜20%として，夜食分を予定する。また，夜食時間によっては，睡眠の妨げとなり，朝食欠食につながるので，胃内停滞時間を考慮した量・質を選択する。夜食に適するものに，雑炊，めん類，牛乳などがある。

(4) 運動と栄養

身体活動の大きい運動選手や運動部員は，大量の食物を不規則に食べる場合が多い。特に手軽に摂取できるジャンクフードなどは，エネルギーは十分であるが糖質や脂質に偏り，ビタミンやミネラル（カルシウム，鉄など），食物繊維などが不足しやすい。運動量に見合う食事のとり方を教育することが必要である。

(5) 身体的・心理的発達と新たな課題

思春期の健康問題として，2000（平成12）年「健やか親子21」が策定され，児童虐待などの親子の心の問題など新たな課題について，21世紀の母子保健の取り組みの方向性を示したものである。

2015（平成27）年度から「健やか親子21（第2次）」が始まり，10年後に目指す姿として「すべての子どもが健やかに育つ社会」の取り組みに次のことがあげられた。

①日本全国どこで生まれても，一定の質の母子保健サービスが受けられ，かつ生命が守られるという地域間での健康格差を解消すること。

②疾病や障害，経済状態等の個人や家庭環境の違い，多様性を認識した母子保健サービスを展開すること。

3) 学校給食と栄養指導

学校における栄養教育の目的は。子どもが食についての正しい知識や，望ましい食習慣を身につけることができるようにすることである。そのため，学校給食の一層の普及を推進するとともに，十分な給食の時間の確保および食事マナーなどの指導内容の充実を図っている。また，各教科などにおいても，学校給食が「生きた教材」として活用されるよう献立内容の充実を図ることとしている。

望ましい食生活や食料の生産などに対する，子どもの関心を高め，理解を深めるとともに，地産地消の推進が行われている。生産者団体などとの連携や，安定的な納入体制を構築した上で，学校給食における地場産物の活用の推進，米飯給食の一層の普及，定着が図られている。また地域の生産者の苦労や産物に関する情報などを子どもに伝え，感謝の心をはぐくむなど，教育に活かす食習慣の改善などに資するため，生産者と学校給食関係者との情報交換会の開催などを積極的に行われている。

(1) 学校給食の目的・目標
❶学校給食の目的

学校給食を実施するにあたり，義務教育諸学校における教育の目的を実現するために，学校給食法では，「学校給食が児童及び生徒の心身の健全な発達に資するものであり，かつ，児童及び生徒の食に関する正しい理解と適切な判断力を養う上で重要な役割を果たすものであることにかんがみ，学校給食及び学校給食を活用した食に関する指導の実施に関して必要な事項を定め，もって学校給食の普及充実及び学校における食育の推進を図ることを目的としている」とされている。

各論 chapter1 ●ライフステージ別栄養指導 —栄養学との関連—

❷学校給食の目標

（ⅰ）適切な栄養の摂取による健康の保持増進を図ること。

（ⅱ）日常生活における食事について正しい理解を深め，健全な食生活を営むことができる判断力を培い，及び望ましい食習慣を養うこと。

（ⅲ）学校生活を豊かにし，明るい社交性及び協同の精神を養うこと。

（ⅳ）食生活が自然の恩恵の上に成り立つものであるということについての理解を深め，生命及び自然を尊重する精神並びに環境の保全に寄与する態度を養うこと。

（ⅴ）食生活が食にかかわる人々の様々な活動に支えられていることについての理解を深め，勤労を重んずる態度を養うこと。

（ⅵ）我が国や各地域の優れた伝統的な食文化についての理解を深めること。

（ⅶ）食料の生産，流通及び消費について，正しい理解に導くこと。

（2）学校給食摂取基準

学校給食における摂取基準については文部科学省において，児童・生徒の家庭での食事内容および発育状況を検討し，学校給食摂取基準を定めている（表1-10（各論））。同基準では，児童生徒の1人1回当たりの全国的な平均値を示したものであり，適用にあたっては，児童生徒の健康状態および生活活動の実態ならびに地域の実情に十分配慮し，弾力的に適用することを規定している。

（3）学校給食の食事内容の充実
❶食事内容

学校における食育の推進を図るため，学級担任，栄養教諭などが給食時間はもとより，各教科などにおける食に関する指導に，学校給食を活用した指導が行えるよう配慮することが重要である。

（ⅰ）献立にしようとする食品や献立のねらいを明確にした献立計画を示す。

（ⅱ）各教科などの食に関する指導と意図的に関連させた献立作成とする。

（ⅲ）地場産物や郷土に伝わる料理を積極的に取り入れ，児童・生徒が郷土に関心を寄せる心を育むとともに，地域の食文化の継承につながるよう配慮する。

（ⅳ）児童・生徒が学校給食を通して，日常または将来の食事づくりにつながることができるよう，献立名や食品名が明確な献立作成に努める。

（ⅴ）食物アレルギーなどのある児童・生徒に対しては，校内において校長，学級担任，養護教諭，栄養教諭，学校医などによる指導体制を整備し，保護者や主治医との連携を図りつつ，可能な限り，個々の児童・生徒の状況に応じた対応に努める。なお，実施にあたっては財団法人日本学校保健会で取りまとめられた「学校生活管理指導表（アレルギー疾患用）」および「学校のアレルギー疾患に対する取り組みガイドライン」を参考とする。

❷献立作成について

常に食品の組み合わせ，調理方法などの改善を図るとともに，児童生徒の嗜好の偏りをなくすよう配慮することが求められる。以下に献立作成のポイントを示す。

（ⅰ）魅力あるおいしい給食となるよう，調理技術の向上に努めること。

（ⅱ）食事は調理後できるだけ短時間に適温で提供すること。調理にあたっては，衛生・安全に十分配慮すること。

（ⅲ）家庭における日常の食生活の指標になるように配慮すること。

❸食器

安全性が確保されたものであることが重要である。また，児童・生徒の望ましい食習慣の形成に資するため，料理形態に即した食器の使用に配慮

133

表1-10（各論）　児童又は生徒一人一回当たりの学校給食摂取基準

区分	児童（6歳〜7歳）の場合	児童（8歳〜9歳）の場合	児童（10歳〜11歳）の場合	児童（12歳〜14歳）の場合
エネルギー（kcal）	530	650	780	830
タンパク質（g）	学校給食による摂取エネルギー全体の13%〜20%			
脂質（%）	学校給食による摂取エネルギー全体の20%〜30%			
ナトリウム（食塩相当量）（g）	1.5 未満	2 未満	2 未満	2.5 未満
カルシウム（mg）	290	350	360	450
マグネシウム（mg）	40	50	70	120
鉄（mg）	2	3	3.5	4.5
ビタミンA（μgRAE）	160	200	240	300
ビタミンB$_1$（mg）	0.3	0.4	0.5	0.5
ビタミンB$_2$（mg）	0.4	0.4	0.5	0.6
ビタミンC（mg）	20	25	30	35
食物繊維（g）	4 以上	4.5 以上	5 以上	7 以上

(注)　1　表に掲げるもののほか，次に掲げるものについてもそれぞれ示した摂取について配慮すること。
　　　亜　　　　鉛…児童（6歳〜7歳）2mg，児童（8歳〜9歳）2mg，児童（10歳〜11歳）2mg，
　　　　　　生徒（12歳〜14歳）3mg
　　　2　この摂取基準は，全国的な平均値を示したものであるから，適用に当たっては，個々の健康及び生活活動等の実態並びに地域の実情等に十分配慮し，弾力的に運用すること。
　　　3　献立に当っては，多様な食材を適切に組み合わせるよう配慮すること。
出典）文部科学省「学校給食実施基準」2022

するとともに，食文化の継承や地元で生産される食器の使用に配慮することも大切である。

❹食事環境

食事の場所については，食事にふさわしいものとなるよう改善工夫を行う。

❺食事の指導

望ましい食生活を形成するため，適度な運動，調和のとれた食事，十分な休養，睡眠という生活習慣全体を視野に入れた指導に配慮することが重要である。

（4）栄養教諭の役割

栄養教諭は，学級担任，養護教諭，学校医など

と連携して，保護者の理解と協力のもと，子どもへの栄養指導を実施する。そこでは，過度のやせや肥満が健康に及ぼす影響など，健康状態の改善に知識の普及を図るとともに，食物アレルギーなど食に関する健康課題を有する子どもに対しての個別的な相談指導を行う，など望ましい食習慣の形成に向けた取り組みを推進する。

（5）子どもの貧困と学校給食

現在，日本において子どもの貧困という問題は現実に存在し，貧困に苦しむ多くの子どもたちがいる。厚生労働省「国民生活基礎調査」（2022年）では，日本の子どもの貧困率は11.5%で，一見

豊かに見える現在の日本でも、子どもの9人に1人が貧困という深刻な社会問題が存在する。これは、わずかな収入しか得られない世帯で、十分な食事や教育を受けることができない子どもたちが多く存在していることを意味する。

学校給食は、栄養バランスのとれた食事を提供することにより、子どもの健康の保持・増進を図ることなどを目的に実施されている。また、食に関する指導を効果的に進めるために、給食の時間はもとより、各教科や特別活動、総合的な学習の時間などにおける教材としても活用することができるものであり、大きな教育的意義を有している。

5. 成人期

1) 成人期全般

(1) 成人期の生活の特徴

成人期は20歳～65歳までをさし、この時期は社会を支える生産年齢期でもあり、心身ともにもっとも充実した時期である。成人期前半は、進学、就職、結婚、出産、子どもの養育などがあり、健康に関してはどちらかというと意識が低い。そのため体力を過信する傾向にあり、栄養・運動・休養の必要性をあまり感じない。また外食率、飲酒率が高いのもこの時期の特徴である。

2019（令和元）年の国民健康・栄養調査の結果では、朝食の欠食率は、男性14.3％、女性10.2％であるが、20歳代（男性27.9％、女性18.1％）30歳代（男性27.1％、女性22.4％）と高い。つまり、成人期前半の朝食欠食率が高いのが特徴である。また、この年齢帯では、男性では2023（令和5）年では肥満者の割合が31.5％と高いことが、女性では低体重（やせ）者の割合の増加が問題となっている。

一方、成人期後半は、社会責任が高くなり、子どもが成人となり、体には生理的変化が見られ

る。つまり老化がはじまり、免疫力が徐々に下がる時期である。男性では、夜遅い食事や大量の飲酒、仕事によるストレスなどによるBMI 25以上の肥満などが問題としてあげられ、生活習慣病として発症するケースも多く見られる。

(2) 成人期の栄養教育

成人期の前半においては、生活習慣を正すよう指導することが重要であり、なかでも朝食欠食の是正は重要な問題といえる。また、女性の痩身願望は高く、無理な減食を避けるよう指導し、また摂取しにくい栄養素の確保は重要な課題である。

一方、成人期の後半においては、特定健診・特定保健指導を中心として生活習慣病を意識しながら、食生活を見直すことが課題となってくる。栄養サプリメントの使用も上昇し、摂取方法も指導のひとつとなる。

なお、成人期全体を通しての問題点としては、カルシウム、鉄摂取量の不足、食塩の過剰摂取などが課題としてあげられる。

2) 生活習慣病予防と栄養教育

「特定健診（特定健康診査）・特定保健指導」は、2008（平成20）年4月から40歳～74歳までの医療保険加入者（妊婦などを除く）を対象に、新しい制度としてスタートした健康診断・保健指導のことである。特定健診・特定保健指導の目的は、生活習慣病の発症を未然に防ぐために、メタボリックシンドローム（内臓脂肪症候群）の該当者や予備軍を見つけ出し、対象者に生活改善を指導することにある。特定保健指導対象者の選定基準を図1−8（各論）に示す。

生活習慣病は、今や健康長寿の最大の阻害要因となるだけでなく、国民医療費にも大きな影響を与えている。その多くは、不適切な生活習慣の積み重ねによって内臓脂肪型肥満となり、これが原因となって引き起こされるものである。ただし、日常生活における適度な運動、バランスの取れた

食生活，禁煙を実践することによって予防，改善することができる。

2023（令和5）年の国民健康・栄養調査の結果，糖尿病が強く疑われる者の割合は，男性16.8％，女性8.9％で，2015（平成27）年に比べ男性で2.7ポイント，女性で1.2ポイント減少していた。メタボリックシンドロームの予防や改善のための食事や運動の実践状況は，男性36.2％，女性28.6％となっており，依然として高いとはいい難い。

なお，栄養教育を進めていく上では，厚生労働省健康局の標準的な健診・保健プログラム（案）（令和6年度版）に示された図1−8，9（各論）を参考にする。目標は最初から難しいところに置かず，日常生活のなかで少し努力すれば達成可能なところに置き，継続させ，日々積み重ねられ，習慣化することが重要である。

3）労働環境と栄養指導

労働環境はさまざまでその環境および身体活動により，適切なエネルギーおよび栄養素の摂取が必要となる。時代とともに重労働の割合は減少しているが，局所疲労や精神的ストレスなどからくる疾患の増加が問題視されている。

労働安全衛生法第69条，第70条および「事業場における労働者の健康保持増進のための指針」に沿って，トータルヘルスプロモーションプラン（THP）が展開されている。THPとは，労働者の心身両面にわたる健康の保持増進をめざした健康づくりを行うことである。労働安全衛生法では，この積極的な健康づくりが，事業者の努力義務として規定され，その内容は「健康保持増進のための指針（THP指針）」で示されている。

THPの具体的な進め方は，定期健康診断を活用し，医師（産業医）による「健康測定」と「保健指導」「運動指導」「栄養指導」「メンタルヘルスケア」などの健康指導をそれぞれの専門スタッフが行い，労働者の積極的な健康づくりを推進する。また，2008（平成20）年に労働安全衛生法に基づく定期健康診断等の項目の改正がなされ，特定健診・特定保健指導の実施が義務づけられた。

多くの職場には給食受託会社による食堂が運営され，給食が提供されている。適時・適温給食がなされ，栄養バランス，し好も加味されたカフェテリア方式の提供が多い。適切な食習慣を身につけさせる上での最適な場であり，健康・栄養に関する情報を継続的に実施することが可能である。

また，受託会社の栄養士・管理栄養士が，企業の健康保険組合や健康管理部門の依頼で，栄養教育を立案・実施する機会も増加している。

4）外食と栄養指導

2019（令和元）年国民健康・栄養調査によると，外食を週1回以上利用している者の割合は，男性41.6％，女性26.7％で，若い世代ほどその割合が高い。持ち帰り弁当・惣菜（中食）を週1回以上利用している者の割合は，男性47.2％，女性44.3％で，20〜50歳代でその割合が高い。外食，持ち帰り弁当・惣菜をいかに利用するかは，働き盛りの世代の食事管理では大きな課題といえる。

外食で注意したい点は以下のとおりである。

・脂肪や食塩相当量の多い料理が多い

・野菜の量が少ない

・味付けが濃い

・栄養の偏り

そこでできるだけ，主食・主菜・副菜が揃うように食べたい。そのため外食についての栄養指導では，以下の点をおさえることが重要である。

・定食形式を選択する

・丼ものには野菜料理を副菜として1品つける

・めん類の汁はすべて飲まない

・不足している栄養を家庭の料理で補う。

・洋食や中華ばかり食べない。和食を多く摂取する方が，エネルギー量が少なくすむ。ただ

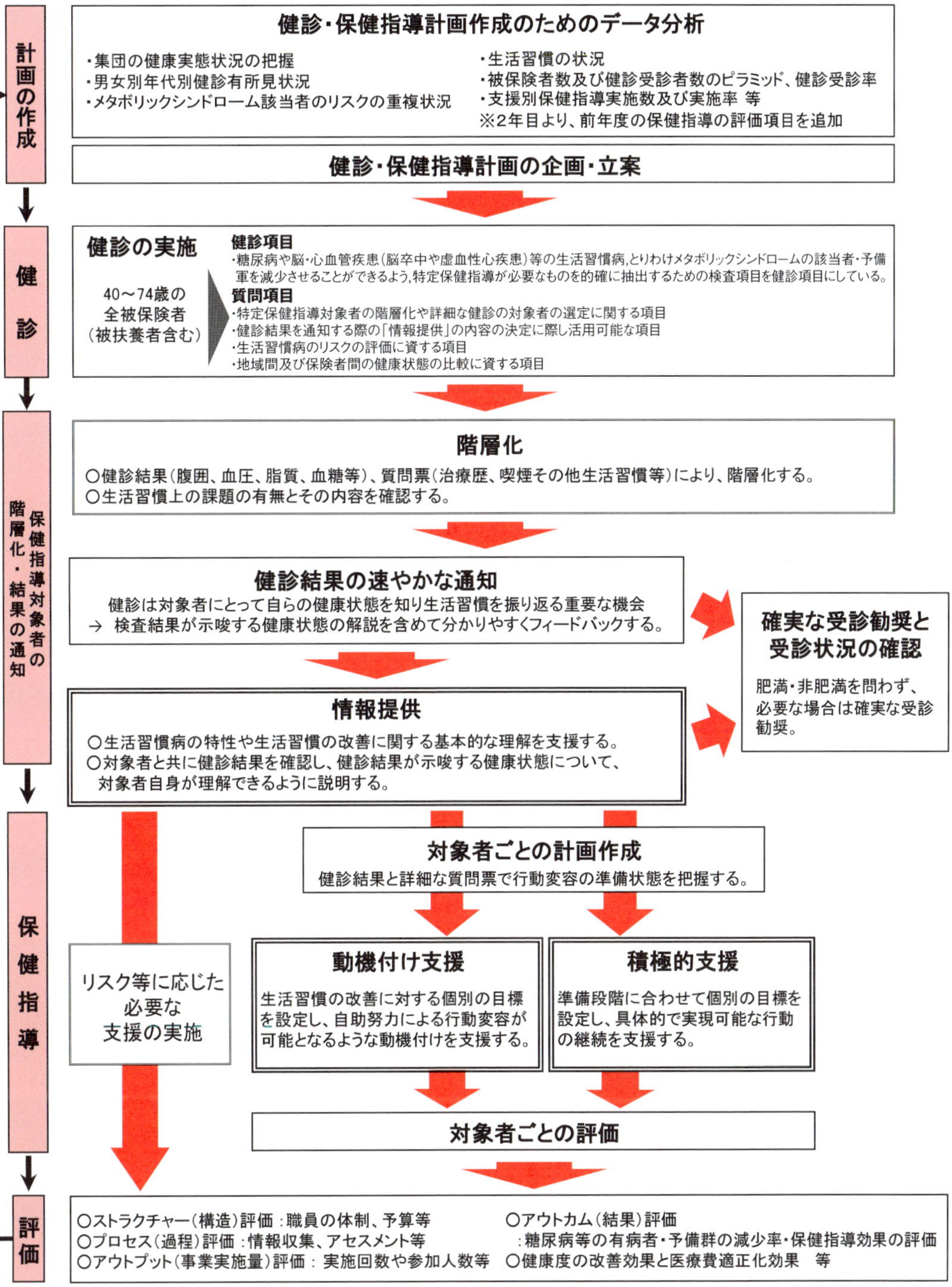

各論 chapter1 ●ライフステージ別栄養指導 ―栄養学との関連―

計画の作成

健診・保健指導計画作成のためのデータ分析

- ・集団の健康実態状況の把握
- ・男女別年代別健診有所見状況
- ・メタボリックシンドローム該当者のリスクの重複状況
- ・生活習慣の状況
- ・被保険者数及び健診受診者数のピラミッド、健診受診率
- ・支援別保健指導実施数及び実施率 等
- ※2年目より、前年度の保健指導の評価項目を追加

健診・保健指導計画の企画・立案

健診

健診の実施

40〜74歳の
全被保険者
（被扶養者含む）

健診項目
・糖尿病や脳・心血管疾患（脳卒中や虚血性心疾患）等の生活習慣病、とりわけメタボリックシンドロームの該当者・予備軍を減少させることができるよう、特定保健指導が必要なものを的確に抽出するための検査項目を健診項目にしている。
質問項目
・特定保健指導対象者の階層化や詳細な健診の対象者の選定に関する項目
・健診結果を通知する際の「情報提供」の内容の決定に際し活用可能な項目
・生活習慣病のリスクの評価に資する項目
・地域間及び保険者間の健康状態の比較に資する項目

保健指導対象者の階層化・結果の通知

階層化

○健診結果（腹囲、血圧、脂質、血糖等）、質問票（治療歴、喫煙その他生活習慣等）により、階層化する。
○生活習慣上の課題の有無とその内容を確認する。

健診結果の速やかな通知

健診は対象者にとって自らの健康状態を知り生活習慣を振り返る重要な機会
→ 検査結果が示唆する健康状態の解説を含めて分かりやすくフィードバックする。

確実な受診勧奨と受診状況の確認

肥満・非肥満を問わず、必要な場合は確実な受診勧奨。

情報提供

○生活習慣病の特性や生活習慣の改善に関する基本的な理解を支援する。
○対象者と共に健診結果を確認し、健診結果が示唆する健康状態について、対象者自身が理解できるように説明する。

対象者ごとの計画作成

健診結果と詳細な質問票で行動変容の準備状態を把握する。

保健指導

リスク等に応じた
必要な
支援の実施

動機付け支援

生活習慣の改善に対する個別の目標を設定し、自助努力による行動変容が可能となるような動機付けを支援する。

積極的支援

準備段階に合わせて個別の目標を設定し、具体的で実現可能な行動の継続を支援する。

対象者ごとの評価

評価

○ストラクチャー（構造）評価：職員の体制、予算等
○プロセス（過程）評価：情報収集、アセスメント等
○アウトプット（事業実施量）評価：実施回数や参加人数等
○アウトカム（結果）評価
　：糖尿病等の有病者・予備群の減少率・保健指導効果の評価
○健康度の改善効果と医療費適正化効果　等

図1-8（各論）　生活習慣病予防のための標準的な健診・保健指導計画の流れ（イメージ）

出典）厚生労働省「標準的な健診・保健指導プログラム」【令和6年度版】

ステップ1 （内臓脂肪蓄積のリスク判定）

○腹囲とBMIで内臓脂肪蓄積のリスクを判定する。

・腹囲：男性85 cm以上，女性90 cm以上　→　(1)

・腹囲：(1)以外かつBMI ≧ 25 kg/m² →　(2)

ステップ2 （追加リスクの数の判定と特定保健指導の対象者の選定）

○検査結果及び質問票より追加リスクをカウントする。

- ①血圧高値：a 収縮期血圧130 mmHg以上又は

　　　　　　　b 拡張期血圧85 mmHg以上

- ②脂質異常：a 空腹時中性脂肪150 mg/dl以上又は

　　　　　　　（やむを得ない場合は中性脂肪175 mg/dl以上）

　　　　　　　b HDLコレステロール40 mg/dl未満

- ③血糖高値：a 空腹時血糖（やむを得ない場合は随時血糖）100 mg/dl以上又は

　　　　　　　b HbA1c（NGSP）5.6％以上

- ④質問票：　喫煙歴あり

- ⑤質問票：　①，②又は③の治療に係る薬剤を服用している

○①～③はメタボリックシンドロームの判定項目，④はそのほかの関連リスクとし，④喫煙歴については①から③までのリスクが1つ以上の場合にのみカウントする。

○⑤に該当する者は特定保健指導の対象にならない。

ステップ3 （保健指導レベルの分類）

ステップ1，2の結果を踏まえて，保健指導レベルをグループ分けする。なお，前述の通り，④喫煙歴については①から③のリスクが1つ以上の場合にのみカウントする。

(1) の場合

　①～④のリスクのうち，追加リスクが

　　　　　　2以上の対象者は積極的支援レベル

　　　　　　1の対象者は動機付け支援レベル

　　　　　　0の対象者は情報提供レベルとする。

(2) の場合

　①～④のリスクのうち，追加リスクが

　　　　　　3以上の対象者は積極的支援レベル

　　　　　　1又は2の対象者は動機付け支援レベル

　　　　　　0の対象者は情報提供レベルとする。

ステップ4 （特定保健指導における例外的対応等）

○65歳以上75歳未満の者については，日常生活動作能力，運動機能等を踏まえ，QOL（Quality of Life）の低下予防に配慮した生活習慣の改善が重要であること等から，「積極的支援」の対象となった場合でも「動機付け支援」とする。

○降圧薬等を服薬中の者については，継続的に医療機関を受診しているはずなので，生活習慣の改善支援については，医療機関において継続的な医学的管理の一環として行われることが適当である。そのため，保険者による特定保健指導を義務とはしない。しかしながら，きめ細かな生活習慣改善支援や治療中断防止の観点から，医療機関と連携した上で保健指導を行うことも可能である。また，健診結果において，医療管理されている疾病以外の項目が保健指導判定値を超えている場合は，本人を通じて医療機関に情報提供することが望ましい。

図1-9（各論） 保健指導対象者の具体的な階層化の方法

資料）厚生労働省「標準的な健診・保健指導プログラム」【令和6年度版】より作成

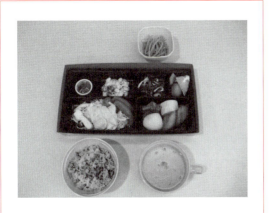

図1-10（各論） 受託会社管理栄養士における「エネルギーカット」セミナーの食事例
出典）ジャパンウェルネス株式会社

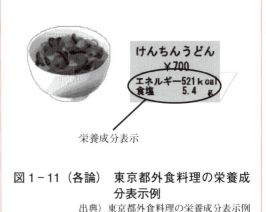

図1-11（各論） 東京都外食料理の栄養成分表示例
出典）東京都外食料理の栄養成分表示例

し，とんかつや天ぷらといった揚げものや，丼ものはエネルギー量が高いので注意が必要となる。また，食塩相当量の摂り過ぎにも気をつける。

・エネルギーおよび栄養成分量をできるだけ見て料理を選択する。

最近では，レストランやファストフードなどのチェーン店では，メニューの栄養成分をメニューやホームページで紹介している店が増えている。また，自治体の多くは，地域の外食店に対して「栄養成分」や「食事バランスガイド」を表示するように勧めたり，低エネルギーや脂肪・食塩相当量の控えめのメニューなどを置く料理店を募集し「健康づくり協力店」として登録する制度を独自に設けている。たとえば東京都では，外食料理栄養成分表示を掲げており，飲食店などでメニュー，ウィンドウサンプル，チラシ，パンフレット，ランチョンマットのようなものに，商品（料理）の1人前，100グラム当たりのエネルギー量や食塩をはじめとする栄養成分を表示する「栄養成分表示店」の取り組みを推進している。

5）「『健康な食事』の普及」と認証制度

厚生労働省は2015（平成27）年9月に「『健康な食事』の普及について」および「生活習慣病予防その他の健康増進を目的として提供する食事の目安の普及について」を通知した。

「『健康な食事』の普及」は，現在の日本の平均寿命の延伸を支えてきた，主食・主菜・副菜を組み合わせた栄養バランスのとれた食事が，若い世代を中心に摂られていない状況が見受けられることから，厚生労働省が選定した「健康な食事」のシンボルマークを各事業者・企業等が提供する食品に活用し，ポスター，リーフレット，ホームページなどを通じて，主食・主菜・副菜を組み合わせた食事の実践の啓蒙普及を狙いとしている。

また「生活習慣病予防その他の健康増進を目的として提供する食事の目安の普及について」では，主食・主菜・副菜を組み合わせた栄養バランスのとれた食事が生活習慣病の予防，健康の増進に重要との観点から食事の「目安」（表1-11（各論））を提示している。この目安は，事業者が提供する食事のレシピ考案，生活習慣病予防などを目的とした料理教室などで活用される。

こうした流れを受け，2017（平成29）年7月には日本栄養改善学会と日本給食経営管理学会が

表1-11（各論）　生活習慣病予防その他の健康増進を目的として提供する食事について（目安）

	一般女性や中高年男性で，生活習慣病の予防に取り組みたい人向け 650 kcal 未満	一般男性や身体活動量の高い女性で，生活習慣病の予防に取り組みたい人向け 650～850 kcal
主食（料理Ⅰ）の目安	穀類由来の炭水化物は 40～70 g	穀類由来の炭水化物は 70～95 g
主菜（料理Ⅱ）の目安	魚介類，肉類，卵類，大豆・大豆製品由来のたんぱく質は 10～17 g	魚介類，肉類，卵類，大豆・大豆製品由来のたんぱく質は 17～28 g
副菜（料理Ⅲ）の目安	緑黄色野菜を含む2種類以上の野菜（いも類，きのこ類・海藻類も含む）は 120～200 g	緑黄色野菜を含む2種類以上の野菜（いも類，きのこ類・海藻類も含む）は 120～200 g
牛乳・乳製品，果物の目安	牛乳・乳製品及び果物は，容器入りあるいは丸ごとで提供される場合の1回提供量を目安とする。 　牛乳・乳製品：100～200 g 又は ml（エネルギー150 kcal 未満*） 　果物：100～200 g（エネルギー100 kcal 未満*） 　*これらのエネルギー量は，650 kcal 未満，または 650～850 kcal に含めない。	
料理全体の目安	〔エネルギー〕 ○料理Ⅰ，Ⅱ，Ⅲを組み合わせる場合のエネルギー量は 650 kcal 未満 ○単品の場合は，料理Ⅰ：300 kcal 未満，料理Ⅱ：250 kcal 未満，料理Ⅲ：150 kcal 未満 〔食塩〕 ○料理Ⅰ，Ⅱ，Ⅲを組み合わせる場合の食塩含有量（食塩相当量）は 3 g 未満（当面 3 g を超える場合は，従来品と比べ 10% 以上の低減） ○単品の場合は，食塩の使用を控えめにすること（当面 1 g を超える場合は，従来品と比べ 10% 以上の低減） ※1　エネルギー，食塩相当量について，見えやすいところにわかりやすく情報提供すること ※2　不足しがちな食物繊維など栄養バランスを確保する観点から，精製度の低い穀物や野菜類，いも類，きのこ類，海藻類など多様な食材を利用することが望ましい	〔エネルギー〕 ○料理Ⅰ，Ⅱ，Ⅲを組み合わせる場合のエネルギー量は 650～850 kcal 未満 ○単品の場合は，料理Ⅰ：400 kcal 未満，料理Ⅱ：300 kcal 未満，料理Ⅲ：150 kcal 未満 〔食塩〕 ○料理Ⅰ，Ⅱ，Ⅲを組み合わせる場合の食塩含有量（食塩相当量）は 3.5 g 未満（当面 3.5 g を超える場合は，従来品と比べ 10% 以上の低減） ○単品の場合は，食塩の使用を控えめにすること（当面 1 g を超える場合は，従来品と比べ 10% 以上の低減） ※1　エネルギー，食塩相当量について，見えやすいところにわかりやすく情報提供すること ※2　当該商品を提供する際には，「しっかりと身体を動かし，しっかり食べる」ことについて情報提供すること

資料：厚生労働省

中心となり，「健康な食事」コンソーシアムを立ち上げた。これは，外食・中食・事業所給食で「健康な食事」を継続的に健康な空間（受動喫煙防止）で提供している店舗や事業所を対象にコンソーシアムが審査し，「健康な食事・食環境」の認証を付与するシステムである。認証を受けた施設は「健康な食事・食環境」のマークを使って，メニューや POP などで「健康な食事」のアピールができる。この食事をスマートミールという。スマートミールの基準を表1-12（各論）に示す。

6.　高齢期

1）高齢期の生活の特徴

　高齢者の人口に占める割合は年々増加しており，2025（令和7）年では全人口の 29.6% が高齢者と見られている（図1-12（各論））。高齢期は 65 歳以上をさし，労働形態や，世帯形態の変化が見られる時期である。人生の節目であり，今後の豊かな生活を考える円熟した時期ともいえる。しかし，老化により身体機能は低下しはじめる。加齢にともなう臓器の委縮や生理的機能，とくに視覚，聴覚，味覚などが衰える。また，生活習慣病や慢性疾患などの疾病を持ちながら，生活

各論 chapter1 ●ライフステージ別栄養指導 —栄養学との関連—

表 1 − 12（各論）　スマートミール 1 食あたりの基準

厚生労働省の「生活習慣病予防その他の健康増進を目的として提供する食事の目安」等に基づき基準を設定しています。

スマートミールの基準		ちゃんと	しっかり
		450〜650 kcal 未満	650〜850 kcal※ （八訂の場合，620〜850 kcal）
		☆栄養バランスを考えて「ちゃんと」食べたい一般女性の方向け	☆栄養バランスを考えて「しっかり」食べたい男性や女性の方向け
主　食	飯，パン，めん類	（飯の場合）150〜180 g（目安）	（飯の場合）170〜220 g（目安）
主　菜	魚，肉，卵，大豆製品	60〜120 g（目安）	90〜150 g（目安）
副　菜	野菜，きのこ，海藻，いも	140 g 以上	140 g 以上
食塩相当量		3.0 g 未満	3.5 g 未満

※八訂で栄養計算を行う際の「しっかり」のエネルギー量の基準（下限）は，620〜850 kcal に変更しました。（2022.10.1〜）
出典）「健康な食事・食環境」認証制度（一般社団法人健康な食事・食環境コンソーシアム）ホームページ

する人も増加する。認知症や脳血管疾患や加齢により，咀しゃく，嚥下機能の低下により，誤嚥がみられ，誤嚥性肺炎になることも課題のひとつである。

高齢期は一般に前期，後期に分けられ，65 歳〜75 歳未満を前期高齢者，75 歳以上を後期高齢者とする。

また高齢者とひとくくりにするものの身体面，精神面，社会的環境面において，それぞれ大きな差があり，非常に個人差が大きい。これらを総合的にアセスメントし，その人に合った QOL の維持・増進を目指すことが大切となる。これまで要介護度の高齢者が重視されたが，高齢者の自立性を維持し高めるような方向性で取り組むことが望ましい。

(1) 健康な高齢者の栄養教育

健康な高齢者の栄養指導では，疾病とは異なる老化そのものに着目し，老化をいかに遅延させるかが重要となる。一般に老化の速度は「体の栄養状態」により左右される。なかでも低栄養を予防することが，高齢者の栄養教育において重要な課題となる。対象者にあった適正な食生活を計画し，生理機能の減退を遅延させることが，自立した生活が送れるように QOL の維持，向上を目指すことにつながる。

低栄養を予防するための食生活指針を表 1 − 13（各論）と表 1 − 14（各論）に示す。高齢者には，成人期に比べむしろ「肉」や「脂」を積極的にとることが老化を遅延させることにつながる。また，食品摂取の多様性得点評価票を使用し，10 点に近づけるように指導する方法もある。食事に気をつけることが，フレイル（虚弱）やサルコペニア（加齢に伴う筋力の減少）を予防することにも関連している。

(2) 疾病を持つ高齢者の栄養教育

高齢者になると高血圧や循環器系，糖尿病などの疾患者の割合が増加する。疾患と共存しながらも，楽しく生活できるよう休養面，運動面も含めて栄養面を指導していく必要がある。

また，要介護高齢者においても，QOL の維持・増進を期待できる栄養教育が必要である。

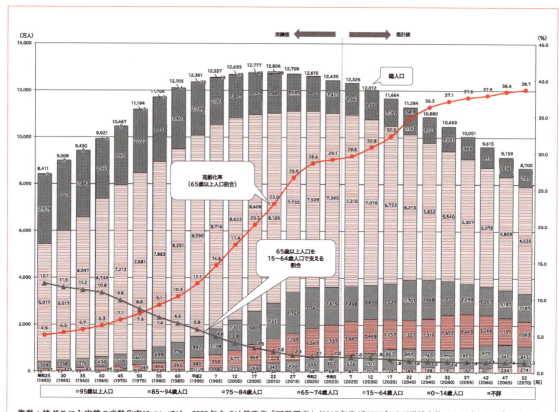

図1-12（各論） 高齢者の推移と将来推計

資料）内閣府「令和6年版高齢社会白書」

2）介護・食事サービスと栄養指導

（1）介護と栄養指導

　在宅介護を必要とする高齢者は，年々増加しており，介護者への栄養指導が必要となる。ここでも一番の課題は低栄養状態を改善することである。そのため，いかに食事を食べてもらうかが大切となる。十分なエネルギーおよびたんぱく質を確保することが必要であり，栄養士・管理栄養士のみならず，医師，歯科医師，看護師，保健師，理学療法士，薬剤師，ソーシャルワーカーなど多職種と連携を取りながら進めていくことが肝心である。これら高齢者は，一人ひとりの状況にあった提供方法が求められる。

　介護が必要な高齢者にとって食事は一番の楽し

各論 chapter1 ●ライフステージ別栄養指導 ―栄養学との関連―

表 1-13（各論）

低栄養を予防し老化を遅らせるための食生活指針

1. 3食のバランスをよくとり，欠食は絶対にさける
2. 油脂類の摂取が不足しないように注意する
3. 動物性たんぱく質を十分にとる
4. 肉と魚の摂取は 1：1 程度の割合にする
5. 肉は，さまざまな種類を摂取し，偏らないようにする
6. 牛乳は，毎日 200 ml 以上飲むようにする
7. 野菜は，緑黄色野菜，根菜類など豊富な種類を毎日食べる。火を通して十分摂取する
8. 食欲がないときには，特におかずを先に食べ，ごはんを残す
9. 食材の調理法や保存法を習熟する
10. 酢，香辛料，香り野菜を十分に取り入れる
11. 調味料を上手に使い，おいしく食べる
12. 和風，中華，洋風とさまざまな料理を取り入れる
13. 会食の機会を豊富につくる
14. 噛む力を維持するために，義歯は定期的に点検する
15. 健康情報を積極的に取り入れる

熊谷修他：日本公衆衛生学会雑誌 46(11)，1003-1011，1999

みとなることが多いので，以下の点に気をつけて食事を提供する。

・楽しく食べる。食事の彩り，季節感を持たせる。まわりの環境にも配慮する。
・できるだけ自分の力で食べる。箸，スプーンなどの自助具にも配慮する。
・安全な形態の食事を安全な姿勢で食べさせる。誤嚥をしていないか確認しながら食べさせる。
・一回量を多くしない，同じものを続けて食べさせない。
・口腔を清潔にし，湿らせて食べさせる。食べた後も口腔内をきれいにする。

(2) 食事サービスと栄養指導

高齢者の食事サービスとしては，自治体による在宅支援事業として高齢者の生活の自立を支援する配食サービスと，ある程度健康な高齢者が利用する会食サービスがある。

配食サービスは，自治体により違いが見られるが，65 歳以上の高齢者世帯や単独生活者で，日

表 1-14（各論）　食品摂取の多様性得点評価票

	ほとんど毎日	2日に1回	1週間に1，2回	ほとんど食べない
魚介類（生鮮・加工品・全ての魚や貝類です）				
肉類（生鮮・加工品・全ての肉類です）				
卵（鶏卵・うずらなどの卵で，魚の卵は除きます）				
牛乳（コーヒー牛乳やフルーツ牛乳は除きます）				
大豆製品（豆類・納豆など大豆を使った食品です）				
緑黄色野菜（ニンジン・ホウレンソウ・カボチャ・トマトなどの色の濃い野菜です）				
海藻（生・干物を問いません）				
いも類				
果物（生鮮・缶詰を問いません。トマトは含みません）				
油脂類（油炒め・パンにぬるバターやマーガリンなど，油を使う料理の回数です）				

得点化する場合は，「ほとんど毎日」の項目だけに 1 点を与え，加算します。10 点に近づくように食生活を見直しましょう。

出典）熊谷修他　日本公衆衛生学会雑誌　50.1117-1124，2003

常生活に支障があって買いものや食事づくりが困難な場合が多い。食事の配達は，1日のうちの1回が多く，配達は単に栄養補給だけではなく，高齢者の安否の確認の意味もある。

一方，会食サービスは，単独生活者などが，食事を食べるだけではなく，共食する意味あいが強い。人と人との交流が取れる環境をつくることは大切なことである。

❶高齢者向け配食事業ガイドライン

また2017（平成29）年に「地域高齢者等の健康支援を推進する配食事業の栄養管理に関するガイドライン」が公表され，配食事業者によって提供する食事にばらつきがないよう，献立作成の手順や注意点を整理するとともに，利用者の状況を把握するための確認事項などを定めている。ガイドラインでは，提供食数がおおむね1回100食以上，または1日250食以上の事業者の場合，管理栄養士や栄養士が献立を作成するよう定められている。また，注文を受ける際のアセスメントについても，管理栄養士や栄養士が担当することが望ましいとしている。

栄養士・管理栄養士に求められるのは，アセスメント能力や食事サービスを提供する担い手として，高齢者の状態に合わせた献立作成をはじめとした給食経営管理能力，ならびにNPOやボランティア団体などの食事サービス活動を支援する人たちを育成するための能力である。

● 咀嚼の重要性と認知症　お口の中を清潔に（オーラルフレイル）

咀嚼は，哺乳類が食物から栄養を摂取する上で必要不可欠な行為であり，その重要性は，以下の4点にまとめることができる。

①食べ物を歯や舌などによる咀嚼で粉砕し，唾液との混和で食塊を形成し，嚥下し，体内にはいる栄養素の消化を促す。

②食品のおいしさを知ることができる。食べ物を粉砕することで，舌の表面にある味覚受容器に触れて，感じることができるためである。

③食事をする時によく噛むことによってインスリンが多く分泌され，それによって食後の血糖値が早く下がる効果がある。

④全身的な瞬発力が発揮されるようなスポーツ動作（全力でボールを蹴るなどの全身運動）のときに，咀嚼筋は手足の筋肉と同調して活動していることがいわれている。

ところが高齢者の場合，虫歯や歯周病などによって歯を喪失し，咀嚼機能の低下がみられると，体内での食物消化を円滑にスタートさせることができなくなり，栄養面ではフレイルなどの低栄養の問題等がおきる可能性が高くなる。また，近年注目されていることとして，認知症の発症と歯の喪失との関係が報告されている。なかでも歯を失う原因のひとつである歯周病と認知症の関連が指摘されている。

歯周病は，歯と歯肉との間に細菌が停滞し，歯肉に炎症を起こし，歯肉や歯を支える骨を溶かしてしまい，最終的には歯を抜かなければならなくなる。歯の欠損により，噛む力が弱くなり認知機能が衰える一方で，歯肉の炎症で発生した毒性物質が，歯肉の血管から侵入し，血液に乗って脳にまで運ばれ，それが脳細胞に何らかの悪影響を与えて，認知能力を下げてしまう可能性があるといわれている。実際にマウスを使った実験では，歯周病が認知症のひとつであるアルツハイマー病の悪化因子であることが示唆されている。歯周病と認知症の関係はまだ解明されていないことも多いが，これまでの症例から少なくとも歯周病を予防した方がよいことは明らかである。

したがって，口腔衛生状態を良好に保つことは，健康的な食生活の維持に寄与し，認知機能の低下，認知症発症を予防することにもつながると考えられている。

(3) 介護保険制度と栄養指導

従来，高齢者介護は老人福祉と老人保健のふたつの制度で実施されていたが，2000（平成12）年に両制度を再編し，介護保険制度が創設された。この制度における栄養指導面でのポイントは，栄養改善マニュアルと栄養ケア・マネジメントである。

❶栄養改善マニュアル（介護予防マニュアル）

介護保険制度は2000（平成12）年から施行された。この2000年4月から2024（令和6）年4月までの24年間で，65歳以上の被保険者数（第1号被保険者数）が2,165万人から3,591万人と1.67倍（約1,426万人）増加している。このうち要介護および要支援認定者は710万人で2000（平成12）年と比べると約3.2倍になった。

介護予防マニュアルは最新のエビデンスを踏まえて2022（令和4）年に10年ぶりの改訂となった。「介護予防マニュアル【第4版】」は，各自治体の介護予防分野の担当者が，主に生活機能の低下が見られる高齢者向けの短期集中予防サービスなどを実施する際の参考とすることを想定して作成された。

そのうちの栄養改善マニュアルについて，栄養改善サービスとは，日常生活において「食べること」を支援し，低栄養状態の予防や改善を通じて高齢者がいつまでも「食」を楽しみ，自立した生活を送って，高い生活の質（QOL）を目指すものである，としている。高齢者の低栄養の予防や改善での課題は多岐に渡る。「介護予防ガイド実践・エビデンス編」によると，我が国における地

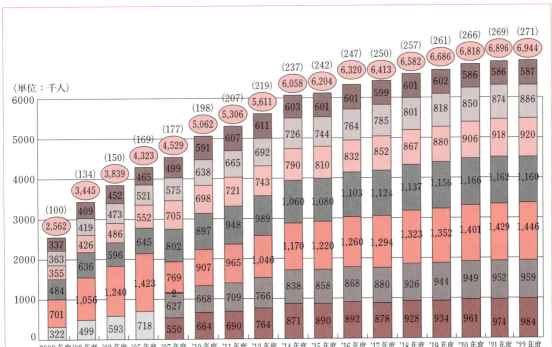

図1-13（各論）　要介護認定者数（年度末現在）の推移
出典）厚生労働省「2023（令和5）年度　介護保険事業状況報告（年報）」より」

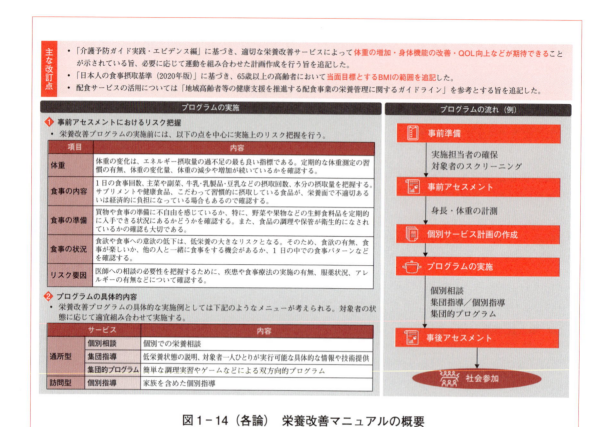

図1-14（各論） 栄養改善マニュアルの概要

出典）厚生労働省，2022

域で生活している高齢者では，加齢に伴いエネルギー摂取量やたんぱく質，脂質といった栄養素の摂取量が減少するといわれており，低栄養またはそのリスクがある者が約4割いるという報告がある。

（i）高齢者と低栄養

低栄養状態の高齢者は，死亡率や要介護の増大，再入院，QOL低下などの問題が起きやすいことに加え，その多くがフレイルやサルコペニアを合併している。このような高齢者に対して適切な栄養改善サービスを行うことで，体重の増加や身体機能（骨格筋量，筋力，歩行能力，ADL）の改善，QOLの向上などが可能であることが示されている。

（ii）「食べること」の大切さ

全高齢者を対象とする場合は，「食べること」を大切に考え，支援を行う地域活動を育成し，健康・栄養教育や地域のネットワークづくりを行う。要介護状態になるおそれのある高齢者を対象とする場合は，管理栄養士が，他の関連サービスや対象者の身近な地域資源と連携し，栄養ケア・マネジメントを行う。栄養改善サービスは，食事の内容だけでなく，おいしく食べることや食事の準備などを含む，高齢者の「食べること」を総合的に支えるものである。主な改定点については，「図1-14（各論）栄養改善マニュアルの概要」を確認いただきたい。

❷栄養ケア・マネジメント

2021（令和3）年，介護保険施設における栄養

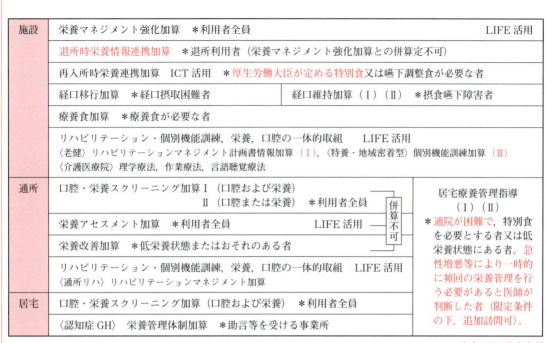

図1-15（各論）　令和6年度介護報酬改定　栄養関連の加算（概念図）
作成：(公社)日本栄養士会福祉職域，一部改変
出典）(公社)日本栄養士会ホームページ

ケア・マネジメントの強化を目的に，施設系サービスについては，栄養マネジメント加算が廃止され，人員基準に現行の栄養士に加えて管理栄養士の配置を位置づけられることが記載された。そのほか，リハビリテーション，口腔，栄養などの多職種が連携する取り組みが推進された。そして2024（令和6）年での改定では，より一層の自立支援・重度化防止を重視した質の高い介護サービスの実現が求められている。栄養や口腔衛生の支援の重要性はますます高くなってきており，在宅，病院，施設のどの場所でも必要で，退所時栄養情報連携加算がついたことからもわかる。その上，再入所時栄養連携加算が，医療機関から介護保険施設への再入所者でも療養食等を提供する必要がある利用者が算定対象に新たに加わった（図1-15（各論））。今後，さらに栄養士・管理栄養士の重要性が高まっていくと考えられる。

＜参考文献＞
・渡辺久「歯周病自分の歯を守るメンテナンスと治療の知識」法研　p.40　2016
・日本咀嚼学会「咀嚼の本3」口腔保険協会　p.50-51　2022
・深井獲博「健康長寿のための口腔保健と栄養をむすぶエビデンスブック」医歯薬出版株式会社　p.79-82　2019

◆演習問題

以下の記述の内容が正しいものには「○」を，誤っているものには「×」を，（　）内に記しなさい。

1．妊娠期間中の推奨体重増加量は，非妊娠時の BMI が 18.5 以上 25.0 未満の場合，10～13 kg が目安である。（　）

2．妊娠期のビタミン C 過剰摂取は，奇形児発生に関与するため，注意が必要である。（　）

3．離乳食の開始は，満 1 歳になった頃が適当とされている。（　）

4．幼児期の間食は 1 日あたり 500 kcal を目安とする。（　）

5．幼児期は，手作りの甘い菓子を 1 日 2 回与えて豊かな心を養う。（　）

6．学童期の偏食は，成長すれば改善するので指導の必要はない。（　）

7．学校給食は，学童期の栄養指導の媒体として活用できる。（　）

8．食物アレルギーをもつ児童に対しては，原則的に学校給食を提供しない。（　）

9．成人期では生活習慣病の予防のため，外食や中食は利用しないように指導する。（　）

10．高齢期には咀しゃく・嚥下機能の低下がみられるので，野菜の摂取をさける。（　）

11．加齢と共に味覚の閾値が上昇し，塩味や甘味は濃い味付けを好むようになるので留意する。（　）

12．介護予防のための栄養指導では，低栄養を予防することが重要な課題のひとつである。（　）

◎解答

1．（○）

2．（×）

3．（×）

4．（×）

5．（×）

6．（×）

7．（○）

8．（×）

9．（×）

10．（×）

11．（○）

12．（○）

| 各 論 chapter 2 | # 生活環境別の栄養指導 |

〈学習のポイント〉

①単独生活者の年齢別（青年期，中高年期，高齢期），生活習慣，食生活の特徴をとらえ，栄養指導に役立てる。
②スポーツの種類と栄養特性を学び栄養指導に役立てる。

1．単独（単身）生活者

2020（令和2）年において約2,115万人が単独世帯を形成しており，2015（平成27）年に比べ3.5％の増加となった。国立社会保障・人口問題研究所の将来推計によれば，その数は2050年には6.3％上昇し，一般世帯に占める割合も38.0％から44.3％へ上昇すると予測している。また，「親と子供」の世帯は34.1％で単独世帯より4％程度少ない。特筆すべきは「国勢調査」において，「単独世帯」の割合が「親と子供」世帯の割合を抜いたのはこの2020年の調査が初めてだということである。これは，長寿化による高齢者人口の増加と結婚後，親世代と同居をしない率が高まっているためである。また，未婚者の増加も単独生活者を増加させる要因である。

単独生活者の食の問題点は食の外部化率[*1]が高いこと，一人暮らしの気楽さにより規則正しい食事がなされていないことなどがあげられる。総務省統計局家計調査からのデーターでは，2023（令和5）年2人以上の世帯では，外食率16.7％，調理食品（中食）14.6％で食費に占める食の外部化[*1]比率は31.3％に対し，単独生活者では外食率25.3％，調理食品（中食）17.0％で食費に占め

る食の外部化率は42.3％と高い。

1）青年期

（1）青年期単独生活者の生活の特徴

大学進学や就職により，家族と離れ，はじめての一人暮らしをするケースが多い。1人になることで自由になり，体力もあり，体に無理もきくので健康について考えることは少ない。また食事づくりを少年期に体験した人も少なく，継続的に朝食を欠食するなどの問題点を持つ。中食・外食も増加し，飲酒量も多い場合がある。また，食事に費用を多くかけることは経済的に難しい時期である。このような生活を繰り返すことにより，将来，生活習慣病に罹患する危険性があるが，本人は無関心であるというのが特徴である。

（2）青年期の栄養教育

まず，朝食をとることから指導をする。食べる習慣のない人は，バナナ，トマト，牛乳など包丁を使ったり加熱したりしなくとも，食べることのできる食品を食べることから勧める。また食べない理由として「時間がない」ことがあげられるので，短時間でできる料理方法なども指導する。

加工食品・調理済み食品の利用度が高いのも特

> **＊1　食の外部化**
> 女性の社会進出や単独世帯の増加，高齢化の進行，生活スタイルの多様化などを背景に，家庭内で行われていた調理や食事を家庭外に依存する状況がみられる。これに伴い，食品産業においても，食料消費形態の変化に対応した調理食品やそう菜，弁当といった「中食」の提供や市場の開拓等に進展がみられている。こういった動向を総称して「食の外部化」という。

徴であることから，食事づくりができない場合には，コンビニでの食事の買い方など生活スタイルにあった指導をすることが重要である。また学食や社食，居酒屋メニューの選択指導も大切である。

2）中高年

（1）中高年の単身赴任生活者の生活の特徴

子どもが小学生までは家族一緒に転勤をすることも多いが，子どもの年齢が徐々に高くなるにつれて，教育，住居などの問題により，単身赴任する男性が多くなる。最近では女性も50歳代では単身赴任の割合が1％を超える。

また中高年になると管理職になることも多く，仕事の負担も増加し，残業も増え，夕食時間が遅くなる傾向にある。接待などで飲む機会も増加する。

体力も徐々に衰え，睡眠不足やストレスにより，青年期より生活習慣病や慢性疾患に罹患しやすい。そのため，健康についても，考えるようになる。

（2）中高年の単身赴任生活者の栄養教育

青年期に比較すると，食生活に配慮する率が高くなる。しかし単身生活になると食事時間を考慮せずに夜遅くまで働く傾向にある。食堂が社内にある場合は夕方に食事をして，また働く。外食は，主菜が多く，脂質を摂取しやすくなるので，料理の選択方法を指導する。

指導に際してのポイントは，たとえば夜遅くに食べる食事は胃に負担のかかりにくい和食を中心とする，など食べるタイミング，量，質を指導する。また，飲酒をする機会が多いので，休肝日を設けるなどの指導も重要である。

3）高齢期

（1）高齢期単独生活者の生活の特徴

高齢期における単独生活者は，非婚率や離婚率の上昇と，配偶者との死別後も子供と同居しない高齢者の増加により，上昇している。

加齢による機能低下が見られ，食事においては，味覚や嗅覚が衰えてくる。また，動作も緩慢になってくる。しかし，その衰え方は高齢期になると個人差が大きく，個人対応が必要となる。

（2）高齢期単独生活者の栄養教育

単独生活者は家族がいる場合よりも食生活の料理数が少なくなる傾向にある。とくに高齢になるとそれが顕著に現れる。個人差が大きく，栄養については，低栄養から過栄養まで幅が広い。

死別や離婚によって単独生活になった男性のための料理教室などは有効である。老人会など地域でほかの人とのかかわり，友人と食べる，あるいは子ども世帯と回数を決めて一緒に食事するなど，積極的に1人で食べない機会を多く持つことも大切である。また，身体機能の低下により買物や食事の支度などが困難な高齢者には，市町村による高齢者配食サービス事業があり，食事を配食するとともに高齢者などの安否を確認することを目的とした補助金制度がある。

2. スポーツ栄養

スポーツ栄養は，アスリートの栄養のみならず，一般人がスポーツを行う際の栄養についてもライフステージ別に考えていくことが重要である。つまり年代の特徴を把握して，栄養面のサポートをすることが大切である。また，2024（令和6）年に厚生労働省が「健康づくりのための身体活動・運動ガイド2023」を策定した。これは，健康日本21（第三次）（p.91参照）における身体活動・運動分野の取り組みの推進に資するよう「健康づくりのための身体活動基準2013」を改訂したものである。「身体活動基準2013」の策定から10年経過し，身体活動・運動に関する新たな科学的知見が蓄積されてきている。一方で，「健康日本21（第二次）最終評価」において，身体

各論 chapter2 ●生活環境別の栄養指導

目標	指標	現状値（令和元年）	目標値（令和14年度）
日常生活における歩数の増加	1日の歩数の平均値	総数 6,278歩 20歳〜64歳 男性 7,864歩 65歳以上 男性 5,396歩 20歳〜64歳 女性 6,685歩 65歳以上 女性 4,656歩	総数 7,100歩 20歳〜64歳 男性 8,000歩 65歳以上 男性 6,000歩 20歳〜64歳 女性 8,000歩 65歳以上 女性 6,000歩 （現状値×1.1）
運動習慣者※の増加 ※1回30分以上の運動を週2回以上実施し，1年以上継続している者	運動習慣者の割合	総数 28.7% 20歳〜64歳 男性 23.5% 65歳以上 男性 41.9% 20歳〜64歳 女性 16.9% 65歳以上 女性 33.9%	総数 40% 20歳〜64歳 男性 30% 65歳以上 男性 50% 20歳〜64歳 女性 30% 65歳以上 女性 50% （現状値＋10%）
運動やスポーツを習慣的に行っていないこどもの減少	1週間の総運動時間（体育授業を除く。）が60分未満の児童の割合	第2次成育医療等基本方針に合わせて設定	
「居心地が良く歩きたくなる」まちなかづくりに取り組む市町村数の増加	滞在快適性等向上区域（まちなかウォーカブル区域）を設定している市町村数	73 （令和4年12月）	100 （令和7年度）

図2-1（各論） 健康日本21（第三次）身体活動・運動分野に関する目標指標
出典）厚生労働省「健康づくりのための身体活動・運動ガイド2023」

活動・運動分野の指標である「日常生活における歩数」，「運動習慣者の割合」のいずれについても，横ばいから減少傾向であり，その考えられる要因としては，機械化・自動化の進展や移動手段の発達など，生活環境の変化による労働場面，家庭場面，移動場面における歩行機会の減少や，運動を実施するための啓発あるいは環境整備に向けた働きかけが不十分であったことなどが挙げられた。そのため，刷新されたガイドには，「歩行またはそれと同等以上の強度の身体活動を1日60分以上行うことを推奨する」などの定量的な推奨事項だけでなく，「個人差を踏まえ，強度や量を調整し，可能なものから取り組む」といった定性的な推奨事項を含んでいる。対象者別（成人，こども，

高齢者）の身体活動・運動の推奨事項および身体活動・運動に係る参考情報についてまとめるとともに，ツールとしての使いやすさ等も考慮した構成となっている。（図7-13，p.95）。

またスポーツ栄養のニーズは高まっており，「公認スポーツ栄養士」が公益社団法人日本栄養士会および公益財団法人日本体育協会の共同認定により資格化された。この資格は管理栄養士であることが必須で，スポーツのチームや団体内においてチーム医療と同様に，監督，コーチ，トレーナー，医療・科学の各専門分野のスタッフと連携し，栄養面からの専門的なサポートを行うために設けられた。

1）ライフステージ別スポーツ栄養

（1）学童期・思春期

❶学童期・思春期の生活の特徴

　この時期は学校生活を中心に地域のスポーツ少年団や部活動の形でスポーツに接する機会が多い。身体発育がいちじるしい時期であるが，第二次性徴の時期は人により差が大きい。

❷学童期・思春期の栄養教育

　食事は身体発育とスポーツによる身体活動量の増加分の補給が必要となる。この時期は学校給食の果たす役割が大きく，指導時も給食をベースに量や料理数を指導するとよい。

　基本的には主食・主菜・副菜・乳・乳製品・果物を食べることを指導する。そして，スポーツ栄養にのみこだわらず，食の基本を身につける大切な時期でもある。

　この時期は保護者や指導者に食事づくりが委ねられているので，子どもだけではなく，保護者などに指導をすることが大切になる。第二次性徴の時期により，食べる量も変わってくるので，それを視野におき，指導をする。たとえば，女性は生理による鉄需要の増加などである。

（2）成人前期

❶成人前期の生活の特徴

　この時期は，多くの場合，アスリートとしてもっとも充実した時期である。身長の成長が止まり，体重や身体組成を競技に合わせてコントロールしていくことが重要となる。就職や結婚，また女性の場合には出産などさまざまな面で生活環境に変化がみられる時期でもある。

❷成人前期の栄養教育

　この時期は，朝食欠食率が高く，朝食の食べ方や中食や外食の食べ方などを指導することも大切である。競技に見合った食事の食べ方など，保護者のみならず，配偶者にも理解してもらう必要がある。

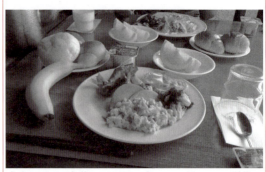

主食：パン，主菜：スクランブルエッグとハム，副菜：サラダ（温野菜と冷野菜），果物：バナナ，グレープフルーツ，乳・乳製品：ヨーグルト

図2−2（各論）　食事例（朝食）

（3）成人後期

❶成人後期の生活の特徴

　アスリートとしてピークを過ぎていることが多く，体力の衰えも感じられる。また生活習慣病や慢性疾患などの問題点を抱えている場合や，女性では更年期障害などもみられる。とくに女性の場合，閉経により変化が現れやすい。また就業内容や家族形態の変化などもみられ，生活環境に変化がみられることもある。

❷成人後期の栄養教育

　スポーツによる身体活動が減少することを考えた食事に変化させることが大切である。スポーツピーク時と同様の食事を摂取すると，肥満や生活習慣病に移行する可能性があるので，これらのことを中心とした栄養教育が必要である。

（4）高齢期

❶高齢期の生活の特徴

　アスリートとして活動することは少ない。老化に伴う身体機能の低下がみられる。個人差が大変大きい。寝たきりになった場合には，関節などをほかの人が動かし，身体機能の低下を抑制することも身体活動のひとつと考えることもできる。

各論 chapter2 ●生活環境別の栄養指導

表 2 − 1（各論）　種目特性別スポーツの例

持久力系	マラソン，駅伝，トライアスロン，水泳（長距離）など
瞬発力系	陸上短距離，柔道，レスリング，体操など
混合系	サッカー，野球，バレーボール，テニスなど球技系

❷高齢期の栄養教育

　スポーツ栄養よりむしろ，QOL を重視した栄養教育を実施することが大切な時期である。

2）スポーツの種類別

　アスリートの食事管理を実施するには，種目特性を把握する必要がある。種目特性は運動時に発揮されるパワーと持続性で持久力系，瞬発力系，混合系に分類することができる。どの種目も基本的な食事を摂取することが重要である。練習中の水分補給，練習直後の食事のとり方，補食のとり方はほぼ同じである。とくに試合に焦点をあてて，種目別特性の食事摂取の方法ができると，さらによい。ただし，個人差があるので，試合前にどのような食事を摂取したときがもっともよい結果を出せたか各人が覚えておくことも大切である（表 2 − 1（各論））。

（1）持久力系スポーツの栄養教育

　持久力系のスポーツは長時間継続した運動で，有酸素運動である。筋肉と肝臓にたくわえられているグリコーゲンと貯蔵脂肪がエネルギー源となる。運動強度が高くなると主に糖質がエネルギー源として使われるため，その主材料である炭水化物を多く摂取すること，すなわち主食をしっかりとることが大切である。糖質がエネルギー源として大量に使用される場合は，ビタミン B_1 の消耗が激しくなるので，多く摂取することが必要とな

る。また，鉄欠乏性貧血の人もみられるので，鉄の補給と鉄の吸収を補佐するビタミンCの摂取量も増やしたい。

（2）瞬発力系スポーツの栄養教育

　瞬発的にパワーを発揮する運動で，無酸素運動である。エネルギー源はクレアチンリン酸で，大量のエネルギーをすばやく供給できるが，長時間にわたっては供給できない。アスリートの多くは，筋量の維持・増進を目指している。そのため，たんぱく質量を増加させるが，むやみに増加させればよいわけではなく，体重 1 kg 当たり 2 g 程度が上限であるといわれている。炭水化物，そのほかの栄養素もバランスよく摂取することが重要である。また筋量は筋肉トレーニングを並行して行わなければ，食事だけでは増加させることはできない。

（3）混合系スポーツの栄養指導

　球技系の種目は，瞬発的に投げる，打つ，シュート，アタックなどの瞬発的にパワーを発揮する動作と，1 時間以上動き続ける持久力系の動作との両方の力を必要とする。そのため運動前には，持久力系の運動に必要となる，ごはん，パン，めんなどの炭水化物をしっかり補給しておくことが重要である。また，筋力を維持・増進するための瞬発力系スポーツに求められるポイントも重要であり，持久力・瞬発力の両方の栄養摂取を実行していかなければならない。

3. 被災地における栄養指導

　わが国は位置や地形，地質，気象などの自然的な条件により，世界全体に占める災害発生割合が国土面積に比して非常に高く，災害大国といわれている。近年，特定非常災害に指定されるような大規模な自然災害が多く発生しており，それに伴い道路交通や海上交通などの外部からのアクセス

が途絶し，物資の流通がストップするという事態が発生する。そのため，生きるために必要な「食料」までもが届かないという状態にも陥る。助かった命を繋ぐためにも，発災後から復興期に至るまでの，健康の維持・増進，および疾病予防・重症化予防に寄与するような食支援が重要な役割を果たすことになる。栄養士，管理栄養士にとって，災害時の食支援や平常時からの食料備蓄などを含めた栄養指導・教育（相談）は必要不可欠である。本節では，災害時に起こりうる食や栄養の問題と，平常時からの備えについて概説する。

1）災害時に起こる食と栄養の問題

発災直後は物資の流通がストップすることにより，外部からの食料確保が難しい状況となる。そのため，発災時からしばらくの間，各家庭や避難所の備蓄食品で生活することになる。その後，交通等の復旧にともない，徐々に避難所等に支援物資が届くようになるが，避難所ではおにぎりやパンといった穀類が過剰となり，野菜や肉類，乳製品といったほとんどの食品群が不足するといわれている。災害時は，備蓄食品の利用も含め，炭水化物の摂取が必然的に過剰となり，食事内容が偏ることが問題としてあげられる。また，水道やガス，電気などのライフラインの復旧状況も避難所の食事内容の改善に影響をおよぼしており，特にガスの復旧が主食，主菜，副菜をセットとしたバランスの取れた食事提供を可能にするといわれている。

実際の災害時の食事や栄養補給の活動の流れは，災害発生からの時間の経過（フェーズ）とともに進展し，フェーズごとの栄養補給や被災者への対応が必要となってくる（表2-2（各論））。

（1）フェーズ0～1（災害発生から72時間以内）

災害発生から72時間以内は，十分なエネルギー摂取と水分補給を優先する必要がある。野菜や果物は不足し，ビタミン類やミネラル類の十分な補給は困難な状況となる。一方，ナトリウム（食塩）については24時間以内に目標量に達するといわれており，食塩については長期にわたり過剰摂取にならないよう留意が必要である。

（2）フェーズ2～3（災害発生4日目～1か月）

市販のお弁当などの支給により，たんぱく質の摂取も可能となってくるが，衛生管理上加熱処理が必要な揚げ物が多くなる。十分なエネルギー摂取があったとしても，エネルギー産生栄養素バランスの偏りがあったり，ビタミン類やミネラル類が不足したりする可能性があるため，食事内容を改善するための対応が必要となる。

厚生労働省は，避難所における食事提供について，評価ができるよう，目標とするエネルギーおよび栄養素量の参照量を公表している（表2-3（各論））。また，対象特性に応じて配慮が必要な栄養素についても示している（表2-4（各論））。これらを参考にしながら，避難所における食事提供について評価し，被災者を支援することが必要となる。また，被災者の食事や栄養摂取状況の問題をいち早く把握し，対応することが重要である。

2）平常時からの食の備えと支援

栄養士・管理栄養士は，発災直後，人々が災害時の食生活を維持できるように，平常時から食料備蓄についての普及啓発活動も重要な役割となってくる。

家庭備蓄は1人当たり最低3日分，できれば1週間分を備蓄しておくことが望ましいといわれており，水は飲料水と調理用水を合わせて1人1日3L程度の備えが必要である。一方，乳幼児や妊婦，授乳婦，高齢者，慢性疾患，食物アレルギーをもっている人など，特別な配慮が必要な人（要配慮者）に対する特殊な食品（おかゆ，乳児用ミルク，ベビーフード，濃厚流動食，アレルギ

各論 chapter2 ●生活環境別の栄養指導

表2-2（各論） 大規模災害時における栄養・食生活支援活動について（概要図）

フェーズ		フェーズ0	フェーズ1	フェーズ2	フェーズ3
		災害発生時から24時間以内	72時間以内	4日目〜1か月	1か月以降
栄養補給		高エネルギー食品の提供 —————————→		たんぱく質不足への対応 —————————→	
				ビタミン・ミネラルの不足への対応 —————————→	
被災者への対応		主食（パン類，おにぎり）を中心	炊き出し —————————————————————→		
				弁当支給 —————————————→	
		水分補給			
		※代替食品の提供			
		・乳幼児			
		・高齢者（嚥下困難者）			
		・食事制限のある慢性疾患患者	巡回栄養相談 ——————————————————→		
		糖尿病，腎臓病，心臓病		栄養教育（食事づくりの指導等）—————————→	
		肝臓病，高血圧，アレルギー		仮設住宅入居前・入居後	
				被災住宅入居者	
場所	炊き出し	避難所	避難所，給食施設	避難所，給食施設	避難所，給食施設
	栄養相談		避難所，被災住宅	避難所，被災住宅	避難所，被災住宅，仮設住宅

表2-3（各論） 避難所における食事提供の評価・計画のための栄養の参照量
—エネルギーおよび主な栄養素について—

目的	エネルギー・栄養素	1歳以上，1人1日当たり
エネルギー摂取の過不足の回避	エネルギー	1,800〜2,200 kcal
栄養素の摂取不足の回避	たんぱく質	55 g 以上
	ビタミンB_1	0.9 mg 以上
	ビタミンB_2	1.0 mg 以上
	ビタミンC	80 mg 以上

引用：厚生労働省「避難所における食事提供に係る適切な栄養管理の実施について」2018

表2-4（各論） 避難所における食事提供の評価・計画のための栄養の参照量
—対象特性に応じて配慮が必要な栄養素について—

目的	栄養素	配慮事項
栄養素の摂取不足の回避	カルシウム	骨量が最も蓄積される思春期に十分な摂取量を確保する観点から，特に6～14歳においては，600 mg/日を目安とし，牛乳・乳製品，豆類，緑黄色野菜，小魚など多様な食品の摂取に留意すること
	ビタミンA	欠乏による成長阻害や骨及び神経系の発達抑制を回避する観点から，成長期の子ども，特に1～5歳においては，300 μg RE/日を下回らないよう主菜や副菜（緑黄色野菜）の摂取に留意すること
	鉄	月経がある場合には，十分な摂取に留意するとともに，特に貧血の既往があるなど個別の配慮を要する場合は，医師・管理栄養士等による専門的評価を受けること
生活習慣病の一次予防	ナトリウム（食塩）	高血圧の予防の観点から，成人においては，目標量（食塩相当量として，男性7.5 g未満/日，女性6.5 g未満/日）を参考に，過剰摂取を避けること

出典）厚生労働省「避難所における食事提供に係る適切な栄養管理の実施について」2016

一対応食，咀嚼・嚥下困難対応食，特別用途食品，栄養補助食品など）は，災害時には特に入手困難な状況になる可能性が高いため，2週間分ほどの家庭における十分な備蓄が必要である。発災当日に，たとえガスや電気などが使えたとしても，余震などで火や熱湯の使用が危険な状況になる可能性が高いため，調理せずにそのまま食べられる食品（レトルトのおかゆや，乾パン，肉や魚，豆などの缶詰，野菜ジュースなど）の備蓄も必要である。

<参考・引用文献>
・Tsuboyama-Kasaoka N, et al. Asia Pacific J Clinical Nutr. 23(1). 159-166, 2014
・Tsuboyama-Kasaoka N, et al. Asia Pac J Clin Nutr. 23(1):159-166, 2014
・板倉，渡邊，近藤 編，日本栄養・食糧学会監修．災害時の栄養・食糧問題，建帛社，2011
・廣内，島田，萩沼．発災後の避難所生活における栄養管理に関する研究—東日本大震災の食事画像分析から—．日本災害食学会誌，4：79-93，2017
・農林水産省：あって良かった！家庭備蓄の実践アイディア「災害時に備えた食品ストックガイド」
・農林水産省：あって良かった！家庭備蓄の実践アイディア「要配慮者のための災害時に備えた食品ストックガイド」

各論 chapter2 ●生活環境別の栄養指導

◆演習問題

以下の記述の内容が正しいものには「○」を，誤っているものには「×」を，（　　）内に記しなさい。

1．若い世代の単独生活者は，食事づくりに対して高い意欲がみられるのが特徴である。（　　）
2．単独生活者の自炊はインスタント食品などに偏りやすいので，外食を多くとるようにすすめる。（　　）
3．単身赴任者の食生活改善は，本人への指導とともに，家族の理解・協力をあおぐことも重要である。（　　）
4．調理に積極的でない1人暮らしの高齢者に対しては，無理に自炊をすすめず，配食サービスなどを利用するよう指導する。（　　）
5．学童期のスポーツ栄養では，身体発育を考慮に入れた栄養補給を行うので，スポーツによる身体活動量の増加分の補給は必要ない。（　　）
6．成人後期のスポーツ栄養では，スポーツによる身体活動が減少することを考えた食事に変化させることが大切である。（　　）
7．アスリートの食事管理を実施するときは，種目特性を考慮に入れる必要がある。（　　）
8．大規模災害発生時の食支援では，災害発生からの時間経過にともない，必要な対応が変化する。（　　）

··

◎解答

1．（×）
2．（×）
3．（×）
4．（○）
5．（×）
6．（○）
7．（○）
8．（○）

157

各論 chapter 3 疾病治療と栄養指導

〈学習のポイント〉

①疾病の治療や合併症を予防するため，食事療養が必要な患者の栄養指導を理解する。
②病状回復の促進や QOL（生活の質）の向上をめざす栄養・食生活からの支援を理解する。
③栄養・食生活と密接な関連にある疾病のハイリスク者を対象とする栄養指導を理解する。

疾病治療にかかわる栄養指導は，主として病院や診療所などの医療機関で行われている。病院に勤務する栄養士および管理栄養士が行っている栄養指導は，疾病の治療を目的として入院している患者や，外来に通院しながら在宅で療養生活を送っている患者を対象に行われている。

一般的に「栄養指導」とよばれる栄養士，管理栄養士の業務は，医療機関においては「栄養食事指導」とよばれている。これは，別に厚生労働大臣が定める特別食[*1]が必要であると医師が認めた患者に対し，管理栄養士が医師の指示に基づいて栄養指導を行った場合には，診療報酬における医学管理等あるいは在宅医療の算定が「栄養食事指導料」として算定できるからである（⇒ p.187 各論 chapter4）（表 3−1（各論））。

疾病の治療では，エネルギーや栄養成分をコントロールして調製した治療食の提供と同時に，特別治療食を必要とする患者に対する栄養食事指導が重要な役割を担っている。

近年，多くの医療機関において行われている栄養管理手法のひとつに，各種栄養成分に着目した成分別栄養管理がある。

栄養食事指導においても，各種治療食の栄養成分の特徴に着目し，「成分別栄養管理」の考え方

や手法を活用することで，栄養食事指導が行われている（図 3−1（各論））。

また，成分別栄養管理以外の特別治療食には，潰瘍食，胃術後食などがある。これは消化吸収能力の視点から易消化の治療食である。

本章では，この栄養成分管理の考え方を活用し，エネルギーコントロール食，塩分コントロール食およびたんぱく質・塩分コントロール食などに対応した栄養食事指導について，適用疾患に共通する事項と，各疾患固有の事項を併記して説明する。

1. エネルギーコントロール食対応の栄養食事指導

エネルギーコントロール食は，給与エネルギー量を一定量に維持するとともに，たんぱく質，脂質，ビタミン，ミネラルなどがバランスよく摂取できるように配慮された治療食である。また，治療食であるとともに，栄養バランスのとれた健康の保持・増進に向けた食事であるという側面をあわせ持っている。

対象者の食事摂取基準量に適応するエネルギー量を選択することで，図 3−1（各論）に示した疾患以外の栄養指導にも広く用いられている。

エネルギーコントロール食の食事基準を表 3−2（各論）に示す。

1）適応される疾患

主としてエネルギーコントロール食は，摂取エ

表3-1（各論） 厚生労働大臣の定める特別治療食

減塩食（心臓疾患など），腎臓食，肝臓食，糖尿食，胃潰瘍食（流動食を除く），貧血食，膵臓食，高度肥満症食，脂質異常症食，痛風食，低残渣食（クローン病，潰瘍性大腸炎），てんかん食，フェニールケトン尿症食，楓糖尿病食（メープルシロップ尿症食），ホモシスチン尿症食，ガラクトース血症食，治療，無菌食（無菌室管理加算算定患者のみ），特別な場合の検査食（潜血食）

注）疾病の原因，検査値などで特別食にならない場合がある。また，特別食加算と栄養食事指導料の算定とでは異なる場合がある。詳細は p.187

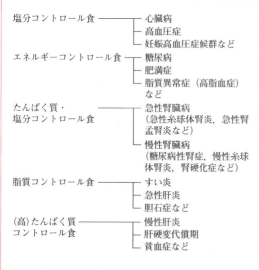

図3-1（各論） 成分別栄養管理による特別治療食の分類と適応疾患

ネルギー量を主治医からの指示量にコントロールする必要のある糖尿病や肥満症などの疾患に適用される。医療機関によっては，エネルギーコントロール食を基本として，脂質異常症・動脈硬化症（脂肪の質も対応），肥満を伴う高血圧・心疾患（虚血性心疾患：心筋梗塞，狭心症およびうっ血性心不全など。食塩制限も対応），高尿酸血症（痛風）などに対応した栄養食事指導にも展開されている。

2）エネルギーコントロール食対応の栄養食事指導における共通事項

(1) 規則正しい食習慣の確立

エネルギーコントロール食を施す必要のある栄養食事指導の対象者に特徴的な摂食行動として，以下の傾向がみられる。

・欠食習慣（とくに朝食）
・夕食偏重などのかため食い
・夜食
・早食い
・頻回の外食
・し好品（菓子類・し好飲料・アルコールなど）の摂取過多

このため，こうした食傾向を是正し，規則正しい食習慣の確立が重要となる。

表3-2（各論） エネルギーコントロール食の食事基準（例）

栄養素等 食種	エネルギー (kcal)	たんぱく質 (g)	脂質 (g)	炭水化物 (g)	食塩相当量 (g 未満)
エネ制 800	800	35	20	120	7
エネ制 1,000	1,000	40	30	140	7
エネ制 1,200	1,200	50	35	170	7
エネ制 1,400	1,400	55	40	210	7
エネ制 1,600	1,600	60	45	240	7
エネ制 1,800	1,800	65	50	260	7

この食事基準では，800 kcal から 1,800 kcal まで，200 kcal きざみに6段階の食種を設定。
出典）芦川修貮，服部富子編著『管理栄養士・栄養士になるための臨床栄養学実習 食事療養実務入門』学建書院

（2）摂取エネルギー量の適正化

　栄養指導対象者には，エネルギー量の過剰摂取を避け，標準体重を維持できる適正なエネルギー量を摂取するよう指導することが重要である。

　標準体重は，BMI（体重（kg）/身長（m）^{2}）＝22のときの体重とする。これをベースに，年齢，性別，身体活動レベルおよび体格などを考慮し，標準体重1kg当たりの摂取エネルギー量を25〜40kcalとし，適正な1日の摂取エネルギー量を決定することが多い。

　そのためまず，栄養指導対象者への生活リズムや食事内容などに関する聞き取りを行う。この調査によって，エネルギー過剰摂取につながる不規則な食生活（欠食，夕食過剰，夜食），過食，強い甘味に対するし好（菓子類・し好飲料など），ストレスなどの気晴らしの飲食（アルコールを含む），などの行動を改善する。また間食，アルコールだけでなく主食（ごはん，パン，めん類など）の摂取量が多いケースもみられるため，これらの適正量も指示する。

（3）栄養のバランスがとれた食事

　三大栄養素（炭水化物，たんぱく質，脂質）やビタミン，ミネラル，食物繊維などの各栄養素を過不足なくとるように指導する。

　栄養のバランスが悪いと，指導対象疾患の改善につながらないばかりか，動脈硬化や高血圧，腎臓病などの合併症が引き起こされる懸念がある。

　栄養素のアンバランスが生ずる背景には，以下の原因がある。

　・脂質の過剰摂取
　・動物性脂肪の過剰摂取
　・ビタミン，ミネラル不足
　・食物繊維の不足
　・砂糖の過剰摂取
　・アルコールの過剰摂取

（4）ストレスへの対応

　食事療法を実践するうえで，食事量が通常より

＊1　特別食

エネルギーや特定の栄養素の制限，あるいは付加による給与量の増減といったコントロールを行うことにより，疾病の治療に直接かかわることを目的とした治療食である。

減少することに対する不満が，ストレスとなることがある。その結果，栄養食事指導の継続が困難となる場合も多い。それには，下記のように対応する。

- 食事はよく噛んでから飲み込む（20～30回噛むことを勧める）。
- 食事に時間をかける。
- 満足感が得られる献立，調理および盛り付けの工夫をする。

(5) 満足感を得られる料理

栄養食事指導を継続して進めていくためには，食事を楽しいものにしなければならない。そこで，満足感が得られる献立，調理および盛り付けの工夫の指導が大切になる。以下に指導のポイントを示す。

- かさのある食材の利用
- 脂肪の少ない食材の利用
- 油を使用しない調理法
- 低エネルギー食品の活用
- 低エネルギー調味料の活用
- 低エネルギー料理で品数増
- 盛り付けは1人分ずつ小皿に

3）疾病別の留意点

(1) 肥満症

肥満は，過剰なエネルギーを効率的に蓄積する組織である脂肪組織に脂肪が過剰に蓄積した状態で，体格指数（BMI＝体重〔kg〕÷身長〔m²〕）が25以上を「肥満」と定義している。とくに，BMIが35以上である高度な肥満は，病態や合併する健康障害などが高度でない肥満とは異なった特徴をもつため，BMIが35以上を「高度肥満」と定義している（日本肥満学会）。

❶肥満症の区分

肥満症とは，肥満があり「肥満に起因ないし関連する健康障害」を合併するか，その合併症が予測され，医学的に減量を必要とする病態をいう。

また，内臓脂肪型肥満（ウエスト周囲長のスクリーニングにより内臓脂肪蓄積が疑われ，腹部CT検査などによって内臓脂肪面積≧100 cm²が測定される。）と診断されれば，現在健康障害を伴っていなくとも肥満症と診断される。

肥満症は，食事療法や栄養食事指導の対象となり，高度肥満症（BMI≧35）は栄養食事指導料算定対象の特別治療食となる。

肥満には，原発性肥満と二次性肥満（内分泌性肥満，遺伝性疾患，視床下部性肥満）があり，二次性肥満の治療は原因となった疾患の治療が主である。

BMI≧25で肥満と判定された者の大部分は，原発性肥満である。原発性肥満のうち，肥満，高度肥満で健康障害があるか，内臓脂肪型肥満であれば，それぞれ「肥満症」，「高度肥満症」と診断される。該当しない場合は単なる肥満，高度肥満であるが，「肥満症の診断に必要な健康障害」に記載されている11種の健康障害は，体重や内臓脂肪の増加によって発症・増悪し，減少によって改善することから，いずれも該当しない肥満および高度肥満であっても，減量は必要とされる。

❷食事療法と減量目標

食事療法の基本は，BMI 25以下に減量することではなく，体重を減らして合併する疾患を改善・解消することにある。

25≦BMI＜35の肥満症では，内臓脂肪の減少を通じてさまざまな代謝異常を改善し，動脈硬化性疾患を予防することが重要である。1～3％の減量で血清脂質（LDL-コレステロール値，HDL-コレステロール値，トリグリセリド値），HbA1c，肝機能は有意に改善し，3～5％の減量で血圧，尿酸値，空腹時血糖が有意に改善したことから，減量目標を「3～6か月で現体重の3％以上」とする（日本肥満学会編「肥満症診療ガイドライン2022」）。

減量のための食事療法の基本は，摂取エネルギ

一量の制限であり，摂取エネルギーを消費エネルギーより少なくする必要がある。

目標体重に基づき，当面の目標とする摂取エネルギー量を定める方法が用いられており，1日の目標とするエネルギー量は，25 kcal×目標体重（kg）以下〔高度肥満症では，20〜25 kcal/kg×目標体重（kg）以下〕とし，体重やウエスト周囲径の変化をモニタリングしながら，食事療法をすすめていく。

エネルギー産生栄養素の比率は，指示エネルギーのうち，炭水化物50〜65 %，たんぱく質13〜20 %，脂質20〜30 %とするのが一般的である。

当初の指示エネルギー量で減量が得られなくなった場合は，さらに低い摂取エネルギー量を再設定することを検討する。

多くの医療機関では，糖尿病患者に対応した「エネルギーコントロール食」（1,800〜1,200 kcal/日，200 kcal刻みの4段階）が活用されている。

栄養食事指導の際に用いる食品構成は，糖尿病食に準じたものでよい（表3-3（各論））。

❸「高度肥満症」の食事療法

高度肥満症では，減量目標を現体重の5〜10 %以上に設定している。高度肥満症は健康障害が顕著なことに加え，食事療法，運動療法，行動療法に抵抗性があり，薬物療法や外科手術も選択肢として考慮する必要があるといわれている。

治療目標として，1日の摂取エネルギー量を20〜25 kcal/kg×目標体重/日以下とし，低エネルギー食（LCD，1,000〜800 kcal/日）を開始していく。高度肥満症では，低エネルギー食（LCD）で十分な減量が得られない場合は，超低エネルギー食（VLCD，600 kcal/日以下）の導入を検討する。

1,000 kcal/日の食事療法では，炭水化物を最低量（100〜120 g/日）確保すると，たんぱく質は50 g/日程度となり，たんぱく質栄養状態の低下や除脂肪組織の減少がみられることがある。ま

表3-3（各論）　肥満症食事療法の分類

分類	名称	摂取エネルギー （kcal/日）
エネルギー コントロール食	18	1,800
	16	1,600
	14	1,400
	12	1,200
低エネルギー食	10	1,000
超低エネルギー食	VLCD	≦600

肥満症（25≦BMI<30）では25 kcal/kg標準体重を，高度肥満症（BMI≧35）では20 kcal/kg標準体重をそれぞれ摂取エネルギーの目安にする。その際，標準体重（kg）＝身長（m)^2×22で算出する。
1,000 kcal未満の治療食では別途たんぱく質，ビタミン，ミネラルを補填する。これらを配慮した超低エネルギー食，ないしはリバウンドに注意しフォーミュラ食を利用する。

た，ビタミン，ミネラルも十分でないことから，たんぱく質補助食品やビタミン，ミネラルの補足が必要になると考えられる。医学的に安全性が検証され，必要なたんぱく質，ビタミン，ミネラル，微量元素を含んだフォーミュラ食[*2]を食事療法の補助として使用することが有用である。

超低エネルギー食（VLCD，600 kcal/日以下）は，基礎代謝量にも満たないエネルギー量であることから，入院管理下で実施する必要があり，フォーミュラ食が利用される。フォーミュラ食（約180 kcal/袋）は，糖質と脂質が少なく，たんぱく質を主原料とし（約25 g/袋），炭水化物と脂質を極力少なくし，必要なビタミン，ミネラルを配合した規格食品である。急速な減量が必要な際に利用され，継続期間は1〜3週間が一般的である。VLCDが禁忌の症例を表3-4（各論）に示す。

❹面接には十分な時間を

肥満症の患者は，食生活をはじめとする生活習慣に問題があることが多い。そのため，望ましい食・生活習慣に改善しなければ，一時的に体重が

● 肥満に起因ないし関連する健康障害（I）

・肥満症の診断に必要な健康障害
① 耐糖能障害（2型糖尿病・耐糖能異常など）
② 脂質異常症
③ 高血圧
④ 高尿酸血症・痛風
⑤ 冠動脈疾患
⑥ 脳梗塞：一過性脳虚血発作
⑦ 非アルコール性脂肪性肝疾患
⑧ 月経異常・女性不妊
⑨ 閉塞性睡眠時無呼吸症候群・肥満低換気症候群
⑩ 運動器疾患（変形性関節症：膝関節・股関節・手指関節，変形性脊椎症）
⑪ 肥満関連腎臓病

出典：日本肥満学会編「肥満症診療ガイドライン2022」

● 肥満に起因ないし関連する健康障害（II）

・肥満症の診断には含めないが，肥満に関連する健康障害
① 悪性疾患：大腸がん・食道がん（腺がん）・子宮体がん・膵臓がん・腎臓がん・乳がん・肝臓がん
② 胆石症
③ 静脈血栓症・肺塞栓症
④ 気管支喘息
⑤ 皮膚疾患：黒色皮膚腫や摩擦疹など
⑥ 男性不妊
⑦ 胃食道逆流症
⑧ 精神疾患

出典：日本肥満学会編「肥満症診療ガイドライン2022」

表3-4（各論）　VLCD の禁忌

1. 心筋梗塞，脳梗塞発症時および直後
2. 重症不整脈およびその既往
3. 肝不全，重篤な肝・腎障害
4. 1型糖尿病
5. 全身性消耗症
6. 妊娠および授乳中の女性

減少しても，リバウンドが多い。これまでの誤った食習慣を改善し，正しい食習慣の定着化を図る必要があるので，栄養食事指導にあたっては，十分な時間をとった面接を行うことが大切である。

❺行動療法[*3]を取り入れた指導

肥満症患者は，いったん減量目標を達成し，健康障害の改善がみられても，リバウンドしやすく，悪化しやすいといわれる。減量の達成やリバウンドの防止には，生活改善に向けた行動変容を促す行動療法が有効である。

（2）糖尿病

糖尿病は「インスリンの作用や分泌の絶対的あるいは相対的欠乏による高血糖と炭水化物・脂質・たんぱく質代謝障害に特徴づけられる疾患」（WHO，1994）である。

高血糖が長期間続くと細小血管が障害を受け，糖尿病網膜症，糖尿病腎症，糖尿病神経障害（三大合併症）が起こる。また，大血管の動脈硬化症により心筋梗塞や脳梗塞などが起こる。

1型糖尿病は，インスリンを分泌する膵（すい）臓のβ細胞が崩壊し，インスリンの絶対的欠乏にいたるため，通常インスリン療法が不可欠である。

2型糖尿病は，生活習慣病として近年増加がいちじるしい。インスリン作用の低下（インスリン抵抗性）およびインスリン分泌低下が発病に関連している。遺伝的素因に環境因子（過食，運動不足，肥満，ストレスなど）が加わることで発症するといわれている。

各論 chapter3 ●疾病治療と栄養指導

そのほか，遺伝子異常によるもの，疾患に合併するもの（二次性糖尿病），妊娠糖尿病がある。

糖尿病治療の目的は，合併症の発症や進展を防止し，できるだけ血糖値を正常化し，通常の社会活動を可能にすることにある。食事療法，運動療法，薬物療法が行われるが，食事療法はすべてのタイプにおいて治療の基本となっている。

糖尿病患者では，生涯，自己管理のもとで糖尿病の治療が行われることから，栄養食事指導においても集団栄養食事指導（「糖尿病教室」など），教育入院，入院時・入院中の栄養食事指導，外来診療日に合わせた個別栄養食事指導などを有機的に結びつけた指導が必要である。

以下に指導の際のポイントを示す。

（ⅰ）指示エネルギー量の確認

患者の年齢，肥満度，身体活動量などにより，エネルギー摂取量は異なる。

日本糖尿病学会が公表している「糖尿病治療ガイド 2022-2023」における治療開始時の目安とするエネルギー摂取量の算出方法は，

　　エネルギー摂取量
　　　＝目標体重×エネルギー係数

で求める。

肥満者の場合は，まず3％の体重減少を目指す。その後，体重の増減，血糖コントロールを勘案し設定を見直す。

【目標体重（kg）の目安】

総死亡が最も低い BMI は年齢によって異なり，一定の幅があることを考慮し，以下の式から算出する。

　　65 歳未満　　　　　　：〔身長（m）〕^{2} × 22
　　前期高齢者（65〜74 歳）：
　　　　　　　　〔身長（m）〕^{2} × 22〜25
　　後期高齢者（75 歳以上）：
　　　　　　　　〔身長（m）〕^{2} × 22〜25[4]

（ⅱ）栄養素の構成

一般的には，指示エネルギー量の 40〜60％を

＊2　フォーミュラ食

1 日 600 kcal 以下という超低エネルギー療法を行う際に用いられる人工的な調合食品。エネルギー源となる炭水化物と脂質を極力減らし，たんぱく質は 60〜70 g/日，ビタミン類，ミネラルは確保されている。

＊3　行動療法

体重や腹囲の記録，食事内容などの記録を通して，生活活動を振り返り，肥満につながる食行動をチェックし，実行可能な部分から改善を図る。

＊4　後期高齢者の目標体重

75 歳以上の後期高齢者では現体重に基づき，フレイル，（基本的）ADL 低下，合併症，体組成，身長の短縮，接触状況や代謝状態の評価を踏まえ，適宜判断する。

表3-5（各論） エネルギー係数の目安

日本糖尿病学会「糖尿病治療ガイド2022-2023」におけるエネルギー摂取量の算出に用いるエネルギー係数は、次のとおりである。

身体活動レベル	身体活動量の目安 （kcal/kg 目標体重）
軽労作（大部分が座位の静的活動）	25～30
普通の労作（座位中心だが通勤・家事の軽い労働を含む）	30～35
重い労作（力仕事、活発な運動習慣がある）	35～

炭水化物から摂取し、さらに食物繊維が豊富な食物を選択する。たんぱく質は、20％までとする。残りのエネルギー量を脂質でとるが、25％を超える場合は、飽和脂肪酸を減らすなど、脂肪の質に配慮する。

炭水化物、たんぱく質、脂質、ビタミン、ミネラルなど各栄養素が、必要量摂取できるよう配慮する。

(ⅲ)「糖尿病食事療法のための食品交換表　第7版」の活用

食品の選択に際し、「糖尿病食事療法のための食品交換表　第7版」を使用すると、炭水化物割合が50～60％であれば、一定の指示エネルギー量を守りながらバラエティーに富んだ食品を選ぶことができる。

表3-6（各論）　食品交換表に基づくエネルギーコントロール食「指示単位配分（例）」（炭水化物60％）

表	食品群	指示エネルギー 単位	1,200 kcal 15	1,280 kcal 16	1,440 kcal 18	1,520 kcal 19	1,600 kcal 20	1,680 kcal 21	1,760 kcal 22
表1	ごはん いも類		7	8	9	9	10	11	11
表2	果実類		1	1	1	1	1	1	1
表3	魚介類 大豆 卵 チーズ 肉類		2.5	2.5	3.5	4.5	4.5	4.5	5
表4	牛乳		1.5	1.5	1.5	1.5	1.5	1.5	1.5
表5	油脂類		1	1	1	1	1	1	1.5
表6	野菜類 （きのこ、海藻、こんにゃく）		1.2	1.2	1.2	1.2	1.2	1.2	1.2
調味料	みそ、みりん、砂糖など		0.8	0.8	0.8	0.8	0.8	0.8	0.8

出典）芦川修貳、服部富子編集『管理栄養士・栄養士になるための臨床栄養学実習　食事療養実務入門』学建書院

（ⅳ）腹八分目とし，食品の種類はできるだけ多くする。高齢糖尿病患者では，フレイル・サルコペニアの予防のため，十分なたんぱく質摂取を心がける。

（ⅴ）朝食・昼食・夕食を規則正しくとる。

（ⅵ）食物繊維を多く含む食品（野菜，海藻，きのこなど）をとる。

（ⅶ）食塩の適正摂取を心掛ける。

（ⅷ）GI[*5]，カーボカウント[*6]を参考にする

（ⅸ）運動療法

（3）脂質異常症

動脈硬化を引き起こす危険因子には，脂質異常症，メタボリックシンドローム，高血圧，高血糖などがある。

脂質異常症とは，高LDL[*7]コレステロール血症，高トリグリセライド[*8]（TG）血症，低HDL[*9]コレステロール血症のうち，少なくとも一つを満たす病態をいう。脂質異常症は，空腹時の採血により，診断される。診断基準を表3-7（各論）に示す。

脂質異常症は，自覚症状がないことが多く，長期間続くと，冠動脈や脳血管の疾患，とりわけ冠動脈硬化による虚血性心疾患（狭心症，心筋梗塞など）を引き起こすといわれる。虚血性心疾患の発症は，LDLコレステロール，総コレステロール，non-HDLコレステロール，トリグリセライドが高いほど，またHDLコレステロールが低いほど冠動脈疾患の発症率が高いことが認められている。

「動脈硬化性疾患予防ガイドライン（2022年版）」では，動脈硬化性疾患予防の根幹は，生活習慣の改善であり，①禁煙，②体重管理，③食事管理，④身体活動・運動，⑤飲酒を挙げている（表3-8（各論）参照）。

禁煙は，動脈硬化性疾患の原因の中で最も介入が必要な因子であり，性別を問わずすべての年齢層に対して禁煙を勧めるべきであるとしている。

＊5　GI（グリセミック・インデックス）

食品摂取後の血糖上昇の程度を示す指標。50ｇのブドウ糖摂取後2時間の血糖曲線下部分の面積を100としたとき，同量の炭水化物を含む食品により求めた面積の割合を係数化したもの。GIが小さいと吸収が遅く，血糖上昇が少ないといわれる。

＊6　カーボカウント

食後血糖上昇にかかわりの大きい炭水化物量を計算し，炭水化物量と血糖値から自分でインスリン量を変更して血糖管理をしていく方法。近年，日本でもインスリン治療を行っている患者に活用されはじめている。

＊7　LDL（Low Density Lipoprotein）

コレステロールが多いリポ蛋白で，コレステロールを全身に運ぶ。増えすぎると動脈硬化を促進する。

＊8　トリグリセライド（TG，中性脂肪）

砂糖などの糖質や炭水化物，動物性脂肪などを原料として，肝臓でつくられる血中脂質。余分なものは皮下や内臓の周囲に「体脂肪」として蓄えられる。

＊9　HDL（High Density Lipoprotein）

コレステロールが少ないリポ蛋白で，脂肪壁の余分なコレステロールを肝臓に戻す。動脈硬化を防ぐように作用する。

表3-7（各論） 脂質異常症診断基準（空腹時採血*）

LDL コレステロール	140 mg/dL 以上	高 LDL コレステロール血症
	120～139 mg/dL	境界域高 LDL コレステロール血症**
HDL コレステロール	40 mg/dL 未満	低 HDL コレステロール血症
トリグリセライド	150 mg/dL 以上（空腹時採血*）	高トリグリセライド血症
	175 mg/dL 以上（随時採血*）	
Non-HDL コレステロール	170 mg/dL 以上	高 non-HDL コレステロール血症
	150～169 mg/dL	境界域高 non-HDL コレステロール血症**

*　基本的に 10 時間以上の絶食を「空腹時」とする。ただし水やお茶などカロリーのない水分の摂取は可とする。空腹時が確認できない場合は「随時」とする。

**　スクリーニングで境界域高 LDL-C 血症，境界域高 non-LDL-C 血症を示した場合は，高リスク病態がないか検討し，治療の必要性を考慮する。

- LDL-C は Friedewald 式（TC－HDL－TG/5）で計算する（ただし空腹時採血の場合のみ）。または直接法で求める。
- TG が 400 mg/dL 以上や随時採血の場合は non-LDL-C（＝TC－HDL-C）か LDL-C 直接法を使用する。ただしスクリーニングで non-HLDL-C を用いる時は，高 TG 血症を伴わない場合は LDL-C との差が＋30 mg/dL より小さくなる可能性を念頭においてリスクを評価する。
- TG の基準値は空腹時採血と随時採血により異なる。
- HDL-C は単独では薬物介入の対象とはならない。

出典）日本動脈硬化学会編「動脈硬化性疾患予防ガイドライン 2022 年版」

表3-8（各論） 動脈硬化性疾患予防のための生活習慣の改善

喫煙	禁煙は必須。受動喫煙を防止。
体重管理	定期的に体重を管理する。BMI＜25 であれば適正体重を維持する。BMI≧25 の場合は，摂取エネルギーを消費エネルギーでより少なくし，体重減少を図る。
食事管理	適切なエネルギー量と三大栄養素（たんぱく質，脂質，炭水化物）およびミネラルをバランスよく摂取する。飽和脂肪酸やコレステロールを過剰に摂取しない。トランス脂肪酸の摂取を控える。n-3 系多価不飽和脂肪酸の摂取を増やす。食物繊維の摂取を増やす。減塩し，食塩は 6 g/日未満を目指す。
身体活動・運動	中等度以上*の有酸素運動を中心に，習慣的に行う（毎日合計 30 分以上を目標）。日常生活の中で座位行動**を減らし，活動的な生活を送るようにする。有酸素運動の他にレジスタンス運動や柔軟運動も実施することが望ましい。
飲酒	アルコールは，エタノール換算で 1 日 25 g***以内にとどめる。休肝日を設ける。

*　中等度以上とは，3 Mets 以上の強度を意味する。Mets は安静時代謝の何倍に相当するかを示す活動強度の単位。

**　座位行動とは，座位および臥位におけるエネルギー消費量が 1.5 Mets 以下の全ての覚醒行動。

***　およそ日本酒 1 合，ビール中瓶 1 本，焼酎半合，ウイスキー・ブランデーダブル 1 杯，ワイン 2 杯に相当する。

出典）日本動脈硬化学会編「動脈硬化性疾患予防ガイドライン（2022 年版)」

動脈硬化性疾患予防のための食事療法では，

（ⅰ）過食に注意し，適正な体重を維持する

（ⅱ）肉の脂身，動物脂，加工肉，鶏卵の大量摂取を控える

（ⅲ）魚の摂取を増やし，低脂肪乳製品を摂取する

（ⅳ）未精製穀類，緑黄色野菜を含めた野菜，海藻，大豆および大豆製品，ナッツ類の摂取を増やす

（ⅴ）糖質含有量の少ない果物を適度に摂取し，果糖を含む食品の大量摂取を控える

（ⅵ）アルコールの過剰摂取を控え，25 g/日以下に抑える

（ⅶ）食塩摂取量は，6 g/日未満を目標とする

の7項目が示されている（表3−9（各論）参照）。

　食生活の是正は治療の基本であるが，患者の病態やライフスタイルは個々に異なることから，減塩をあわせた日本食をもとに，食事内容を考え提案していくことが大切であるとしている。

　脂質異常症の危険因子として，高 LDL−コレステロール血症，高トリグリセライド血症，高カイロミクロン血症，低 HDL コレステロール血症，メタボリックシンドローム，高血圧，糖尿病があげられている。

①高 LDL−コレステロール血症と食事

・総エネルギー摂取量の適正化。

・飽和脂肪酸は，エネルギー比率7％未満。

・コレステロールの摂取は，200 mg/日未満に制限する。

②高トリグリセライド血症と食事

・適正体重の維持または目指すように総エネルギー摂取量を考慮する。

・炭水化物エネルギー比率は50〜60％の範囲内でやや低めに設定する。

・アルコールの過剰摂取を制限する。

・果物や果糖含有加工食品の過剰摂取に注意する（トリグリセライドを上昇させる可能性が

表3−9（各論）　動脈硬化性疾患予防のための食事療法
1. 過食に注意し，適正な体重を維持する
● 総エネルギー摂取量（kcal/日）は，一般に目標とする 体重（kg）＊×身体活動量（軽い労作で 25〜30，普通の労作で 30〜35，重い労作で 35〜）を目指す
2. 肉の脂身，動物脂，加工肉，鶏卵の大量摂取を控える 3. 魚の摂取を増やし，低脂肪乳製品を摂取する
● 脂質エネルギー比率を 20〜25％，飽和脂肪酸エネルギー比率を 7％未満，コレステロール摂取量を 200 mg/日未満に抑える ● n-3系多価不飽和脂肪酸の摂取を増やす ● トランス脂肪酸の摂取を控える
4. 未精製穀類，緑黄色野菜を含めた野菜，海藻，大豆および大豆製品，ナッツ類の摂取を増やす。
● 炭水化物エネルギー比率を 50〜60％とし，食物繊維は 25 g/日以上の摂取を目標とする
5. 糖質含有量の少ない果物を適度に摂取し，果糖を含む食品の大量摂取を控える。
6. アルコールの過剰摂取を控え，25 g/日以下に抑える
7. 食塩の摂取量は，6 g/日未満を目標とする

＊18歳から49歳：〔身長（m）〕² × 18.5〜24.9 kg/m²，
50歳から64歳：〔身長（m）〕² × 20.0〜24.9 kg/m²，
65歳以上：〔身長（m）〕² × 18.5〜24.9 kg/m² とする
出典）日本動脈硬化学会編「動脈硬化性疾患予防ガイドライン（2022年版）」

ある）。

・n-3系多価不飽和脂肪酸の摂取量を増やす。

③高カイロミクロン血症と食事

・厳格な脂質制限（脂質エネルギー比率15％以下）とし，中鎖脂肪酸を主として用いる。

・運動療法の併用が効果的である。

④低 HDL−コレステロール血症と食事

・適正体重の維持または目指すように総エネルギー摂取量を考慮する。

・炭水化物エネルギー比率をやや低めに設定す

る。

・トランス脂肪酸を減らす。

・運動療法の併用が効果的である。

⑤メタボリックシンドロームと食事

・総エネルギー摂取量の適正化（現在の体重から3％以上の減少を3～6か月間で達成することを目標とする）。

🔴 トランス脂肪酸

　トランス脂肪酸には，天然の食品（牛肉，羊肉，牛乳・乳製品）中に含まれるものと，油脂を加工・精製する工程でできるものとがある。

　常温で液体の植物油や魚油から半固体，または固体の油脂を製造する加工技術の1つである「水素添加」によって，トランス脂肪酸が生成する場合がある。部分的に水素添加した油脂を用いて作られたマーガリン，ファットスプレッド，ショートニングや，それらを原材料に使ったパン，ケーキ，ドーナツなどの洋菓子，揚げ物などにトランス脂肪酸が含まれているものがある。また，植物や魚からとった油を精製する工程でも，油に含まれている不飽和脂肪酸からトランス脂肪酸ができることがある。

　トランス脂肪酸については，食品からとる必要がないと考えられており，日常的にトランス脂肪酸を多く摂りすぎている場合には，少ない場合と比較して心臓病のリスクが高まることが示されている。

　食品安全委員会は，2012（平成24）年3月に，食品に含まれるトランス脂肪酸の健康影響評価（リスク評価）の結果を公表し，日本人のトランス脂肪酸の平均的な摂取量を，平均総エネルギー摂取量の約0.3％と推定しており，「日本人の大多数がエネルギー比1％未満であり，また，健康への影響を評価できるレベルを下回っていることから，通常の食生活では健康への影響は小さいと考えられる」と結論した。

参考資料：農林水産省「すぐにわかるトランス脂肪
　　　　　酸」（2024.11.5更新）

・総エネルギー摂取量の50～60％を糖質とする。

・運動療法の併用が効果的である（体重・体脂肪，血清脂質，血圧の改善が認められる）。

⑥高血圧と食事

・減塩（6g/日未満）を強化する。

・野菜，果物を積極的に摂取する。

・飽和脂肪酸やコレステロールの摂取を控える。

・多価不飽和脂肪酸や低脂肪乳製品を積極的に摂取する。

・適正体重を維持し，運動を行う。

・過度なアルコールは血圧を上昇させるので制限する。

⑦糖尿病と食事

・体重にみあう総エネルギー摂取量を設定する（目標体重は，年齢・性別・病態によって異なるので個別化を図る）。

・エネルギー構成比率は，炭水化物を50～60％エネルギー，たんぱく質20％エネルギー以下を目安とする。残りを脂質とするが，脂質が25％エネルギーを超える場合は脂肪酸の構成に配慮する。

・食物繊維は25g/日以上の摂取を目標とする。

・規則的に3食をよく噛んで時間をかけて摂取する。

（4）高尿酸血症（痛風）

　高尿酸血症は，プリン体の代謝異常により，性別，年齢を問わず血中尿酸値が7.0mg/dLを超えたものと定義され，尿酸増加の成因により，①尿酸産生過剰型，②尿酸排泄低下型，③腎外排泄低下型，④混合型の4タイプがある。高尿酸血症が持続すると，関節内に尿酸塩結晶が析出し，急性関節炎が起こった状態が痛風発作である。

　高尿酸血症の食事療法の基本は，①体重の適正化（肥満の解消），②プリン体の摂取量の制限，③アルコール摂取の制限，④果糖の摂取制限，⑤尿酸の体外排泄の促進である。

❶適正なエネルギー量の摂取

肥満，特に内臓脂肪の蓄積は，血清尿酸値と正の相関関係，尿酸クリアランスとは負の相関関係が示されている。体重減少に伴い尿酸クリアランスが増加し，血清尿酸値が低下することから，適正エネルギーの摂取による体重のコントロールが食事療法の基本である（⇒ p.159「エネルギーコントロール食」）。

❷プリン体の過剰摂取を制限

食事中に含まれるプリン体の過剰摂取は，血清尿酸値を上昇させ，痛風リスクを高めることから，摂りすぎないように指導する。

「高尿酸血症・痛風の治療ガイドライン第3版」では，1日のプリン体摂取量の目安を400 mg以内としている。高プリン体食品（食品100 g当たりプリン体を200 mg以上を含む食品）の摂取を極力控えるように指導する。

プリン体は，細胞の核に存在する核酸の主成分として存在するため，ほとんどの食品に含まれ，一般的に細胞数の多い食品には多く含まれている。また，芽や根の先などの細胞分裂の盛んな組織では，プリン体であるDNA量が増加していると考えられるため，一部の野菜や健康食品などにも多く含まれているものがある。各食品のプリン体含有量を表3−10（各論）に示す。

❸アルコール摂取量を控える

アルコールは，体内で代謝される際に肝臓でATPを消費し，過剰摂取では肝臓の代謝時に内因性プリン分解を亢進することにより血清尿酸値を上昇させ，尿酸排泄を抑制すると考えられていることから，制限する。酵母，麦芽由来のプリン体を多く含むビールや地ビールは，蒸留酒やワインよりも血清尿酸値を上昇させる。アルコール摂取の目安量は，1日当たり，日本酒1合，ビール350〜500 mL（販売元により異なる），ウイスキー60 mLである。

表3−10（各論） 食品のプリン体含有量（100 g当たり）

極めて多い（300 mg〜）	鶏レバー，干物（まいわし），白子（いさき，ふぐ，たら），あんこう（肝酒蒸し），たちうお，健康食品（DNA/RNA，ビール酵母，クロレラ，スピルリナ，ローヤルゼリー）など
多い（200〜300 mg）	豚レバー，牛レバー，かつお，まいわし，大正えび，おきあみ，干物（まあじ，さんま）など
中程度（100〜200 mg）	肉（豚・牛・鶏）類の多くの部位や魚類などほうれんそう（芽），ブロッコリースプラウト
少ない（50〜100 mg）	肉類の一部（豚・牛・羊），魚類の一部，加工肉類などほうれんそう（葉），カリフラワー
極めて少ない（〜50 mg）	野菜類全般，米などの穀類，卵（鶏・うずら），乳製品，豆類，きのこ類，豆腐，加工食品など

出典）日本痛風・尿酸核酸学会「高尿酸血症・痛風の治療ガイドライン第3版」p.142，診断と治療社，2018年

❹果糖の過剰摂取を控える

果糖（ショ糖〈砂糖〉の構成成分），キシリトールは，代謝される際にプリン体分解を亢進し，血清尿酸値を上昇させることから，果糖を多く含む甘味飲料や果物ジュースの摂取は控える。

❺十分な水分摂取を勧める

尿酸の尿中飽和度を減少させるためには，十分な水分摂取量が推奨されている。1日の尿量を2,000 mL以上確保する。とくに，痛風の合併症である尿路結石の予防には，尿のアルカリ化と飲水が有効である。

（5）過栄養性の脂肪肝

脂肪肝とは，肝重量の5％以上が脂肪（主に中性脂肪）で占められた状態をいう。

栄養食事指導とかかわりが深い脂肪肝には，過

栄養性，アルコール性および糖尿病性の脂肪肝があり，低栄養に伴う脂肪肝もみられる。

近年，非アルコール性脂肪性肝疾患（NAFLD）[*10]の概念が提唱され，メタボリックシンドロームの肝臓での表現形として注目されている。非アルコール性脂肪性肝疾患の一部は，非アルコール性脂肪肝炎（NASH）から肝硬変に移行する場合があるといわれている。

❶過栄養性の脂肪肝

肝臓での脂肪合成が過剰となって発生するため，炭水化物，脂質の摂取を控える。脂肪肝は慢性肝炎，肝硬変に移行することがあるので，エネルギーコントロール食対応の栄養指導を行う（⇒ p.159「エネルギーコントロール食」）。

❷アルコール性脂肪肝

アルコールが原因の場合は禁酒する。

2. 塩分コントロール食対応の 栄養食事指導

塩分コントロール食のエネルギー量，たんぱく質，脂質および炭水化物の食事基準は，一般食に準拠したものでよいが，食塩相当量（ナトリウム）

は主治医からの指示により「6 g 未満」「5 g 未満」および「3 g 未満」などに制限されている。

肥満傾向の患者では，塩分コントロール食とエネルギーコントロール食を重複させたエネルギー・塩分コントロール食が提供されている。

塩分コントロール食の食塩相当量を低値にコントロールするための献立作成上の注意点は，栄養食事指導の内容にもつながる。

塩分コントロール食の食事基準（例）を表3-11（各論）に示す。

1）塩分コントロール食の適応疾患

食塩相当量を低値にコントロールした治療食は，本態性高血圧症，虚血性心疾患（心筋梗塞や狭心症），うっ血性心不全および妊娠高血圧症候群などに適応する。

2）塩分コントロール食の栄養食事指導の 共通事項

2023（令和5）年における，日本人の成人一人1日当たり食塩摂取量の平均値は9.8 gであり，男性10.7 g，女性9.1 gとなっており，この10年間でみると，男女とも有意な減少はみられない（令和5年国民健康・栄養調査）。これに対して，

表3-11（各論） 塩分コントロール食の食事基準（例）

食種 栄養素等		エネルギー (kcal)	たんぱく質 (g)	脂 質 (g)	炭水化物 (g)	食塩相当量 (g) 未満
塩制Ⅰ度	常 食	1,600	65	40	250	5または6
	かゆ食	1,500	65	40	220	5または6
塩制Ⅱ度	常 食	1,900	70	45	300	5または6
	かゆ食	1,600	65	40	250	5または6

■この食事基準では，エネルギーおよびたんぱく質の基準に対応して，「塩制 Ⅰ度」と「塩制 Ⅱ度」の2段階を設定した。
また，主食の形態に対応するために，それぞれ「常食」および「かゆ（全がゆ）食」の別に食事基準を設定してある。
出典）芦川修貮，服部富子編集『管理栄養士・栄養士になるための臨床栄養学実習 食事療養実務入門』学建書院

「日本人の食事摂取基準（2020年版）」では，1日当たりの食塩摂取量の目標量は成人男性7.5g/日未満，女性6.5g未満となっている。

2019（令和元）年の時点で，日本人の食塩摂取量の内訳は，しょうゆ，みそ，食塩などの調味料からが約66％，加工食品（漬物，魚介加工品，肉加工品，小麦加工品など）からが約33％となっていた。

また調味料では，しょうゆが最も多く，次いで食塩，みそとなっていた。

塩分コントロール食対応の栄養食事指導の際は，対象者の食塩摂取の内訳を把握したうえで，以下のポイントを押さえながら指導を行う。

● 加工食品の利用を極力減らす。
　現在，加工食品の栄養成分表示は，従来のナトリウム表示から「食塩相当量」での表示が義務付けられている。栄養表示の確認についても指導する。
● 汁物の摂取量を減らす。
　1日2杯の場合は1杯に減らすことで，食塩は1日1.5～2g程度減らすことができる。
● しょうゆからの食塩を減らす。
　減塩しょうゆの活用や，かけしょうゆの1日量を決める。
● めん類の汁はできるだけ飲まない。
● 塩分控え目料理の調理のコツを指導する。

3）疾病別の留意点

（1）高血圧症

日本高血圧学会では，「高血圧治療ガイドライン2019」において，生活習慣の修正項目とその目標を提示している。生活習慣修正の各項目単独での降圧効果は大きくないが，複合的な修正により大きな効果が期待できるといわれている。表3－12（各論）に生活習慣の修正項目を示す。

（2）動脈硬化症

動脈硬化症の栄養食事指導では，「動脈硬化性

＊10　非アルコール性脂肪性肝疾患
大量のアルコール摂取が原因である脂肪肝とは異なり，過食，運動不足，肥満などが原因で肝細胞に炎症，線維化がみられ，肝障害を発症した状態。肝硬変や肝がんに進行する例もあることが判明している。

表3-12（各論） 日本高血圧学会による「生活習慣修正項目」

1	食塩制限：6 g/日未満
2	野菜・果物の積極的摂取* 飽和脂肪酸，コレステロールの摂取を控える 多価不飽和脂肪酸，低脂肪乳製品の積極的摂取
3	適正体重の維持： BMI（体重［kg］÷身長［m］²）25未満
4	運動療法： 軽強度の有酸素運動（動的および静的筋肉負荷運動）を毎日30分，または180分/週以上おこなう
5	節酒：エタノールとして 男性20〜30 mL/日以下，女性10〜20 mL/日以下に制限する
6	禁煙

生活習慣の複合的な修正はより効果的である
＊ カリウム制限が必要な腎障害患者では，野菜・果物の積極的摂取は推奨しない
　肥満や糖尿病患者などエネルギー制限が必要な患者における果物の摂取は80 kcal/日程度にとどめる
出典）日本高血圧学会高血圧治療ガイド作成委員会編「高血圧治療ガイドライン2019」．ライフサイエンス出版，p.64，表4-1より作図

疾患予防のための食事指導」（日本動脈硬化学会：「動脈硬化性疾患予防ガイドライン2020年版」）を参考に指導をすすめる（表3-9（各論））。

（3）虚血性心疾患

虚血性心疾患（狭心症，心筋梗塞など）の栄養食事指導の基本は以下のとおりである。

①虚血性心疾患は，冠動脈硬化が原因となっているので，動脈硬化の進展を防ぎ，再発を予防することである。動脈硬化を増悪させるような食生活や生活習慣を是正する（⇒「動脈硬化症」）。

②食塩摂取量は1日当たり6 g程度が目安となる。（⇒「塩分コントロール食の栄養食事指導の共通事項」）。

③心臓に負担をかけないよう，エネルギー摂取過剰にならないように指導する。肥満者は徐々に減量する（⇒p.160「エネルギーコントロール食対応の栄養食事指導における共通事項」）。

④冠動脈における血栓の形成を防止する抗血液凝固薬（ワルファリンなど）を服用している場合，薬効を減弱するビタミンKの摂取を抑制する。ビタミンKを多く含む食品には納豆，ほうれんそう，ブロッコリー，クロレラ，青汁などがある。

⑤降圧薬，狭心症治療薬あるいは抗不整脈薬などとしてカルシウム拮抗薬を服用している場合には，薬の効果が増強されることがあるので，グレープフルーツを控える。

（4）うっ血性心不全

うっ血性心不全とは，心臓のポンプとしての機能が障害され，身体から戻ってくる血液を心臓が全身の臓器に十分に送れない状態をいう。組織の血流不足による症状（疲れやすい）や，組織・間質や肺に血液がうっ滞することによる症状（息切れ，浮腫など）が出現する。

危険因子としては，虚血性心疾患，心筋症，心筋炎，高血圧などがあげられ，比較的高齢の患者が多い。

栄養食事指導の基本は，以下のとおりである。

①心臓への負担を軽減しながら，栄養状態の改善を図る。食事摂取量が減少し栄養状態が低下，かつエネルギー消費量が亢進している場合が多い。一度に多くの食事を摂取すると心臓に負担がかかるため，少量頻回食とし必要な栄養量を確保する。

②肥満がみられる場合には，減量のための栄養指導を行う（⇒p.159「エネルギーコントロール食対応の栄養食事指導」）。

③食塩は制限する。心拍出量の低下に伴い，腎の循環血液量も減少する。尿量が低下するため，食塩摂取量が多いと，水分やナトリウムは体内に貯留する。腎機能や浮腫の程度により食塩の

各論 chapter3 ●疾病治療と栄養指導

指示量は異なるが，食塩制限は重要である
（⇒「塩分コントロール食対応の栄養食事指
導」）。

④食塩制限が強い場合には，水分の摂取も制限す
る。重症の心不全では，前日の尿量相当分だけ
の飲水量となる。

⑤カリウム摂取量に注意する。低カリウム血症が
生じた場合には，カリウムが豊富な食品の摂取
を勧める。

3. たんぱく質・塩分コントロール食対応の栄養食事指導

1）たんぱく質・塩分コントロール食の適応疾患

たんぱく質・塩分コントロール食は，主として
腎臓病に適応される食事である。これは，たんぱ
く質や食塩相当量の給与量をコントロールしつ
つ，十分なエネルギー量を確保した食事である。
病状によってはカリウム，リンもコントロールの
対象となる。

腎臓病は，急性腎臓病と慢性腎臓病（CKD）
に大別される。本節では，慢性腎臓病の栄養食事
指導について記載する。

慢性腎臓病（CKD）は，腎障害や腎機能低下
が3か月以上持続する状態をいう。

慢性腎臓病（CKD）の診断基準を表3-13（各
論）に，重症度分類を表3-14（各論）に示す。

慢性腎臓病は，現代の医学では治癒に至ること
は難しいが，食事療法や薬物療法により進行をあ
る程度抑えることができる。

慢性腎臓病の重症度は，原因疾患と，蛋白尿区
分（A1～A3）と腎機能障害の区分（G1～G5）
を組み合わせて評価し，6段階のステージに分類
されている。腎機能は糸球体ろ過量（GFR）で
評価し，その低下の度合いによりステージG1（正

表3-13（各論）　慢性腎臓病（CKD）の定義

①尿異常，画像診断，血液，病理診断で腎障害
の存在が明らか，特に0.15 g/gCr以上の蛋白
尿（30 mg/gCr以上のアルブミン尿）の存在が
重要
②糸球体濾過量（GFR）が60 mL/分/1.73 m²
未満

①，②のいずれか，または両方が3か月を超え
て持続する

出典）日本腎臓学会「エビデンスに基づくCKD診療
ガイドライン2023」

表3-14（各論）　CKDにおける腎機能（GFR）区別による病期分類

病期ステージ	ステージの説明	GFR区分(mL/分/1.73 m²)
G1	正常または高値	≧ 90
G2	正常または軽度低下	60～89
G3a	軽度～中等度低下	45～59
G3b	中等度～高度低下	30～44
G4	高度低下	15～29
G5	高度低下～末期腎不全	＜ 15

出典）日本腎臓学会「エビデンスに基づくCKD診療ガ
イドライン2023」一部改変

常または高値）からステージG5（高度低下～末
期腎不全）の6つに分類されている（表3-14（各
論））。

日本腎臓学会では，「慢性腎臓病に対する食事
療法基準2014年版」において，CKDステージ
別の食事療法基準を示している（表3-15（各
論））。

175

表 3-15（各論） CKD ステージにおける食事療法基準

ステージ （GFR）	エネルギー （kcal/kgBW/日）	たんぱく質 （g/kgBW/日）	食塩（g/日）	カリウム（mg/日）
ステージ G1 （GFR≧90）	25～35	過剰な摂取をしない	＜ 6.0	制限なし
ステージ G2 （GFR 60～89）				
ステージ G3a （GFR 45～59）		0.8～1.0		
ステージ G3b （GFR 30～44）				≦ 2,000
ステージ G4 （GFR 15～29）		0.6～0.8		≦ 1,500
ステージ G5 （GFR＜15）				

注）エネルギーや栄養素は，適正な量を設定するために，合併する疾患（糖尿病，肥満など）のガイドラインなどを参照して病態に応じて調整する．性別，年齢，身体活動度などにより異なる．
注）体重は基本的に標準体重（BMI＝22）を用いる．
出典）日本腎臓学会「慢性腎臓病に対する食事療法基準 2014 年版」一部改変

2）慢性腎臓病（CKD）の栄養食事指導基準

（1）エネルギー

CKD 患者のエネルギー必要量は，ステージにかかわらず 25～35 kcal/kg 標準体重/日が推奨されている。年齢，性別，身体活動レベルなどを考慮し調整する。肥満が末期腎不全に至る要因の 1 つであることから，肥満者では，適正体重（BMI＜25.0）を目標に，体重に応じて 20～25 kcal/kg 標準体重/日を用いた指導も考慮する。

（2）たんぱく質

腎機能が低下して，血液中に尿素やクレアチニンなどの窒素化合物が増加し一定以上に達すると，尿毒症を発症するおそれが出てくる。食事療法により，たんぱく質の摂取量が適切に制限されれば，血液中に増加した窒素化合物が減少し，透析療法の開始を延期させることができ，腎機能低下の進行を抑えることもできる。

たんぱく質の摂取量は，腎機能低下の程度により異なり，CKD ステージ G1～G2 におけるたんぱく質摂取量は，「過剰な摂取をしない」とされている。日本腎臓学会編「CKD 診療ガイド 2024」では，過剰を示す具体的な上限値としては 1.3 g/kg 標準体重/日が 1 つの目安であるとしている。

ステージ G3a では「0.8～1.0 g/kg 標準体重/日」であり，たんぱく制限の腎機能低下に果たす役割はそれほど大きくなく，過剰にならない，少し減らす程度の指導を行う。

ステージ G3b～G5 では「0.6～0.8 g/kg 標準体重/日」であり，たんぱく質制限の指導を行う。

たんぱく質制限の指導のポイントは，以下の 3 つがある。

①たんぱく質は，体の構成成分であり，副食の中心となる主菜の材料となる食品（魚介，肉，卵，大豆・大豆製品，牛乳・乳製品）に多く含まれ

各論 chapter3 ●疾病治療と栄養指導

表3-16（各論） サルコペニアを合併した CKD の食事療法におけるたんぱく質の考え方と目安

CKD のステージ （GFR）	たんぱく質 （g/kgBW/日）	サルコペニアを合併した CKD におけるたんぱく質の考え方（上限の場合）
G1 （GFR≧90）	過剰な摂取を避ける	過剰な摂取を避ける （1.5 g/kgBW/日）
G2 （GFR 60〜89）		
G3a （GFR 45〜59）	0.8〜1.0	たんぱく質制限を緩和する CKD（1.3 g/kgBW/日）と，優先する CKD（該当ステージ推奨量の上限）が混在する。
G3b （GFR 30〜44）	0.6〜0.8	
G4 （GFR 15〜29）		たんぱく制限を優先するが病態により緩和する （緩和する場合：0.8 g/kg BW/日）
G5 （GFR<15）		

注) 緩和する CKD は，GFR と尿蛋白量だけではなく，腎機能低下速度や末期腎不全の絶対リスク，死亡リスクやサルコペニアの程度から総合的に判断する。

出典) 日本腎臓学会「慢性腎臓病に対する食事療法基準 2014 年版の補足」より一部改変

ており，たんぱく質指示量が 50 g/日以下の場合には，少量でも体内での効率のよい良質のたんぱく質を選ぶ必要がある。

②たんぱく質は，油脂類・砂糖を除く大半の食品に含まれている。このため厳しいたんぱく質制限（30 g/日以下）では，主食（米飯，パン，めん類など）や野菜などに含まれるたんぱく質も制限の対象となる。

③たんぱく質制限を強化する場合は，十分なエネルギー摂取量が必要である。治療用特殊食品である低たんぱく質ごはん類などの「たんぱく質調整食品」の使用は，エネルギー不足を回避しながら，限られたたんぱく質摂取量を副食に配分することができる。

一方，サルコペニアやフレイルを合併した CKD 患者では，たんぱく質摂取量を緩和する場合があり，CKD 診療ガイド 2024 では，「サルコペニアを合併した CKD の食事療法におけるたんぱく質の考え方と目安」が示されている（表3-16（各論））。

(3) 食塩

高血圧と尿蛋白が抑制されるため，食塩摂取量は，ステージにかかわらず 6.0 g/日未満とするのが基本である。しかし，高齢の CKD 患者などでは，食塩摂取制限により食事摂取量が全体的に低下し，低栄養につながる可能性や大量発汗時の脱水の原因となる場合も考えられる。個々の対象者病態や状況に応じた過度な食塩摂取量の適正化を図ることが必要となる。（⇒ p.172「塩分コントロール食対応の栄養食事指導」）。

なお，1 日の食塩摂取量は随時尿を用いて推算することができる。

(4) カリウム

カリウムは，総死亡，心血管系のイベントのリスクを低下させる可能性があることから，CKD 患者の血清 K 値を 4.0 mEq/L 以上 5.5 mEq/L 未満に管理することが推奨されている。ステージ G1〜G3a までは「制限なし」，ステージ G3b では「2,000 mg/日以下」，ステージ G4〜G5 では「1,500 mg/日以下」を基準としている。CKD のステージ進行に伴い，低たんぱく食の食事療法が開始されると，肉類や魚介類などからのカリウム摂取量も減ることから，カリウム制限に留意しなくてもよい場合が多い。しかし，腎機能の更なる

表3-17（各論）　たんぱく質量による食事区分

分類	制限量 （標準体重当り）	適応
たんぱく質一般適正食	1.0 g/kg/日	健常成人への推奨量
減たんぱく質食	0.8 g/kg/日	たんぱく質摂取過剰の有害性を避ける（消極的介入）
たんぱく質緩制限食	0.7 g/kg/日	減たんぱく質食と低たんぱく質の中間的意義（中間的介入）
低たんぱく質食	0.6 g/kg/日	透析導入遅延をめざす（積極的介入）
超低たんぱく質食	0.5 g/kg/日以下	透析導入の長期遅延をめざす（高度介入）

出典「腎臓病食品交換表第9版―治療食の基準」黒川清（監修）中尾俊之他（編著），医歯薬出版

● 胃粘膜の防御因子と攻撃因子

防御因子　↑	攻撃因子　↓
・粘膜	・H.pylori
・粘膜血流	・NSAIDs
・重炭酸イオン	・ストレス
・プロスタグランジン	・胃酸
・セクレチン	・ペプシン
・コレシストキニン	・喫煙

防御因子が攻撃因子にまさっているときは，胃粘膜には損傷が起こらないが，バランスが崩れ攻撃因子が防御因子を上回ると潰瘍が生じる（バランス説）。

低下や血清カリウム値が高値になる場合は，カリウム制限の方法を指導する。

カリウム制限の栄養食事指導のポイントを以下に示す。

①カリウム含有量の多い食品（いも類，豆類，種実類，野菜類，果物など）の摂取を控える。

②野菜・いも類などは，小さく切ってからゆでこぼす。カリウムは食品の細胞内に多く含まれるため，たっぷりの水でゆで，ゆでこぼす。

③豆類は，2度ゆでこぼす。

④生で食べる野菜などは，小さく切ってから水に20分程度さらした後，水をしっかり切る。

⑤生で食べる果物は，適量を守る。

（5）「腎臓病食品交換表」の活用

腎臓病の食事療法を実践できるようにした「腎臓病食品交換表第9版―治療食の基準」では，たんぱく質量による治療食の区分を表3-17（各論）に示すように取り扱っている。

また，食品をたんぱく質を含む食品と，たんぱく質をほとんど含まないでエネルギー源となる食品とに分類している。たんぱく質を含む食品では，たんぱく質3gを1単位として食品重量を表示して食品の交換をしやすくするとともに，単位配分および1単位の平均エネルギー量を表示している。たんぱく質をほとんど含まない食品では，100kcal当たりの食品重量で示されており，たんぱく質制限とともにエネルギー量を調整しやすいように作成されている。

なお，食事療法の詳細については，日本腎臓学会「医師・コメディカルのための慢性腎臓病　生活・食事指導マニュアル」がある。

各論 chapter3 ●疾病治療と栄養指導

4. 消化・吸収に配慮した食事に対応する栄養食事指導

1) 胃・十二指腸潰瘍

　胃・十二指腸潰瘍は，胃酸や消化酵素が胃や十二指腸の壁（粘膜）の損傷により起こることから消化性潰瘍といわれる。国内の患者は年々減少しているが，出血や穿孔などの合併症で命に関わることもある。

　消化性潰瘍の二大要因は，ピロリ菌（H.pylori）と非ステロイド性抗炎症薬（NSAIDs）であり，ピロリ菌感染者では喫煙やストレスにより潰瘍になりやすくなることがわかっている（患者さんとご家族のための消化性潰瘍治療ガイド 2023）。

　胃潰瘍は，粘膜攻撃因子（ピロリ菌や非ステロイド性抗炎症薬，喫煙など）により，胃粘膜の防御機構（胃を守る力）が弱くなり胃粘膜に傷ができると，そこから潰瘍に進んでいく。ピロリ菌に感染した者では，胃粘膜に炎症が起こり，胃を守る粘液の分泌が低下するため，潰瘍が発症しやすくなり，十二指腸潰瘍は，胃酸の分泌が高くなり，十二指腸の粘膜が傷つけられてしまうことで生じる。

　ピロリ菌感染者では，ピロリ菌の除菌を行うが，治療の基本は，胃酸の分泌を抑えたり，胃粘膜の防御機能を高める薬剤を服用する。

　潰瘍食は，潰瘍部分の保護を目的とした胃液の分泌抑制とともに，潰瘍部分への刺激の軽減が配慮されている。また，潰瘍部分の組織の治癒を早めるとともに，全身の栄養状態の回復を支援するため，高栄養で消化が良い状態に調整されている。

　治療食の調製に注意が必要な食品・料理，治療食の調製に適した食品・料理をそれぞれ表3-18（各論）に，また，食事基準（例）を表3-19（各論）に記載した。

表3-18（各論）　潰瘍食の調製に注意が必要な食品・料理，適した食品・料理

注意が必要な食品・料理

・胃内における滞留時間が長いなど消化に時間のかかる食品や料理
・食物繊維が多い藻類，きのこ，野菜など
・高塩分の食品や塩分濃度の高い料理
・砂糖の多量摂取や砂糖を多く含む料理
・肉類で脂肪が多い部位，エキス分の多い加工食品や料理，肉類の使用は適量にとどめる
・フライや天ぷらなど多量の油脂の摂取につながる料理，多脂性の食品
・刺激の強い香辛料を多用する料理や加工食品
・コーヒーなどカフェインを多く含む飲料
・コーラやサイダーなど炭酸飲料
・アルコール類の飲用は原則として禁忌
・温度が熱すぎる，または冷たすぎる料理や食品

適した食品・料理

・消化のよい炭水化物系の食品
・蒸し料理や煮込み料理などやわらかい料理
・食物繊維が少ない，新鮮な野菜
・酸味の少ない果実
・喫食時の温度が，体温と同程度（30〜40℃くらい）の料理や食品
・薄味の料理

（1）胃・十二指腸潰瘍の栄養食事指導

❶食事療法の基本

　胃・十二指腸潰瘍の栄養食事指導の基本は，胃酸分泌や胃の蠕動運動を抑制し，胃の安静を保つことである。以下にポイントを示す。

（ⅰ）規則正しい食生活を送る（欠食しない）
（ⅱ）ゆっくりと，よくかんで食べる
（ⅲ）過食・過飲を慎み，腹八分目を心がける
（ⅳ）胃酸分泌を促進する食品を避ける
（ⅴ）食後は，ゆっくり休息をとる

❷推奨される食品

　潰瘍の発生部位を保護するため，やわらかい食品の摂取が勧められる。

　表3-18（各論）にある「治療食の調製に適し

179

表3-19（各論） 潰瘍食の食事基準（例）

栄養素等 食種	エネルギー (kcal)	たんぱく質 (g)	脂質 (g)	炭水化物 (g)	食塩相当量 (g 未満)
常　　食	1,800	70	40	300	7
全 が ゆ 食	1,550	65	40	230	7
五分がゆ食	1,350	60	35	190	7

■この食事基準では，患者の病状に適応できるよう，食事の形態により3段階の基準を設定した。
出典）芦川修貳，服部富子編著『管理栄養士・栄養士になるための臨床栄養学実習　食事療養実務入門』
　　　学建書院

● 消化性潰瘍の疫学

厚生労働省の患者調査でみると，消化性潰瘍の患者数は年々減少している。好発年齢は，胃潰瘍は2002年以降は70歳代，十二指腸潰瘍は2017年では60歳代。

2017年では，胃潰瘍の男女比は0.9：1.0，十二指腸潰瘍では1.7：1.0である。また，出血や穿孔の合併症のある死亡者数は2,513人であった。

● 非ステロイド抗炎症薬（NSAIDs）

解熱，鎮痛，炎症を抑えることなどを目的に用いられる薬剤であるが，胃粘膜を保護する物質（プロスタグランジン）を抑えるはたらきがあるため，胃粘膜を守る力を弱める。脳卒中や心筋梗塞（リスク保有者も含む）の再発予防のために処方されるアスピリンも，非ステロイド抗炎症薬の一種である。

た食品・料理」を参考に進めていく。

また，「治療食の調製に注意が必要な食品・料理」を参考に避けた方がよい食事や食生活について指導する。

❸日ごろの生活にも注意

喫煙，過度の飲酒，睡眠不足，強いストレスなどは，消化性潰瘍が悪化する原因となるので，禁煙や体調管理が大切である。

2）下痢

下痢とは，水分の吸収不良や腸管からの分泌などにより，便中の水分が80％以上となり，液状またはそれに近い状態になったものをいう。

下痢は，発症の仕方で急性下痢（感染性，薬剤性が多い）と，慢性下痢（非感染性が多く軟便や水様便が3週間以上持続。吸収障害や炎症性腸疾患など）がある。

下痢が長く続くと，水分や電解質が多量に失われ，体液や電解質のバランスが崩れて脱水症状となる。

慢性下痢の食事指導としては以下のポイントをおさえる。

・長期間に及ぶときは，栄養価を配慮した消化のよい食事（易消化食）を提供する（⇒ p.179）。

・腸管粘膜を刺激する食品や下痢を増悪させる食品は避ける。

・下痢を誘発する食品は，個人差があるので指導にあたっては，食事調査を実施する必要がある。

3）便秘

便秘には，弛緩性便秘と痙攣性便秘および直腸性便秘があり，便秘のタイプ（表3-20（各論））により食事療法が異なるので，確認する必要がある。

（1）弛緩性便秘

弛緩性便秘や直腸性便秘の場合には，規則正しい食生活が前提であり，食事指導には以下のポイントをおさえる。

・適度な刺激となる冷水や牛乳，果汁などを利用する。

・便量を増やすために，食物繊維が豊富な根菜類，葉菜類などの野菜をとる。蒸し野菜やゆで野菜は，生野菜よりも多めに摂取することができる。

・牛乳，ヨーグルト，果物などの有機酸により大腸を刺激する。

（2）痙攣性便秘

大腸の痙攣性の収縮が原因。腸管の緊張を抑制させる。便量を増やしたり蠕動運動を高める食事を避け，低残渣・低脂肪の食事とする。

・弛緩性便秘で推奨されている食品の摂取は控え，蠕動運動を静める。

・便量を保つためには，水溶性の食物繊維の多い食品を摂取する。

・腸管を刺激する香辛料，コーヒー，アルコールなどの刺激物，かたい食品，濃い味付けなどの物理的刺激，豆類，さつまいもなどのガスを発生させやすい食品，食事を避ける。

・脂質の摂取量は通常の6割程度とし，揚げものなどを避ける。

・ストレスや過労が原因となっていることが多いので，休養を心がける。

（3）習慣性便秘

便意があったらすぐにトイレへ行くなど正しい排便習慣を身につける。

5. そのほかの疾病に対する栄養食事指導

1）鉄欠乏性貧血

血液中の細胞成分のひとつである赤血球には，ヘモグロビンがあり，これに含まれる鉄に酸素が結合し，組織へと運搬される。

貧血は，血液中のヘモグロビン濃度が低下した状態をさす。

貧血は，赤血球の大きさ（サイズ）と，ヘモグロビンの量により，3つのタイプに分類できる〔表3−21（各論）〕。鉄欠乏性貧血は，赤血球のサイズが小さく，ヘモグロビン量も少ない小球性

表3−20（各論）　便秘の分類

便秘の種類		原因
単純性便秘		生活，食生活，環境の変化など
機能性便秘	弛緩性便秘	腸の蠕動運動の低下
	痙攣性便秘	腸管の緊張，運動の亢進
	直腸性便秘	直腸の排便反射の低下
器質性便秘		腸管の癒着や内腔狭窄など
症候性便秘		内分泌疾患による神経の伝達異常など

表3−21（各論）　赤血球形態からの貧血分類

赤血球の形態	主な貧血症
小球性低色素性	鉄欠乏性貧血，鉄芽球性貧血，サラセミア，慢性貧血
正球性正色素性	再生不良性貧血，溶血性貧血，腎性貧血
大球性正色素性	巨赤芽球性貧血，ビタミンB_{12}欠乏による悪性貧血，葉酸欠乏性貧血

表 3 − 22 （各論）　貧血症に適した食品および食事基準 （例）

貧血症食に適した食品

食品名	含まれる成分・栄養素
肉類，魚類	良質なたんぱく質
肉類，レバー	ヘム鉄
しゅんぎく，こまつな，ほうれんそうなど	非ヘム鉄
果物，野菜	ビタミン C（鉄の吸収を助ける）
鶏肉，さけ，いわしなど	ビタミン B_6（造血作用に関連）
貝類，にしん，さばなど	ビタミン B_{12}（造血作用に関連）
緑黄色野菜	葉酸（造血作用に関連）
貝類，ごま，納豆など	銅（造血作用に関連）

貧血食の食事基準 （例）

食種 ＼ 栄養素等	エネルギー（kcal）	たんぱく質（g）	脂質（g）	炭水化物（g）	食塩相当量（g 未満）	鉄（mg）
貧血症食　常　食	2,000	80	55	300	7	20
貧血症食　全がゆ	1,700	70	50	240	7	20

鉄の含有量が多い食品の使用を配慮する。
また，鉄の補給を目的とした治療用食品の活用を考慮する。
出典）芦川修貳，服部富子編集『管理栄養士・栄養士になるための臨床栄養学実習　食事療養実務入門』学建書院

低色素性貧血に分類される。

　ヘモグロビンの基準値は，男性が 13.0〜16.6 g/dL，女性が 11.4〜14.6 g/dL であるが，一般的には，成人男性で 13.0 g/dL 以下，成人女性 11.0 g/dL 以下で「貧血」と判断される。

　貧血の原因には，①赤血球産生障害，②赤血球破壊の亢進，③赤血球の喪失がある。

　鉄欠乏性貧血は，貧血のなかでもっとも代表的なものである。原因としては以下の 3 つがあげられる。

　・鉄の供給の不足
　・鉄の需要の増大
　・鉄の喪失が過剰

　鉄欠乏性貧血の栄養食事指導のポイントを以下に示す。

　・規則正しい食生活の指導

　・鉄を多く含む食品の意識的な摂取
　・鉄の吸収を促進する食品を同時に摂取する
　・鉄の吸収を抑制する食品に注意する

　貧血食に適した食品および食事基準（例）を表 3 − 22（各論）に示す。

2）るいそう（やせ）

　日本肥満学会では，BMI　18.5 未満を低体重としているが，るいそうは体重が著しく減少した病的な「やせ」の状態をさし，以下のいずれかに該当すると，るいそうと診断される。

　・標準体重を 20％以上下回る
　・6 カ月以内に 10％以上の体重減少がある
　・BMI で 17 kg/m² 以下

　るいそうを発症する主な原因には，以下の原因が考えられる。

・食事量の減少

貧困や災害などの環境的要因，摂食障害，薬の副作用による食欲不振および高齢者などの嚥下障害で食事量が減る場合など

・消化機能の障害

消化管の病気・異常により，消化と吸収いずれかの機能が障害

潰瘍性大腸炎のような炎症系の腸疾患や膵臓に異常がある場合

・内分泌障害や代謝障害による栄養素の利用障害

・代謝の亢進

代謝が本来の働きよりも必要以上に活発化すると大量のエネルギーが消費され，やせが進行

・栄養分の喪失

がん，広範囲のやけど，手術よる滲出液の排出などによるたんぱく質の喪失

原因疾患の治療が根本であるが，食欲不振に対しては，嗜好に合わせた食品の選択，調理上の工夫などを指導する。

3）神経性やせ症（神経性食欲不振症）・神経性過食症（神経性大食症）

神経性やせ症（神経性食欲不振症）と神経性過食症（神経性大食症）は，ともに食行動に異常がみられる疾患であり，摂食障害とよばれる。摂食障害は，食行動に重篤な障害を生ずる精神的疾患のひとつである。

（1）神経性やせ症（神経性食欲不振症）

絶食・過食などの食行動の異常があり，著名なやせがあるが，原因となる身体疾患がないものをいう。やせ願望，肥満嫌悪，生活上のストレスなどが原因となる。非常にやせているにも関わらず，太っていると感じていたり，身体の一部が太っていると信じていたりするボディ・イメージの障害もみられることが多い。神経性やせ症（神経性食欲不振症）の診断基準を表3－23（各論）に示す。また，栄養食事指導を実施するに当たって

表3－23（各論） 神経性食欲不振症の診断基準

1. 標準体重の－20％以上のやせ
2. 食行動の異常（不食，大食，隠れ食いなど）
3. 体重や体型について歪んだ認識（体重増加に対する極端な恐怖など）
4. 発症年齢：30歳以下
5. （女性ならば）無月経
6. やせの原因と考えられる器質的疾患がない

（備考）1，2，3，5は既往歴を含む（たとえば，－20％以上のやせがかつてあれば，現在はそうでなくても基準を満たすとする）。6項目すべてを満たさないものは，疑診例として経過観察する。
出典）厚生労働省特定疾患，神経性食欲不振症調査班

重要となるポイントを以下に示す。

①必ず主治医や看護師からの患者の情報を十分に把握したうえで，栄養指導を開始する。

②最初に患者との信頼関係を築くことが重要である。

③患者は食事に対して強い関心を持っている。栄養計算を自分で行ったり，主食の量に敏感であったり，菓子類などのエネルギー量を知りたがる傾向がある。そのため，患者側から食事に対する意見や質問が出てくるので，それに満足いくように答えることが大切である。

④低エネルギーの食品や料理を好み，エネルギーコントロールや一般食・かゆ食などを希望する傾向がある。そこで栄養療法では，低エネルギー食（1,000～1,200 kcal）から食事を開始することが多い。

⑤身長，体重，年齢，生活活動に必要なエネルギー量や栄養素などの働き，正しい栄養学的知識について繰り返して指導する。食べてもむやみに体重が増加しないことを理解させる過程のなかで，段階的に栄養量を増加させていく。

（2）神経性過食症（神経性大食症）

神経性過食症では，一挙に大量の食べ物（調理を必要としない菓子類が多いといわれる。）を摂

表3−24（各論） 神経性大食症の特徴

神経性大食症

神経性大食症は，繰り返し起こる過食の発作と体重コントロールを過度に気にすることを特徴とする症候群で，過食したあと嘔吐したり下剤を用いたりするパターンが作られている。この障害には，神経性無食欲症の心理的特徴の多くが共通していて，その特徴には，容姿や体重へのこだわりが含まれる。繰り返される嘔吐は身体の電解質障害や身体的愁訴のもとになりやすい。既往症に，以前の神経性無食欲症のエピソードが見られることが常にではないがしばしばあり，数か月ないし数年の間欠期をおいてこの障害が起こっている。

出典）厚生労働省「疾病，傷害及び死因の統計分類」
　　　（ICD-10 2013年版準拠）

取し，その後，肥満への恐怖から，自己誘発性の嘔吐，下剤や利尿剤の乱用，絶食，過剰な運動などの不適切な代償行為をくりかえす。また，過食性障害では，過食した後の代償行為を行わないのが特徴であるといわれている。

神経性過食症（神経性大食症）の特徴を表3−24（各論）に示す。また，栄養食事指導を実施するに当たって重要となるポイントを以下に示す。

①患者に過食を続けることで生ずる健康状態，学業，社会生活，対人関係での問題点を理解させる。体重は正常のことが多いが，脂肪肝や脂質異常症が認められる場合があるので，血液データを活用する。

②嘔吐・下剤・利尿薬など体重調整をするための排出行動の有害性を説明し，規則正しい食生活が実践できるように支援する。

③バランスのとれた食事摂取について指導を行い，正常な摂食パターンの形成をめざす。

4）食物アレルギー

食物アレルギーは，特定の食物の摂取により，食後数分から数十分の間に体にとって不利益な症状が発現する現象である。皮膚症状（かゆみ，じ

んましんなど）が最も多く，粘膜症状（口腔の違和感，くしゃみなど），消化器症状（悪心，嘔吐，腹痛，下痢など），呼吸器症状（ぜんそく，呼吸困難など）などを引き起こし，強い症状として，アナフィラキシーショックをきたすこともある。また，食物依存性運動誘発アナフィラキシーでは，原因食物を摂取後に運動することによってアナフィラキシーが誘発される病態であり，原因食物摂取から2時間以内に誘発されることが多い。口腔アレルギー症候群では，口唇，口腔，咽頭粘膜に限定して症状が出現し，花粉−食物アレルギー症候群では，果物や野菜の摂取により症状を示すことが多い。

食物アレルギーの原因になる食品は多岐に渡っている。加工食品のアレルギー表示を，特定原材料（義務表示）8品目および特定原材料に準ずるもの（推奨表示）21品目について，表3−25（各論）に示した。

食物アレルギーと診断された場合の治療の原則は，正しい診断にもとづいた必要最小限の原因食物の除去（食べると症状が誘発される食物だけを除去する。）である。検査から原因と疑われ除去している場合には，必要に応じて食物経口負荷試験を実施し診断を確定する。

また，原因食物でも，症状が誘発されない"食べられる範囲"の量を除去する必要はなく，むしろ食べられる範囲までは積極的に食べるように指導することが望ましいとされている。医師が判断する食べられる範囲（必要最小限の食物除去）では，適切な栄養素の確保および生活の質（QOL）を維持することが求められる。それは「健康的で」「安心できる」「楽しい」食生活が送れることであり，栄養士はその支援・指導に関わることが期待されている。（「厚生労働科学研究班による食物アレルギーの栄養食事指導の手引2020」）。

除去食療法における栄養食事指導としては，以下のポイントがある。

各論 chapter3 ●疾病治療と栄養指導

表3-25（各論） 加工食品のアレルギー表示

根拠規定	特定原材料等の名称	理　由	表示の義務
特定原材料	えび，かに，くるみ，小麦，そば，卵，乳，落花生	特に発症数，重篤度から勘案して表示する必要性の高いもの。	義務
特定原材料に準ずるもの	アーモンド，あわび，いか，いくら，オレンジ，カシューナッツ，キウイフルーツ，牛肉，ごま，さけ，さば，大豆，鶏肉，バナナ，豚肉，マカダミアナッツ，もも，やまいも，りんご，ゼラチン	症例数や重篤な症状を呈する者の数が継続して相当数みられるが，特定原材料に比べると少ないもの。 　特定原材料とするか否かについては，今後，引き続き調査を行うことが必要	推奨

出典）消費者庁「食品表示基準について」，別添「アレルゲンを含む食品に関する表示」

①除去食療法中においても，成長，発育に必要なエネルギー量と十分な栄養素の摂取が重要である。

②除去すべき食品とその範囲や量については個人差が大きい。個人の状況に応じて徐去食品を確定することが大切である。加工食品の購入にあたっては，アレルギー表示内容を確認する。もし微量のアレルゲンに対してもアレルギー反応が生じる場合は，調理器具（鍋，フライパン，箸，スプーンなど）を介して混入する可能性もあるので，十分注意する。

③微量のアレルゲンでも重い症状が起きる場合や除去食品が多い子どもの場合には，不安感が大きくなるので，精神面や心理面にも十分配慮する。

④保育所・幼稚園・学校における食物アレルギー除去食への対応は，それぞれの特定給食施設などで異なり，各施設に関与している栄養士・管理栄養士などに確認する。また，関連資料として，「保育所におけるアレルギー対応ガイドライン（2019年改訂版）」（厚生労働省），「学校のアレルギー疾患に対する取組ガイドライン2019年」〔(財)日本学校保健会〕，「学校給食における食物アレルギー対応指針」（2015年 文部科学省）などがある。

なお，小児食物アレルギー患者（食物アレルギー検査の結果，食物アレルギーを持つことが明らかな9歳未満の小児に限る）に対する小児食物アレルギー食は，外来栄養食事指導および入院栄養食事指導においては，特別食に含まれる（この場合の栄養食事指導料の算定は可能となる）。

185

◆演習問題

以下の記述の内容が正しいものには「○」を，誤っているものには「×」を，（　　）内に記しなさい。

1．2型糖尿病では，一般的に指示エネルギー量の40～60％をたんぱく質から摂取するようにする。
　（　　）

2．動脈硬化性疾患予防のため，食物繊維の摂取を促す。（　　）

3．高尿酸血症では，水分は多めにとって尿酸排出を促すのがよい。（　　）

4．高血圧症では，食塩摂取量を3g/日未満に制限する。（　　）

5．慢性腎臓病では，すべてのステージにおいて，摂取たんぱく質を0.6～0.8g/kg/日に制限する。
　（　　）

6．胃潰瘍では，胃の運動を促進するために食物繊維が多い野菜類の摂取を促す。（　　）

7．鉄欠乏性貧血では，鉄吸収をよくするために野菜の摂取は控える。（　　）

8．神経性食欲不振症では，食事に対する関心を高めることを目標とする。（　　）

9．食物アレルギーでは，原因食品をすべて除去するのではなく，症状が誘発されない量までは積極的に食べる。（　　）

....

◎解答

1．（×）
2．（○）
3．（○）
4．（×）
5．（×）
6．（×）
7．（×）
8．（×）
9．（○）

各論
chapter
4

給食利用者(喫食者)に対する栄養指導

〈学習のポイント〉
①各給食施設における給食目的に対応した栄養指導の特性を理解する。
②給食利用者(喫食者)のさまざまな特性に応じた栄養指導の内容や方法を理解する。
③最大の指導媒体である栄養管理された給食を活用した栄養指導の内容や方法を理解する。

給食施設において提供する食事は、喫食者にとって、食品の種類と量、料理の組み合わせおよび味付けなどの体験学習の場となっている。食事は、最大の栄養指導媒体であるといわれている。

給食は、空腹を満たし、し好を満足させるだけでなく、栄養に関する正しい情報提供の場であり、望ましい食行動や食習慣を習得する場でもある。

第一に、各施設における給食対象者(喫食者)の性別、年齢、身体活動レベル、身長・体重、身体状況、食習慣などのアセスメントを行い、栄養補給の計画が設定されていることである。つぎに、それに基づいて献立作成と食事が調整され、その食事を喫食者が全量摂取していることが前提となる。

喫食者の身体の状態、栄養状態に適した食事を提供していても、喫食の際の摂食行動や提供した給食以外の食事が適切でないと、栄養状態の改善や健康の保持・増進を図ることはできない。1日1食あるいは2食を提供している給食施設のみならず、3食提供している入院・入所施設においても同様である。栄養士・管理栄養士が栄養・食事管理の目標を達成するには、施設の種類を問わず喫食者に対する栄養指導を行う必要がある。

1. 病院給食(入院時食事療養)

1)傷病者に対する栄養指導

病院などの医療機関においては、傷病者に対する疾病の治療、ならびに栄養状態の維持・改善を目的とした適切な栄養管理(入院時食事療養:治療食の提供など)および栄養指導が行われている。管理栄養士が医師の指示に基づき療養のために必要な指導を行った場合に「栄養食事指導料」を算定できることから、病院における「栄養指導」を「栄養食事指導」と呼ぶことがある。

栄養指導は、栄養食事指導料の種類で区別されており、外来栄養食事指導料、入院栄養食事指導料、集団栄養食事指導料および在宅患者訪問栄養指導料がある。本節では、特別治療食(特別食)、対象患者に対する個別栄養食事指導と集団栄養食事指導、一般治療食(表4-1(各論))、対象患者に対する栄養食事指導、それぞれの栄養指導(栄養食事指導)について概説する。

(1)個別栄養食事指導

栄養スクリーニング(栄養アセスメント)の実施、患者個人に対する治療食の説明、喫食量の評価と指導、退院後の食事療法などの教育・指導を

> ● **集団栄養食事指導の例**
> 医療機関で取り組まれている集団栄養食事指導には「糖尿病教室」「減塩教室」「腎臓病教室」「脂質異常症教室」「肝臓病教室」「生活習慣病教室」「母親学級」「離乳食教室」などがある。

表 4-1（各論）　一般治療食と特別食加算を算定できる特別治療食（特別食）

一般治療食	一般（成人対象），離乳食，幼児食，学齢児食，妊婦・産婦食，高齢者食
特別食加算を算定できる特別食	腎臓食，肝臓食，糖尿食，胃潰瘍食，貧血食，膵臓食，脂質異常症食，痛風食，てんかん食，フェニルケトン尿症食，メープルシロップ尿症食，ホモスチン尿症食，ガラクトース血症食，治療乳，無菌食，特別な場合の検査食（単なる流動食および軟食を除く）

実施する。

❶外来栄養食事指導料

入院中の患者以外の患者であって，別に厚生労働大臣が定める特別食を必要とする者，がん患者，摂取機能もしくは嚥下機能が低下した患者または低栄養状態にある者に対し，医師の指示に基づき管理栄養士が食事計画等によって栄養指導を行った場合に算定する。初回は概ね 30 分以上，2 回目以降は概ね 20 分以上で，初回月は月 2 回，2 回目以降は月 1 回に限り算定する。

❷入院栄養食事指導料

入院中の患者であって，別に厚生労働大臣が定める特別食を必要とする者，がん患者，摂取機能もしくは嚥下機能が低下した患者または低栄養状態にある者に対し，医師の指示に基づき管理栄養士が食事計画等によって栄養指導を行った場合に算定する。初回は概ね 30 分以上，2 回目以降は概ね 20 分以上で，入院期間中 2 回，ただし週 1 回に限り算定する。

❸在宅患者訪問栄養食事指導料

在宅患者訪問栄養食事指導は，在宅での療養を行っている患者のなかでも，疾病および負傷のために通院による療養が困難な患者が対象となり，医師が特掲診療料の施設基準などに規定する特別食を提供する必要性を認めた患者，またはがん患者，摂取機能もしくは嚥下機能が低下した患者，低栄養状態にある者に行う。医師の指示に基づき，管理栄養士が患者の家を訪問し，患者の生活条件，し好などに配慮した食品構成に基づく食事

計画案，または具体的な献立などを示した食事指示箋を患者，またはその家族に対して交付する。指導料に関しては，上記の指導，および食事指示箋に従い，食事の用意や摂取等に関する具体的な指導を 30 分以上行った場合，月 2 回に限り算定する。

（2）集団栄養食事指導

病院における集団栄養指導とは，特別な治療食を必要とする患者に共通する疾病別食事療養の基礎知識，治療食の説明，摂取目安量の確認，食事の計量と記録のとり方などの教育・指導を分担する。

❶集団栄養食事指導料

別に厚生労働大臣が定める特別食を必要とする複数の患者に対して，医師の指示に基づき管理栄養士が栄養指導を行った場合に 1 人につき月 1 回に限って算定する。また，入院期間中 2 回が限度である。1 回 40 分以上，15 人以下であり，入院中以外の患者が混在していても算定の対象となる。

（3）一般治療食患者に対する栄養食事指導

一般治療食喫食患者に対する栄養食事指導では，一般治療食の目的や意義を理解したうえで患者の指導を行うことが大切である。

一般治療食・常食を喫食できる患者であっても，発症前の健康な状態と比べて食欲が低下しているケースが多くみられる。このような患者の食欲増進には，発症前の食習慣やし好傾向にも配慮した治療食の提供に努める必要がある。具体的に

は，患者やその家族と面接などを行い，患者の食歴，発症前の食生活状況，食品や料理のし好傾向などを把握する必要がある。特にかゆ食喫食患者では，常食喫食患者以上に，摂食機能が低下している患者が多くみられる。喫食率向上のために，より一層患者の状況や食に対するニーズを把握し，適切な個別指導が求められる。

そのほかに一般治療食が適応されるケースとして乳幼児，児童・生徒，高齢者などが対象となる。これらの患者は，各ライフステージにおいて適応される治療食は，エネルギーや栄養素などの増減によるコントロールを必要としない。また，健康障害を伴わない妊産婦に対する妊婦・産婦食も一般治療食として取り扱われている。これらの患者などに対する栄養指導は，前述のライフステージ別の栄養指導（各論 chapter1）に準拠して実施される。

2）栄養指導後の記録

栄養指導終了後の記録，栄養食事指導記録については，管理栄養士が栄養指導内容を医師に報告することが栄養食事指導料の算定要件のひとつとされている。多職種が協働して展開されている栄養サポートチーム（NST）などのチーム医療おいて，医療スタッフが共通の言語を用い，統一された方式で各種の記録を作成することは，情報を共有化し，共通の目的意識を持つことにつながる。

記録の方法として，問題志向型システム（Problem Oriented System：POS）が広く用いられている。POS を効率よく運営するための1つに，POMR（Problem-Oriented Medical Record：問題志向型診療記録）の作成があげられる。POMR による栄養ケアの記録は①情報のデータベース化，②問題点の抽出，リストアップ，③問題点ごとの初期計画立案，④初期計画実施における経過記録，⑤栄養ケアの要約，⑥チームカンファレンスなどによる問題点抽出と評価，とい

表4-2（各論） SOAP による記載内容

S：subjective data 主観的情報	患者や家族が問診などで直接提供する情報であり（主訴），栄養指導を実施する上で評価，計画につながる内容を記載する。
O：objective data 客観的情報	身体計測値，臨床検査値，食事調査結果，観察内容（準備性など）を記載。
A：assessment 評価	S と O に記載した内容に基づき評価したことを記載する。
P：plan 計画	栄養診断，栄養治療，教育計画に分けて目標達成のための計画を記載する。栄養治療計画には，指示栄養量（食事名，食形態），医師への連絡事項，再評価の計画などを記載する。

う手順である。経過記録については SOAP の4つの要素に分けて記載する（表4-2（各論））。

SOAP を用いる利点としては，主観的な訴えと客観的データを分けて記録するため，情報が整理されやすい点や，評価（A）と計画（P）が明確なため，次のステップを具体的に進めやすい点などがあげられる。患者や対象者の状態変化の記録に SOAP を用いることで，問題の早期発見につながり，特に長期的な栄養指導や治療計画の進捗確認に適している。また，指導内容が適切だったかどうかの振り返りにも有用であり，SOAP の活用は患者や対象者に寄り添った質の高いサポートが期待できる。

2. 児童・生徒に対する栄養指導

1）学校給食法

学校給食の目的と目標，また栄養教諭による学校給食を用いた学校における栄養指導については

学校給食法において定められている。以下にその抜粋を示す

(1) 学校給食法の目的（第一条）

　この法律は，学校給食が児童及び生徒の心身の健全な発達に資するものであり，かつ，児童及び生徒の食に関する正しい理解と適切な判断力を養う上で重要な役割を果たすものであることにかんがみ，学校給食及び学校給食を活用した食に関する指導の実施に関し必要な事項を定め，もつて学校給食の普及充実及び学校における食育の推進を図ることを目的とする。

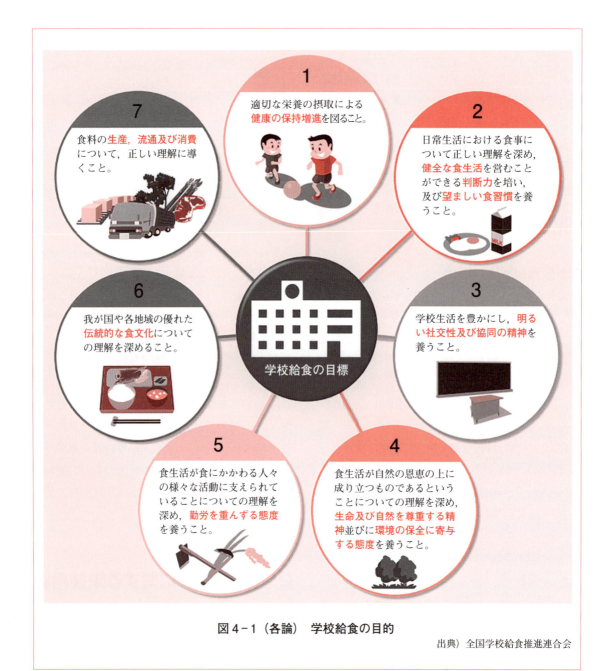

図4-1（各論）　学校給食の目的

出典）全国学校給食推進連合会

（2）学校給食の目標（第二条）

学校給食を実施するに当たっては，義務教育諸学校における教育の目的を実現するために，次に掲げる目標が達成されるよう努めなければならない。

一　適切な栄養の摂取による健康の保持増進を図ること。

二　日常生活における食事について正しい理解を深め，健全な食生活を営むことができる判断力を培い，及び望ましい食習慣を養うこと。

三　学校生活を豊かにし，明るい社交性及び協同の精神を養うこと。

四　食生活が自然の恩恵の上に成り立つものであることについての理解を深め，生命及び自然を尊重する精神並びに環境の保全に寄与する態度を養うこと。

五　食生活が食にかかわる人々の様々な活動に支えられていることについての理解を深め，勤労を重んずる態度を養うこと。

六　我が国や各地域の優れた伝統的な食文化についての理解を深めること。

七　食料の生産，流通及び消費について，正しい理解に導くこと。

（3）学校給食法の定義（第三条）

この法律で「学校給食」とは，前条各号に掲げる目標を達成するために，義務教育諸学校において，その児童又は生徒に対し実施される給食をいう。

2　この法律で「義務教育諸学校」とは，学校教育法（昭和二十二年法律第二十六号）に規定する小学校，中学校，義務教育学校，中等教育学校の前期課程又は特別支援学校の小学部もしくは中学部をいう。

（4）学校給食を活用した食に関する指導（第十条）

栄養教諭は，児童又は生徒が健全な食生活を自ら営むことができる知識及び態度を養うため，学校給食において摂取する食品と健康の保持増進と

の関連性についての指導，食に関して特別の配慮を必要とする児童又は生徒に対する個別的な指導その他の学校給食を活用した食に関する実践的な指導を行うものとする。この場合において，校長は，当該指導が効果的に行われるよう，学校給食と関連付けつつ当該義務教育諸学校における食に関する指導の全体的な計画を作成することその他の必要な措置を講ずるものとする。

2）学校給食と栄養指導

学校における栄養教育の目的は，子どもが食についての正しい知識や，望ましい食習慣を身につけることができるようにすることである。そのため，学校給食の一層の普及を推進するとともに，十分な給食の時間の確保および食事マナーなどの指導内容の充実を図っている。また，各教科などにおいても，学校給食が「生きた教材」として活用されるよう献立内容の充実を図ることとしている。

食育の現場では，望ましい食生活や食料の生産などに対する，子どもの関心を高め，理解を深めるとともに，地産地消の推進が行われている。生産者団体などとの連携や，安定的な納入体制を構築した上で，学校給食における地場産物の活用の推進，米飯給食の一層の普及，定着が図られている。また地域の生産者の苦労や産物に関する情報などを子どもに伝え，感謝の心を育むなど，教育に活かす食習慣の改善などに資するため，生産者と学校給食関係者との情報交換会の開催などを積極的に行われている。

（1）学校給食を活用した食に関する指導

栄養教諭は，児童または生徒が健全な食生活を自ら営むことができる知識および態度を養うため，学校給食において摂取する食品と健康の保持増進との関連性についての指導，食に関して特別の配慮を必要とする児童または生徒に対する個別的な指導その他の学校給食を活用した食に関する

実践的な指導を行う。

「食に関する指導」は，児童・生徒への個別的な相談指導，教科・特別活動などにおける教育指導および食に関する指導の連携・調整から構成されている。

（2）栄養指導の進め方

児童・生徒に関する健康教育の一環として「食に関する指導（食育）」が果たす役割は大きく，重要である。栄養教諭以外の学校給食栄養管理者は，担任との連携により授業や特別活動への参加などが考えられる。

❶学習指導要領における食に関する指導

2017（平成29）年に告示された学習指導要領では「総合的な学習」が創設され，「福祉」と「健康」が学習活動として例示された。健康教育としては，食に関する指導の強化が取り上げられている。

❷食に関する栄養指導

給食委員会活動の活用，農作業体験などの食育推進，給食時間に「給食を教材」とした指導を実施する。

❸家庭・地域に対する栄養指導

（ⅰ）家庭に対する栄養指導

「献立表・栄養だより」の配布，食関連の調査と結果を活用した指導，保護者を対象にした給食献立の実習など，講習会の開催，食物アレルギーを持つ児童・生徒などの家庭に対する指導・援助があげられる。

また，学校における食物アレルギー対応の説明と調査は，入学時，進級時，新規発症・診断および転入時に行う。「学校給食における食物アレルギー対応指針」を参考にする。

（ⅱ）地域に対する栄養指導

給食に地産地消の実践および郷土料理を取り入れて，地域の食文化への関心を起こす。地域対象の食生活関連の講習会などを開催し，PTAをはじめとする地区組織活動への協力・援助をあおぐ。

3. 幼児・児童（児童福祉施設）への栄養指導

1）児童福祉施設の栄養指導上の特性

児童福祉施設は，児童福祉法をはじめとする法令が定める社会福祉施設の総称である。入所者は，乳児から幼児，児童，生徒と年齢の幅は広く，また育ってきた家庭環境，社会的背景も多様であることから，一人ひとりの子どもの発育・発達への対応を行いながら，子どもの健やかな発育・発達を目指し，子どもの食事・食生活を支援していくという視点が重要となる。

また，児童養護施設などにおいて，子どもが施設退所後に地域社会で自立して生活していく総合的な「生活力」を育てる支援の場では，食を通じた子どもの自立支援が大切となる。栄養士・管理栄養士が配置されている場合，食事の提供・栄養管理業務とともに，「食」に関わる自立支援に際して，児童指導員などと連携しながら，専門職として積極的な役割を果たす必要がある。

基本的生活習慣の確立，基礎的な体力の向上，愛着形成，基本的信頼関係の構築は，自立への意欲と基盤になる。

（1）幼児（保育所）を対象とした栄養指導

この時期が将来にわたる味覚・嗜好形成時期であることを認識し，偏食予防のためにも幅広い食体験で離乳を進行させ，なるべく薄味に調理し，素材その物の味覚情報を脳に蓄積させることが重要である。そのため「楽しく，おいしく食べること」「食事のマナーを守る」「偏食を少なくする」など，保育所給食が望ましい食習慣の形成の一助となるような食教育の充実が大切である。

十分に遊び，保育所での給食（昼食）および家庭での朝食・夕食（延長保育で午後9時以降となるばあいは保育所での夕食）を含む1日3回の食事と間食（1〜2歳児では午前10時と午後3時，3〜5歳児では午後3時）を規則的にとる環境を

整え，運動によっておなかがすくリズムを経験させる。それを繰り返すことで規則正しい生活リズムを形成されることが有効である。

　偏食とは，ある特定の食品を嫌って食べないことをいう。偏食予防には，多様な食品，多種類の調理法，多様な調味を体験させる。食べることを強制せずに，調理法を工夫し，楽しい雰囲気をつくることが大切である。

　食事の配分比は，朝食25～30％，昼食30％，夕食25～30％，間食10～20％とする。

　幼児期の歯は，永久歯に生え変わる大切な時期である。正しい歯みがきの習慣をつけることや，カルシウム，たんぱく質，ビタミン類を積極的に摂取し，定期健診を受診することが望ましい。

　食物アレルギーは，摂取した食物が抗原（アレルギー）となって起こるアレルギー反応で，腸が未発達なため十分消化されていない食物がそのまま吸収されてしまいやすい乳幼児・小児に多くみられる。アレルギー対応を行うことが必要である（各論chapter1，p.128参照）。

　これらの食事とおやつの活用を通じて，栄養指導を実施する。また，食材そのものを見せたり，保育の中で食に関連することを取り入れるなど，可能なところから食育を実践するとよい。

　食育に関する施策の推進体制について，農林水産省は基本計画の作成および推進に関する業務を担っている。食品安全委員会，消費者庁，こども家庭庁，文部科学省，厚生労働省などの関係府省庁等との連携を図りながら，政府として一体的に食育の推進に取り組んでいる。国，地方公共団体による取組とともに，地域においては，学校，保育所等，農林漁業者，食品関連事業者，ボランティア等の様々な立場の関係者の緊密な連携・協働の下，食育を国民運動として推進している（図4-2（各論））。

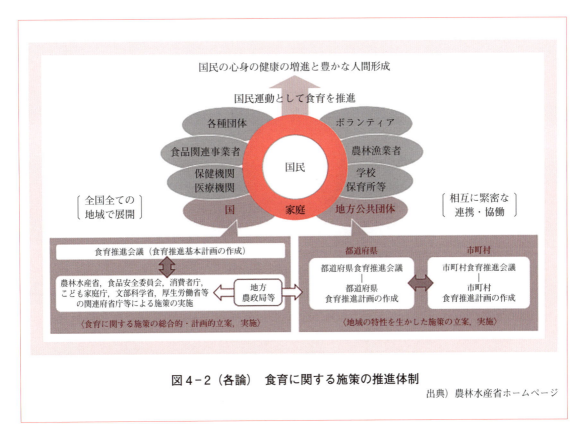

図4-2（各論）　食育に関する施策の推進体制

出典）農林水産省ホームページ

2) 保育所における食育の推進

(1) 子ども（幼児）の育ちを支える食育
～養護と教育の一体性の重視～

保育所における食育は，「保育所保育指針」（平成29年厚生労働省告示第117号）において，健康な生活の基本としての「食を営む力」の育成に向け，その基礎を培うことを目標としている。そして，子どもが毎日の生活と遊びの中で，食に関わる体験を積み重ね，食べることを楽しみ，食事を楽しみ合う子どもに成長していくこと等に留意し，保護者や地域の多様な関係者との連携および協働の下で実施しなければならないとしている。平成29（2017）年4月に策定した「保育士等キャリアアップ研修ガイドライン」では，専門分野別研修の一つとして「食育・アレルギー対応」分野を位置付け，その専門分野に関するリーダー的職員を育成している。また，保育所での食育の推進や食物アレルギーの対応に当たっては，栄養士の専門性を生かした対応が重要であることから，保育所の運営費を支援する公定価格において，栄養士を活用して給食を実施する施設に対し，取組に必要な経費を加算する栄養管理加算を2015（平成27）年度に創設した。2020（令和2）年度には栄養管理加算の更なる充実を図り，保育所における食育やアレルギー対応の取組を一層推進している。

(2) 食を通した保護者への支援

子どもの食を考えるとき，保育所だけではなく，家庭と連携・協力して食育を進めていくことが不可欠である。食に関する子育ての不安・心配を抱える保護者は決して少なくない。「保育所保育指針」では，保護者に対する支援を重視している。保育所には，今まで蓄積してきた乳幼児期の子どもの食に関する知識，経験及び技術を「子育て支援」の一環として提供し，保護者と子どもの育ちを共有し，食に関する取組を進める役割を担うことが求められている。さらに，保育所は，「児童福祉法」（昭和22年法律第164号）第48条の

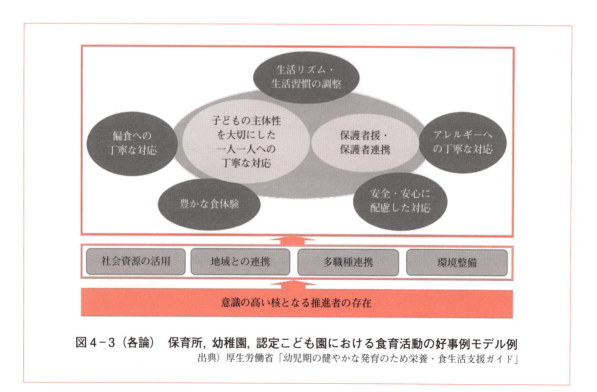

図4-3（各論）　保育所，幼稚園，認定こども園における食育活動の好事例モデル例
出典）厚生労働省「幼児期の健やかな発育のため栄養・食生活支援ガイド」

4の規定に基づき，保育所の行う保育に支障がない限りにおいて，地域の実情や当該保育所の体制等を踏まえ，保育所に入所していない子どもを育てる家庭に対しても，子育て支援を積極的に行うよう努めることが期待されており，食を通した子育て支援として，次のような活動が展開されている。

① 食を通した保育所機能の開放（調理施設活用による食に関する講習等の実施や情報の提供，体験保育等）

② 食に関する相談や援助の実施

③ 食を通した子育て家庭の交流の場の提供および交流の促進

④ 地域の子どもの食育活動に関する情報の提供

⑤ 食を通した地域の人材の積極的な活用による地域の子育て力を高める取組の実施

これらの活動により，食を通して保護者同士の交流の場の提供や促進を図っていくことで，保護者同士の関わりの機会が提供され，食に対する意識が高まることが期待される。また，多くの保育所で，育児相談や育児講座などを通し，保護者の育児不安を軽減する活動が展開されている。

（3）幼児の発育・発達を支援する食事の提供

近年は，保護者の就労形態の変化に伴い，保育所で過ごす時間が増加している子どもも多く見られるようになり，家庭とともに保育所も，子どものための大切な生活の場となっている。そのため，保育所で提供される食事は乳幼児の心身の成長・発達にとって大きな役割を担っている。

こども家庭庁では，保育所をはじめとする児童福祉施設において，「児童福祉施設における食事の提供ガイド」，「保育所における食事の提供ガイドライン」を参考に，子どもの健やかな発育・発達を支援するなどの観点から適切に食育が実施されるよう，周知啓発に取り組んでいる。

また，乳幼児期の特性を踏まえた保育所におけるアレルギー疾患を有する子どもへの対応の基本を示す「保育所におけるアレルギー対応ガイドライン」について，2019（平成31）年4月に「保

表4-3（各論）　乳児の食事摂取基準

エネルギー・栄養素		月齢	0～5（月）		6～8（月）		9～11（月）	
		策定項目	男児	女児	男児	女児	男児	女児
エネルギー　（kcal/日）		推定エネルギー必要量	550	500	650	600	700	650
たんぱく質　　（g/日）		目安量	10		15		25	
脂質	脂質（%エネルギー）	目安量	50		40			
	飽和脂肪酸（%エネルギー）	―	―		―		―	
	n-6系脂肪酸	目安量	4		4			
	n-3系脂肪酸	目安量	0.9		0.8			
炭水化物	炭水化物（%エネルギー）	―	―		―		―	
	食物繊維（g/日）	―	―		―		―	

出典）厚生労働省「日本人の食事摂取基準（2025年版）」

表4-4（各論）　小児（1〜2歳）の推定エネルギー必要量

	男児			女児		
身体活動レベル	低い	ふつう	高い	低い	ふつう	高い
エネルギー（kcal/日）	―	950	―	―	900	―

出典）厚生労働省「日本人の食事摂取基準（2025年版）」

表4-5（各論）　小児（1〜2歳）の食事摂取基準

栄養素		男子					女子				
たんぱく質		推定平均必要量	推奨量	目安量	耐容上限量	目標量	推定平均必要量	推奨量	目安量	耐容上限量	目標量
	（g/日）	15	20	―	―	―	15	20	―	―	―
	（%エネルギー）	―	―	―	―	13〜20 (16.5)	―	―	―	―	13〜20 (16.5)
脂質	脂質 （%エネルギー）	―	―	―	―	―	―	―	―	―	―
	飽和脂肪酸 （%エネルギー）	―	―	―	―	―	―	―	―	―	―
	n-6系脂肪酸	―	―	5	―	―	―	―	5	―	―
	n-3系脂肪酸	―	―	0.7	―	―	―	―	0.7	―	―
炭水化物	炭水化物 （%エネルギー）	―	―	―	―	50〜65 (57.5)	―	―	―	―	50〜65 (57.5)
	食物繊維（g）	―	―	―	―	―	―	―	―	―	―

出典）厚生労働省「日本人の食事摂取基準（2025年版）」

育所におけるアレルギー疾患生活管理指導表」の位置付けを明確化するなど，保育の現場における実用性を重視した内容に改訂し，本ガイドラインに基づき各保育所で取組が進められている。さらに，子どもの食を通じた健康づくりの推進を図るため，毎年，児童福祉施設の給食関係者等を対象に，「児童福祉施設等の食事の提供に関する研修」を開催している。2023（令和5）年度は，児童福祉施設における栄養管理及び食事の提供の支援に関する最近の動向や取組事例の紹介，食物アレルギー，衛生管理，事故防止に関する最新の知見の情報提供等を主な内容としたオンラインの研修を開催している。

3）保育所以外の幼児教育施設での栄養・食事指導

（1）幼稚園における食育の推進

　幼稚園は学校教育法で定める幼児教育施設（学校）として文部科学省の管轄となり，厚生労働省が管轄する社会福祉施設には含まれないが，保育所同様に，生涯にわたる人格形成の基礎を培う重要な幼児期における教育を担っている。この時期

各論 chapter4 ●給食利用者（喫食者）に対する栄養指導

表4-6（各論） 小児（3～5歳）の推定エネルギー必要量

	男児			女児		
身体活動レベル	低い	ふつう	高い	低い	ふつう	高い
エネルギー（kcal/日）	―	1,300	―	―	1,250	―

出典）厚生労働省「日本人の食事摂取基準（2025年版）」

表4-7（各論） 小児（3～5歳）の食事摂取基準

栄養素		男子					女子				
たんぱく質		推定平均必要量	推奨量	目安量	耐容上限量	目標量	推定平均必要量	推奨量	目安量	耐容上限量	目標量
	（g/日）	20	25	―	―	―	20	25	―	―	―
	（%エネルギー）	―	―	―	―	13～20 (16.5)	―	―	―	―	13～20 (16.5)
脂質	脂質 （%エネルギー）	―	―	―	―	20～30 (25)	―	―	―	―	20～30 (25)
	飽和脂肪酸 （%エネルギー）	―	―	―	―		―	―	―	―	
	n-6系脂肪酸	―	―	7	―		―	―	6	―	
	n-3系脂肪酸	―	―	1.3	―		―	―	1.1	―	
炭水化物	炭水化物 （%エネルギー）	―	―	―	―	50～65 (57.5)	―	―	―	―	50～65 (57.5)
	食物繊維（g）	―	―	―	―		―	―	―	―	

出典）厚生労働省「日本人の食事摂取基準（2025年版）」

に行われる食育では，食べる喜びや楽しさ，食べ物への興味や関心を通じて自ら進んで食べようとする気持ちが育つように行われている。

幼稚園における食育については，2008（平成20）年3月に改訂された「幼稚園教育要領」に記載され，2017（平成29）年3月に改訂された要領においても充実が図られている。

具体的には，心身の健康に関する領域「健康」において，「先生や友達と食べることを楽しみ，食べ物への興味や関心をもつ」ことが指導する内容とされている。

また，幼児の発達を踏まえた指導を行うに当たって留意すべき事項として，「健康な心と体を育てるためには食育を通じた望ましい食習慣の形成が大切であることを踏まえ，幼児の食生活の実情に配慮し，和やかな雰囲気の中で教師や他の幼児と食べる喜びや楽しさを味わったり，様々な食べ物への興味や関心をもったりするなどし，食の大切さに気付き，進んで食べようとする気持ちが育つようにすること。」とされている。

こうした幼稚園教育要領の趣旨を，各種研修などを通じて幼稚園教諭等に周知し，幼稚園におけ

る食育の充実を図っている。

（2）認定こども園における食育の推進

認定こども園は，教育・保育を一体的に行う施設で，いわば幼稚園と保育所の両方の良さをあわせ持っている施設である。以下の機能を備え，認定基準を満たす施設は，都道府県等から認定を受けることができる。認定こども園には，地域の実情や保護者のニーズに応じて選択が可能となるよう多様なタイプがある。

・**幼保連携型**：幼稚園的機能と保育所的機能の両方の機能をあわせ持つ単一の施設として，認定こども園としての機能を果たす。

・**幼稚園型**：認可幼稚園が，保育が必要な子どものための保育時間を確保するなど，保育所的な機能を備えて認定こども園としての機能を果たす。

・**保育所型**：認可保育所が，保育が必要な子ども以外の子どもも受け入れるなど，幼稚園的な機能を備えることで認定こども園としての機能を果たす。

・**地方裁量型**：幼稚園・保育所いずれの認可もない地域の教育・保育施設が，認定こども園として必要な機能を果たす。

認定こども園における食育については，「幼保連携認定こども園教育・保育要領」において，指導する内容や目標が示されており，各園において食育の計画を作成し，教育・保育活動の一環として位置付けるとともに，創意工夫を行いながら食育を推進していくことが求められている。

特に食育の推進として，「食育のための環境」や「保護者や関係者等と連携した食育の取組」について明記されている。食育は幅広い分野にわたる取組が求められることに加え，家庭状況や生活の多様化といった食をめぐる状況の変化を踏まえると，より一層きめ細やかな対応や食育を推進しやすい社会環境づくりが重要である。認定こども園では，栄養教諭や栄養士，調理員などがその専門性を生かし，保育教諭等と協力しながら，食育におけるさまざまな関係者と多様に，かつ，日常的に連携を図るよう努め，各園の実態に応じた取組が工夫されている。

4）児童を対象とした栄養指導

児童養護施設などの児童・生徒を対象とした施設では，原則として1日3回の食事を提供し，子どもたちの健やかな発育・発達を促す食事の提供，社会的自立に向けた栄養・食生活支援につながる食育を推進することが求められる。食育の推進においては栄養士・管理栄養士が中心となり，多職種で連携を図りながら，食育計画，食事提供に関する計画を立て，実践することが大切であり，個別の自立支援計画における食に関する内容を考慮し，一体的かつ継続的な支援を行うことが求められる。

児童を対象とした栄養指導の具体的な内容を以下に示す。

・間食や夜食の増大，過度の偏食などに注意する。時間を決めて，量や質を考えて規則正しく与える。

・就寝時間が遅くならないようにし，朝食を食べる習慣をつけ，早寝早起き朝ご飯を心がける。

・日中に適正な運動を行い，睡眠時間を確保し，朝食の30～60分前に起床する。

朝食を抜くと，栄養バランスが乱れ，体調が乱れ，集中力の低下や肥満につながりやすいため，バランスの良い朝食をしっかりと食べる習慣を身につけるよう指導していくことが重要となる。

4. 社会福祉施設における栄養指導

社会福祉施設は，前述した乳幼児，児童のほか，高齢者，心身障害者，生活困窮者など社会生活を

営む上で，さまざまなサービスを必要としている者を援護，育成し，または更生のための各種治療訓練などを行い，これら要援護者の福祉増進を図ることを目的としている。社会福祉施設には，老人福祉施設，障害者支援施設，保護施設，児童福祉施設，その他の施設があり，本節では高齢者および障害者を対象とした施設における栄養指導について述べる。

1）高齢者・介護福祉施設

65歳以上の高齢者を対象とした社会福祉施設は，老人福祉法ならびに介護保険法に基づいて定められている。

老人福祉法は，老人居宅介護事業，老人デイサービスなどの居宅サービスと，有料老人ホームや特別養護老人ホームなどの施設サービスの2つに大きく分けることができる。

一方，介護保険法は，要介護者であって在宅復帰を目指す高齢者を対象に，可能な限り自立した生活が送れるよう，リハビリテーションをメインとした施設を対象とし，介護老人福祉施設や介護老人保健施設，介護療養型医療施設，介護医療院などがある。

いずれのサービスにおいても栄養士・管理栄養士による高齢者への給食提供，食事・栄養指導が重要な役割を果たしている。

2）高齢者に対する栄養指導

（1）超高齢化社会と地域包括ケアシステム

わが国の高齢者人口の全人口に占める割合は，出生数の減少もあって，増加傾向にあり，65歳以上の割合は全人口の約30%を占めるまでになっている（2023（令和5）年「人口推計」では29.1%）。さらに団塊の世代が75歳以上となる2025年には，75歳以上人口は全人口の18%となるとみられている（2025年問題）。

こうした急速な高齢化により，要介護高齢者の増加，介護期間の長期化，いわゆる「社会的入院」の問題など介護ニーズはますます増大しており，介護をパートナーや家族などの一部の限られた人の問題とせずに，高齢者を等しく社会の構成員として捉えながら，社会全体で高齢者介護を支える仕組みが重要視されている。

なかでも2025年以降の75歳以上人口の増加に対応していく上で，重度な要介護状態となっても住み慣れた地域で自分らしい暮らしを人生の最後まで続けることができるよう，医療・介護・予防・住まい・生活支援が包括的に確保される体制（地域包括ケアシステム）の構築実現が重要となっている。

（2）低栄養予防

要介護状態を引き起こす原因のひとつとして，低栄養によるサルコペニア，フレイルが挙げられる。そのため，地域に暮らす高齢者の低栄養状態を改善することで，介護予防，QOL（生活の質）の向上を図ることが大切となる。表4-8（各論）にフレイル予防のポイントを，また以下にフレイル予防のための食事のとり方およびその際のポイントを示す。

❶フレイル予防のための食事のとり方

- ・3食しっかりとる。
- ・1日2回以上，主食・主菜・副菜を組み合わせて食べる。
- ・いろいろな食品を食べる。
- ・たんぱく質を含む食品をとるように意識する。たんぱく質の摂取量が少なくなると筋肉量が減少し，加齢とともに筋たんぱくの合成が遅くなるため，高齢者はより一層たんぱく質を含む食品をとることが大切である。
- ・噛みごたえのある食品を食べよう。食べる力を維持するために，根菜類などかたいものを食べよう。

❷食事のとり方のコツ

- ・料理が大変な場合は，市販の総菜や缶詰，レ

表4-8（各論）　フレイル予防の3つのポイント

栄養：食事の改善	食事は活力の源である。 ・バランスのとれた食事を3食しっかりとる。 ・口の健康（口腔ケア）に気を配る
身体活動：ウオーキング・ストレッチなど	・身体活動は筋肉の発達だけでなく食欲や心の健康に影響する。 ・今より10分多く体を動かす。
社会参加：趣味・ボランティア・就労など	・趣味やボランティアなどで外出する。 ・自分に合った活動を見つけよう。

トルト食品なども活用しよう。
・バランスの整った配食弁当であれば，主食・主菜・副菜を手軽に組み合わせることができる。
・コーヒータイムには，コーヒーに豆乳を入れて豆乳ラテにする。
・ヨーグルトなど，間食でもたんぱく質が多いものを選んでみよう。
・缶詰や冷凍食品など，「あと一品」に便利なものを常備する。

　介護予防の支援としては，管理栄養士や保健師など医療専門職による電話もしくは訪問によるアウトリーチ支援を行う。栄養状態は口腔機能とも関連することから，必要に応じて歯科衛生士などの医療専門職とも連携する（各論 chapter1, p.144 参照）。

　低栄養に関する支援としては，摂取する食事の内容（栄養素）などに限定しがちであるが，高齢者の生活全般の IADL（日常的手段動作）を向上させ，栄養改善を図る支援を行う必要がある。改善のためにどのような食品を摂取するかだけでなく，適切な食品をどのように入手するかなどについての支援も重要である。

　支援に当たっては，高齢者それぞれの食事内容，買い物や調理，食事環境，食事にまつわる生活や課題などから，できることをじっくりと聞き出し，課題解決に向けて取り組みやすい内容を一緒に考え提案するというスタンスで臨むことが必要である。なお，より高い効果を得るためには，栄養状態の改善と運動促進に向けた支援の併用，栄養状態の改善と歯科・口腔機能の改善に向けた支援の併用のように，各専門職と連携し，それぞれの高齢者に合致した個別の支援プログラムの取り組みとすることが重要である（表4-9（各論））。

（3）介護保険制度と栄養指導

　介護保険法制度は 2000（平成12）年4月1日から施行され，第8期として 2020（令和2）年に改正し 2021（令和3）年4月施行されている。2024（令和6）年度の介護報酬改定に関しては，「退所時栄養情報連携加算」の新設と「再入所時栄養連携加算」の対象の見直しが行われた（図4-4（各論））。

　退所時栄養情報連携加算は，介護保険施設から，居宅または他の介護保険施設，医療機関などに退所する者の栄養管理に関する情報連携が切れ目なく行われるようにする観点から，介護保険施設の管理栄養士が入所者等の栄養管理に関する情報を他の介護保険施設や医療機関等に提供することを評価するものである。また，再入所時栄養連携加算について，栄養管理を必要とする利用者に切れ目なくサービスを提供する観点から，医療機関から介護保険施設への再入所者であって特別食等を提供する必要がある利用者が算定対象に加えられた。

表4-9（各論）　高齢者の低栄養予防のための具体的な助言内容の例

対象者の状況	助言内容の例
体重減少がある場合，欠食がある場合，食物の入手が困難な場合	摂取すべき栄養素・食品の紹介 調理方法に関する説明 食事のとり方（量や時間，間食の利用方法）の紹介 食品の入手方法（配食弁当や食材の宅配）の紹介 コミュニティバスの時刻表の紹介 日持ちのする食品（缶詰等）の利用の提案 共食（家族，友人等）の機会を増やすことの提案
活動量や外出頻度が低下している場合	生活のリズムを整える必要性の説明 通いの場等の紹介

出典）厚生労働省「高齢者の特性を踏まえた保健事業ガイドライン第3版（案）」令和6年3月一部改変

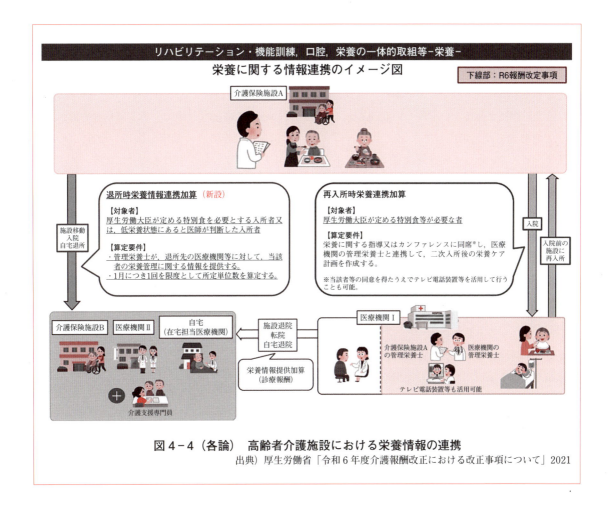

図4-4（各論）　高齢者介護施設における栄養情報の連携
出典）厚生労働省「令和6年度介護報酬改正における改正事項について」2021

3) 障害者支援制度と食事・栄養支援

2012（平成24）年に，それまでの障害者自立支援法を改正し，「障害者の日常生活及び社会生活を総合的に支援するための法律」（障害者総合支援法）が成立した。これは，地域社会における共生の実現に向けて，障害福祉サービスの充実など障害者の日常生活および社会生活を総合的に支援するため，新たな障害保健福祉施策のための改正である。

障害者が自立して快適な日常生活を営み，尊厳ある自己実現をめざすためには，障害者一人ひとりの健康・栄養状態や食生活の質の向上を図ることが不可欠であり，「食べる楽しみ」の支援を充実していくことが重要となる。その一方で，障害者の栄養に関する問題点として，低栄養と過栄養の二重負荷が存在するとともに，食事時の兆候・症状として，摂食嚥下機能障害や偏食，感覚過敏等の特性が観察されるという難しい問題もある。

厚生労働省では，2017（平成29）年に「障害福祉サービスのあたっての意思決定支援ガイドライン」を策定し，障害福祉サービスにおける障害者の意思決定の定義や意義，標準的なプロセスや留意点を取りまとめている。そのなかで日常生活における意思決定支援の場面のひとつとして，食事があげられている。そこでは，本人の意思が尊重された生活体験を積み重ねることにより，本人が自らの意思を他者に伝えようとする意欲を育てることにつながるとしている。

さらに栄養障害のリスクのある人に対し，本人の意思やし好を重視した食事の提供や支援をするため，ミールラウンド[*1]を含めたアセスメントやモニタリングを繰り返すことで，食事の栄養・健康状態や疾病への影響，本人の選好やし好の変化やリスクに関する課題を把握し，その課題に対応して創意工夫した個別の栄養ケア計画を作成することが求められている。また，栄養ケア・マネジメントの実施にあたっては本人への声かけや栄養教育の一環としての個別栄養食事相談が重要視されている。

5. 事業所給食

1) 労働者の QOL と栄養指導

近年，労働者人口に占める高年齢者の割合が増加し，急速な技術革新の進展など事業所を取り巻く社会経済情勢は大きく変化している。さらに労働者の就業意識や働き方，業務の質なども変化しており，こうした環境下で労働者が健康状態を保ち，持っている能力を十分発揮できることが重要となる。その一方，定期健康診断の有所見率は増加傾向にあり，特に40～74歳におけるメタボリックシンドローム該当者または予備軍は，男性2人に1人，女性の5人に1人という割合に達している。このような中で，事業所給食を通した栄養指導は，労働者の健康の維持・増進，QOLの向上に重要な役割を果たすことになる。

厚生労働省は，事業場における健康保持増進対策をより推進するために，「事業場における労働者の健康保持増進のための指針」（1988（昭和63）年）を策定し，トータルヘルスプロモーションプラン（THP）として推進されている。THP指針は，これまでよりも幅広い労働者の健康保持増進の促進を目指し，すでに生活習慣上の課題がある労働者だけではなく，課題が見当たらない労働者や，良い生活習慣や健康状態を目指す対象者も含まれており，個々の労働者のみならず，一定の集団に対する活動を推進できるようなポピュレーションアプローチの視点が強化されている（厚生労働省「職場における心とからだの健康づくりのための手引き」令和2年）。

2) 事業所給食の特性を活かした栄養指導

事業所における栄養指導は，特定健康診査・特

定保健指導の結果を活用して実施されている。この場合，生活習慣病などの患者への個別栄養指導や，ハイリスク者に対する集団栄養指導などであり，主にはハイリスクアプローチ視点の栄養指導となる。日常的な講習会や展示会等の開催を通じた栄養指導を取り入れることで，ポピュレーションアプローチに繋げることが可能となる。

事業所給食は，複数献立や選択食（カフェテリア方式）のように，労働者の自主性により料理の選択がおこなわれる。このような場合には，モデル的な料理の組み合わせを提示するなどの工夫が必要である。また，食堂の各テーブルへの卓上メモの設置や，持ち帰り可能なリーフレットの作成，ポスターや献立の栄養成分の掲示など，媒体を活用した栄養指導を取り入れた食環境整備も必要となってくる。また，事業所における健康経営推進のひとつとして「健康な食事・食環境」認証制度である「スマートミール」がある。第1回認証（2018年）事業者数給食部門は34であったが，現在給食部門は350を越える事業者数となり，全国的に食環境を整備する事業者も増加している。労働者の健康増進・維持およびQOLを向上させるためにも，事業所における栄養士・管理栄養士の役割は重要である。

＊1　ミールラウンド
食事場面を多職種で観察し，実際の食事の摂取状況から咀嚼能力，口腔機能，嚥下機能，姿勢などを評価し，問題点に対して対応策を立案する。

◆演習問題

以下の記述の内容が正しいものには「○」を，誤っているものには「×」を，（　　）内に記しなさい。

1．外来患者への栄養食事指導では，診療報酬の算定はできない。（　　）

2．在宅患者訪問栄養食事指導料は，1回の指導時間が30分以上の場合に算定できる。（　　）

3．多職種が共同して展開されているチーム医療では，情報の共有化のため，問題志向型システム（POS）が広く用いられている。（　　）

4．学校給食の献立表を利用して，家庭に対する栄養指導が実施できる。（　　）

5．保育所における栄養指導では，食材そのものを見せることも有効である。（　　）

6．幼稚園は文部科学省の管轄であるため，栄養指導の必要はない。（　　）

7．高齢者を対象とした社会福祉施設の栄養指導では，身体活動の促進や口腔機能改善支援などもあわせて実施するとよい。（　　）

8．障がい者に対する栄養指導では，エネルギー摂取量の増加が目標となる。（　　）

9．事業所給食では，労働者の特性が共通ではないので，栄養指導ができない。（　　）

⋯⋯

◎解答

1．（×）

2．（○）

3．（○）

4．（○）

5．（○）

6．（×）

7．（○）

8．（×）

9．（×）

各論 chapter 5　諸外国の栄養状況

〈学習のポイント〉
①世界の健康問題とそのリスクを予防する可能性のある栄養・食生活と身体活動について理解する。
②先進諸国と開発途上国における栄養問題について理解する。
③日本をはじめ，世界の食料問題について理解する。

　世界の栄養問題は，各国の状況によりさまざまであり，それぞれの実情に応じて，「食物ベースの食生活指針（フードガイド）」（図5-1（各論））が策定されている。
　また，2004年に世界保健機関（WHO）は，世界が直面している健康課題として，先進国のみならず多くの開発途上国においても，心血管疾患や糖尿病，脳卒中，がんなどの非感染性疾患（Non-Communicable Diseases, NCDs）がその大部分を占めており，年々，増加の傾向にあるとしている。さらに，これらの疾病の危険因子（リスク）のうち，予防可能である重要なものは「食生活」と「身体活動」であることを示している。

カナダ
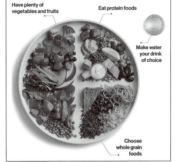

英国
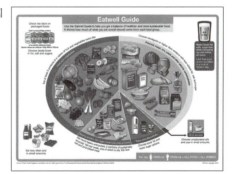

オーストラリア
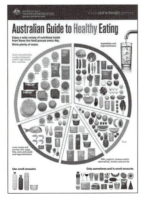

中国
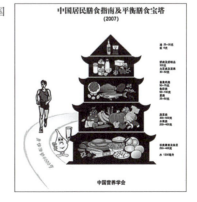

図5-1（各論）　各国のフードガイド

1. 先進諸国における栄養問題

先進諸国における栄養問題の多くは，肥満とそれに関連するさまざまな生活習慣病である。

米国では，2020年に新しい食生活指針（表5-1（各論））を策定した。さらに，2011年6月には，それまでのマイ・ピラミッドから，野菜・果物の摂取を中心としたマイプレイト（MyPlate）を発表し，現在5つの食品群によって，健康的な食事パターンを考えさせるためのシンボルとして活用している（図5-2（各論））。

一方，食料不足に陥る家庭を対象とした社会福祉活動の一環として，フードスタンププログラム（スーパーなどで食料を購入できる金券の配布）や，WIC（Woman, Infant, Children）プログラム（低所得の妊婦・授乳婦，乳幼児対象），学校給食朝食プログラムなどの食料支援プログラムも実施している。

1）過栄養と疾病

過栄養による肥満とそれに関連したさまざまな生活習慣病を予防するために，米国では，国立がん研究所（NCI）が中心となって，1991年に5 A Day[*1]運動を開始した（その後，この運動は世界十数カ国に広がっている）。さらにその内容は2002年に改訂され，「健康の維持とがんや心臓病を予防するために，『赤，オレンジ／黄色，青／紫，緑，白』の5つの色の野菜や果物を，1日に5～9サービング（皿）食べる」ように働きかけている。しかし2007年には，1日5サービングを意味する「5 A Day」から，特定のサービングを意味しない「果実と野菜をもっと食べよう」というスローガンに変更した。

また，世界心臓連合（WHF）では，循環器疾患予防のために，野菜や果物の摂取を増やし，飽和脂肪酸やトランス脂肪酸，食塩や砂糖を多く含む食べ物を減らすことなどを推奨している。さらに，学校や企業，地域において，健康的な食事を普及・啓発するように促している。

2）社会環境と肥満

先進国では，貧困により食料を十分に購入できない層の場合，価格が安く，砂糖や脂肪を多く含む食品を購入する傾向にある。栄養の大切さや健康的な食べ方についての栄養教育を実施するとともに，健康的な食品の開発やスーパーなどにおけ

表5-1（各論）　アメリカ人のための食生活指針（2020-2025）

どのような食事も「アメリカ人のための食生活指針」を拠りどころとしましょう
1．すべてのライフステージで健康的な食事パターンを取り入れましょう
2．個人の嗜好，文化的伝統，予算に応じて，自分に合った栄養素密度の高い食品や飲み物を選び，楽しみましょう
3．栄養素密度の高い食品や飲み物を選ぶことで，各食品群の求める食品を摂り，カロリー制限内に収めるようにしましょう
4．添加糖，飽和脂肪，塩分を多量に含む食品や飲み物を制限し，アルコール飲料も控えましょう

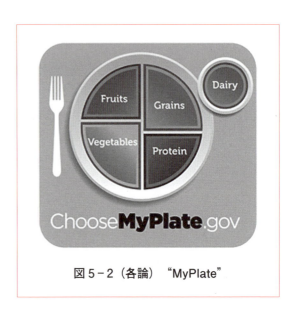

図5-2（各論）　"MyPlate"

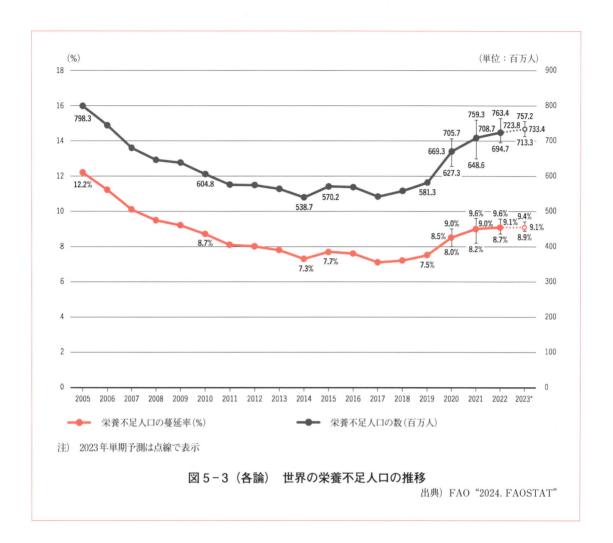

図5-3（各論）　世界の栄養不足人口の推移

出典）FAO "2024. FAOSTAT"

る食品の販売方法など，食環境の整備も重要となっている。

また，外食の増加とそれに伴うポーションサイズ（1人前の量）の拡大（米国では，20年前に比べ，約2〜3倍の大きさや量）などが，肥満を増加させる一因となっており，ポーションサイズを小さくして，食欲を満たす工夫が必要である。

の変化に伴い，先進諸国と同様に肥満や生活習慣病が増加している。先進国でも同様の状況が生じており，世界中で過剰栄養（肥満）と低栄養（飢餓）が同じ国，同じ地域，同じ家族の中で共存し

> **＊1　5 A Day（ファイブ・ア・デイ）**
> 「1日に5皿分（350 g）以上の野菜と200 g以上の果実を食べましょう」をスローガンにした食育活動。日本では1998年にドールジャパンが5 A Dayの普及活動を開始し，2002年にはファイブ・ア・デイ協会も設立された。このスローガンは「食事バランスガイド」（p.84参照）に示されている副菜の5サービングと果物の2サービングに相当する。

2. 開発途上国における栄養問題

開発途上国では，食料不足による低栄養の一方で，急激な社会状況（食環境や生活などを含む）

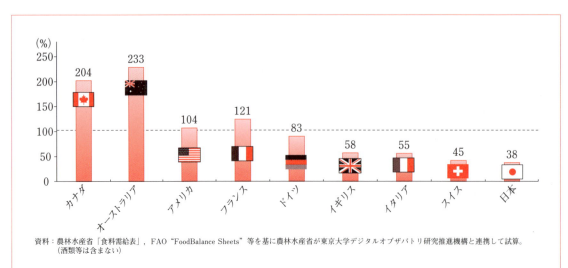

図5-4（各論） 我が国（2023年度）と諸外国（2021年）の食料自給率（カロリーベース）

資料：農林水産省「食料需給表」，FAO "FoodBalance Sheets"等を基に農林水産省が東京大学デジタルオブザバトリ研究推進機構と連携して試算。（酒類等は含まない）

ている。これを「栄養障害の二重負荷（DBN：Double Burden of Nutrition）」（WHO）とよんでいる。そのため近年では，先進諸国，開発途上国を問わず，低栄養と過剰栄養の両面から対応することが必要となっている。

1）低栄養と疾病

自然災害や慢性的貧困，紛争などによる食料不足のため，PEM（Protein-Energy Malnutrition：たんぱく質・エネルギー栄養失調症）であるマラスムスやたんぱく質欠乏症のクワシオルコルなどの低栄養状態が生じている。その結果，乳幼児の発達障害や抵抗力の低下による感染症が広がっており，開発途上国における子どもの死亡率の約1/3は，この低栄養が関連しているといわれている。

また，ビタミンA，鉄，ヨウ素などの欠乏症が蔓延しており，これらの補給も重要な課題である。

2）食糧問題

WHOとFAO（国際連合食糧農業機関）の共同報告「世界の食料安全保障と栄養の現状」によれば，現在世界には全人口の70億人を超える人々を養うのに十分な食料があるにもかかわらず，2023年の飢餓人口は7億3,300万人とみられており，2017年以降連続で増加し，世界人口のおよそ9人に1人が飢えに苦しみ，3人に1人が何らかの栄養不良に苦しんでいるという（図5-3（各論））。

人口当たりの栄養不足率を地域別にみると，依然としてアフリカに多く，その数は人口の約20％に達している。またアジアでも8％を超えるとともに，中南米・カリブ海でも約7％に上っている。

各国の実情に合わせて，食料の増産や公平な食料の分配について取り組み，とくに開発途上国にあっては，紛争の解決，地域開発とあわせて自立した食料生産が行われるように働きかけていくことが望まれる。

なお，先進諸国のなかで食料自給率がもっとも低いのは日本であり，2023（令和5）年度で40％（カロリーベース）を下回っている（図5-4（各論））。豊かな食生活を送っている私たちも，食べものを粗末にしないように，また，環境問題にも配慮して，エコフレンドリーな食生活を実践する

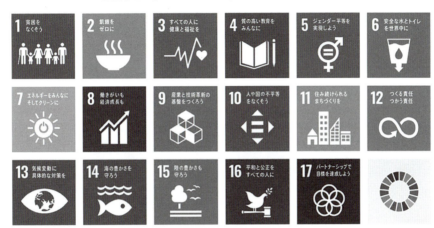

図5-5（各論）　17の持続可能な開発目標
出典）国際連合広報センター

必要がある。

3. 持続可能な開発目標（SDGs）

2015年9月に国連本部で開催された国連サミットにおいて「持続可能な開発のための2030アジェンダ（the Agenda 2030 for Sustainable Development）」が採択された。2030アジェンダは，あらゆる貧困を撲滅し，持続可能な世界の発展のために2016年から2030年までの15年間に国際社会が共通して達成すべき17の持続可能な開発目標（Sustainable Development Goals：SDGs）とそれを実現するための167のターゲットで構成されている（図5-5（各論））。

この目標とターゲットでは，2001年から2015年までの期間に開発途上国における貧困と飢餓の撲滅，普遍的初等教育の達成，ジェンダーの平等性と女性の地位向上など8つの達成目標を定めたミレニアム開発目標（MDGs）で達成できなかった目

● SDGs2番目の目標「ZERO HUNGER」

飢餓と栄養不良をなくすことは，人々の健康状態を改善するだけでなく，教育や雇用など多くの開発分野を進展させることに役立つ。とくに子どもの栄養状態は，人生最初の1,000日間（母体に宿ってから2歳の誕生日まで）に栄養価の高い食べ物を得られるように確実に支援することが重要とされている。

しかし，現在，世界で1億5,000万人の5歳未満の子どもが栄養不良に陥っている。

SDGs（持続な可能な開発目標）では2番目の目標に「ZERO HUNGER（飢餓をゼロに）：飢餓を終わらせ，食料安全保障を実現し，栄養状態を改善するとともに，持続可能な農業を促進する」を掲げている。そこでは，食料生産者の生産性や所得を倍増させるとともに，気候変動などへの適応能力を向上させて食料生産システムを確保する強靭な農業の実践，国際協力の必要性，貿易制限や歪みの是正，食料市場の適正な機能確保などの取り組みを進めている。

標を実現することを目指している。またミレニア
ム開発目標が開発途上国における達成目標であっ
たのに対し，持続可能な開発目標（SDGs）で定め
られた 17 の目標と 167 のターゲットは，すべて
の国がパートナーシップで取り組む，人間，地球
および将来の世代のための行動計画となっている。

＜参考文献＞

・WHO『食生活，身体活動と健康に関する世界
　戦略』2004
・FAO，WHO ほか『世界の食料安全保障と栄養
　の現状』2024

各論 chapter5 ●諸外国の栄養状況

◆演習問題

以下の記述の内容が正しいものには「○」を，誤っているものには「×」を，（　　）内に記しなさい。

1．国独自のフードガイドを作成しているのは，アメリカと日本だけである。（　　）
2．先進諸国における栄養問題の多くは，貧困により食料を十分に購入できないことによる低栄養である。（　　）
3．ファイブ・ア・デイ運動では，間食を含めて1日5食をすすめている。（　　）
4．開発途上国では，食料不足による低栄養と過剰栄養の問題が共存している。（　　）
5．SDGs には，飢餓をゼロにすることが掲げられている。（　　）

◎解答
1．（×）
2．（×）
3．（×）
4．（○）
5．（○）

211

index ■ さくいん

数

1 型糖尿病　164
2 型糖尿病　164
24 時間食事思い出し法　37
5 A Day　206
5W1H　53, 68
6-6 式討議　63
6 つの基礎食品　18

英

AIDMA（アイドマ）の法則　64
BMI　38, 46, 77, 116, 162, 182
BSE　22
CiNii　105
CKD　175, 176
EBM　103
GI　167
GROW モデル　72
HDL　162, 169
I メッセージ　73
JAS 法　32
KJ 法　63
LARA 物資　17
LDL　167
MI　71
MyPlate　206
NAFLD　172
NST　189
O157　22
OARS ＋ 1　71
OPAC　101
PDCA　78
PEM　208
Plan-Do-check-Act サイクル　5
POMR　189
POS　189
PubMed　108
QOL　4, 51, 141, 184, 199
SDGs　89, 209
SOAP　189
SV　86, 125
THP　136, 202

VLCD　163
WHO　205
WIC プログラム　206

あ

アクティブ 80 ヘルスプラン　20
アスリート　150
アセスメント　35, 51, 53, 56, 73, 144, 187
アナフィラキシー　184
アルコール　71, 95, 117, 160, 172
アレルゲン　128, 185
育児用ミルク　121
胃酸分泌　179
石塚左玄　13
意志決定バランス　58
維持期　55
胃・十二指腸潰瘍　179
一次予防　7
医中誌 Web　108
一般治療食　188
いも類　45, 125, 178
医療制度改革関連法　22
医療法　33
印刷媒体　64
飲酒　71, 113, 117, 167
インスリン　164
インターネット　102
インフォームドコンセント　52
牛海綿状脳症　22
うっ血性心不全　172
運動　23, 82, 91, 92, 126, 151, 163, 167
運動指導　91, 136
運動療法　163
映像媒体　66
栄養アセスメント　56, 187
栄養改善　13, 28, 146, 200
栄養改善プログラム　146
栄養改善法　18
栄養改善マニュアル　145
栄養技手　13
栄養機能食品　117

栄養教育　28, 52, 56, 61, 132, 135, 141, 149
栄養教育カリキュラム　52
栄養教育プログラム　56
栄養教諭　9, 23, 89, 133, 189
栄養ケア　10, 189
栄養ケア計画　11, 202
栄養ケア・マネジメント　10, 21, 145, 147, 202
栄養サポートチーム　8, 189
栄養士　3, 4, 7, 14, 27, 117, 142, 154, 159, 187
栄養士規則　15
栄養指導　3, 4, 7, 11, 13, 18, 21, 27, 28, 51, 53, 61, 77, 87, 91, 94, 101, 113, 120, 124, 128, 136, 142, 149, 153, 159, 187, 191
栄養指導員　28
栄養指導計画　4
栄養指導車　17
栄養士法　3, 17, 18, 27
栄養食事指導　8, 159, 187
栄養食事指導記録　189
栄養食事指導料　8, 159, 187
栄養スクリーニング　187
栄養成分表示　20, 139, 173
栄養成分表示ガイドライン　20
栄養摂取状況調査　41
栄養摂取状況調査票　40
栄養相談　51, 155
栄養素等摂取量　35, 43, 44
栄養表示基準　20
栄養マネジメント加算　147
エネルギー　77, 116, 154, 159
エネルギーコントロール食　159, 160
演示媒体　66
援助　4
円卓式討議　62
エンパワメント　4
塩分コントロール食　172, 175
オペラント強化　58
オリザニン　14

か

カーボカウント　167
介護　10, 21, 142, 146, 199
介護報酬　10, 147, 200
介護保険施設　21, 147, 201
介護保険制度　145, 200
介護保険法　10, 21, 199
介護予防　23, 199
介護予防マニュアル　145
外食　18, 136, 139, 149
外食料理栄養成分表示ガイドライン　20
開発途上国　207
潰瘍食　179
外来栄養食事指導料　188
カウンセラー　69, 70
カウンセリング　51, 53, 68
過栄養　171, 202, 206
学習理論　53, 70
拡大質問　73
学童期　126, 152
顎変形症　128
過去質問　73
過食　161, 179, 183
可食量　35
家族　51, 68, 125, 130
課題学習　63
学会誌　105
脚気　13
学校給食　9, 15, 30, 89, 132, 152, 189
学校給食栄養管理者　192
学校給食摂取基準　133
学校給食法　17, 30, 189
学校教育法　32, 191
カットポイント法　37
かゆ食　189
カリウム　175, 177
カルシウム　43, 65, 116, 127, 193
カルシウム拮抗薬　174
カロテン　116
カロリーベース　90
がん　91, 164, 188
環境設定　70
観察学習　74
間食　58, 125, 161, 192

管理栄養士　3, 18, 23, 27, 41, 51, 61, 86, 117, 144, 151, 159, 187
管理栄養士国家試験　23, 27
管理栄養士制度　18
飢餓　208, 209
基準給食制度　18
喫煙　38, 113, 117, 140, 179
給食　8, 10, 17, 26, 86, 129, 132, 187
急性下痢　180
急性腎臓病　175
教育基本法　31
教育（相談）　51, 154
共感的理解　70
狂牛病　22
教材・媒体　64
共食　91, 130, 201
狭心症　167, 174
行政栄養士　7
居宅サービス　199
魚介類　46, 117
虚血性心疾患　91, 160, 167
クライアント　69
グループダイナミクス　54, 63
計画行動理論　57
掲示・展示媒体　64
傾聴　4, 70
鶏卵　169
結果期待　74
欠食　49, 126, 131, 135, 149, 160
血清アルブミン　38
血清フェリチン　38
下痢　180
健康格差　20, 23, 91
健康志向　22
健康寿命　20, 82, 91
健康増進法　3, 22, 28, 39, 77
健康づくりのための運動基準　23, 91
健康づくりのための運動指針　92
健康づくりのための身体活動・運動ガイド2023　92
健康づくりのための食生活指針　19, 81
健康づくりのための睡眠ガイド2023　94

健康に配慮した飲酒に関するガイドライン　95
健康な食事　21, 139, 203
健康日本21　20, 31, 91
健康日本21（第三次）　20, 91
健康フロンティア戦略　23
健康保険制度　7
健康保険法　8
健康保持増進のための指針（THP指針）　135, 202
言語的コミュニケーション　68
言語的表現　69
限定質問　73
講義形式　62
後期高齢者　21, 33, 141, 165
口腔アレルギー　184
口腔衛生　144, 147
攻撃因子　178
高血圧　161, 167
高血圧症　19, 77, 172
厚生省　15, 42, 81
厚生労働省　14, 40
肯定質問　73
行動科学　57
行動置換　58
行動変容　15, 55, 61, 164
行動変容技法　57, 58
行動変容段階モデル　54, 57
行動療法　57, 70, 164
高尿酸血症　170
公認スポーツ栄養士　151
高齢期　140, 150
高齢社会　21
高齢者食　188
高齢者福祉施設　199
コーチング　69, 72
国民健康・栄養調査　15, 17, 39
国民生活基礎調査　39, 134
国立栄養研究所　14
国立研究開発法人医薬基盤・健康・栄養研究所　40
国立公衆衛生院　14
孤食　11
個人　5, 35, 68
骨折　127
こども家庭センター　30
子どもの貧困　134
個別栄養食事指導　165, 187
個別指導　61, 189

コミュニケーション　68
小麦　45, 173
米類　45
混合栄養　119
混合系スポーツ　153
献立　128, 133, 162, 188

さ

サービング　86, 206
災害　154
佐伯矩　14
在宅患者　8, 187
在宅患者訪問栄養指導料　8, 187
サプリメント　117, 135
参加型形式　63
産業保健　8
三次予防　7
弛緩性便秘　181
持久力系スポーツ　153
事業所給食　202
刺激統制　58
し好　161, 188
自己効力感　74
自己管理能力　4
自己制御　74
脂質　11, 43, 127, 161
脂質異常症　20, 125, 167, 187
歯周病　128, 144
思春期　125, 131, 152
自然流産　117
持続可能な開発目標　209
市町村保健センター　32
質問　41, 73
実行期　55
児童　86, 126, 192
児童福祉施設　192
指導方法　61
歯肉炎　128
脂肪肝　171
社会的認知理論　58
社会福祉施設　9, 192, 198
ジャンクフード　132
習慣性便秘　181
集団栄養食事指導　165, 188
集団栄養食事指導料　187
集団指導　61, 62
集団力学　54, 63
主菜　19, 86, 125, 139, 152, 199

主食　19, 153, 154, 161, 199
受動喫煙　39, 140
授乳期　97, 113, 119
授乳・離乳の支援ガイド　119
受容　70
循環器疾患　93
瞬発力系スポーツ　153
準備期　55
障害者基本法　31, 33
障害者支援施設　199
障害者総合支援法　202
小集団　70
常食　188
承認　73
情報収集　101
除去食　129, 165
食育　9, 23, 31, 87, 89, 129, 191
食育基本法　8, 23, 31, 82
食育推進基本計画　8, 23, 31, 89
食育推進室　23
食塩　135, 139, 177
食塩制限　160
食塩摂取量　82, 169, 177
食塩相当量　86, 139, 172
食事改善　79
食事記録法　35
食事サービス　143
食事調査　35, 78
食事バランスガイド　21, 81, 114, 139
食習慣　4, 30, 52, 56, 89, 144, 130, 160, 167, 191, 197
食事療法　126, 162, 179
食生活　4, 11, 19, 31, 35, 81, 113
食生活指針　21, 81
食の安全　22, 90
食の外部化　19, 149
食品安全基本法　22
食品衛生法　32
食品群別摂取量　36, 43
食品表示法　32
食文化　22, 82, 132, 191
食物アレルギー　89, 120, 128, 154, 185, 192
食物依存性運動誘発アナフィラキシー　184
食物摂取状況調査　42

食物摂取頻度調査法　37
食料安全保障　23, 90, 208
食糧管理法　14
食料自給率　90
食料需給表　90
食料不足　207
食糧問題　209
除去食療法　185
所得倍増計画　18
初乳　120
自立授乳　120
心筋梗塞　97, 164
神経管閉鎖障害　118
神経性食欲不振症　131, 183
神経性大食症　183
新健康フロンティア戦略　23
心疾患　21, 91, 128, 167
腎臓病　175, 176
身体活動　19, 131, 151, 167
身体状況調査　41
身体状況調査票　41
身体測定法　38
身土不二　13
シンポジウム　63
信頼関係　53, 69
診療報酬　8, 159
水銀摂取　117
推奨量　77
水中体重測定法　39
推定平均必要量　77
水分　83, 117, 125, 153, 154, 171, 180
健やか親子21　132
鈴木梅太郎　14
ストレス　7, 59, 126, 150, 161
ストレスマネジメント　59
ストレプトコッカス・ミュータンス菌　128
スポーツ栄養　150
生活習慣　3, 19, 28, 41, 52, 68, 77, 91, 119, 149, 163, 187, 192
生活習慣調査　41
生活習慣調査　38
生活習慣病　4, 10, 19, 77, 91, 113, 135, 139, 149, 187, 207
生産額ベース　90
成人期　135

成人病　19
生体指標法　38
生体電気インピーダンス法　38
生徒　30，89，133，189
青年期　135，149
政府統計　104
成分別栄養管理　159
摂取エネルギー　125，161
摂食障害　183
セルフエフィカシー　55，58，74
セルフモニタリング　59
前期高齢者　33，141
先進国　207
先天奇形　117
相互決定主義　74
早産　117
ソーシャルサポート　58
ソーシャルスキルトレーニング　59

た
体格　77，161
体格指数　127
体験学習　64
対策分析　52
第三次国民健康づくり対策　20
第4次食育推進基本計画　23，88，125，131
胎児性アルコール症候群　117
対象者　5，35，51，54，61，68，86，135，187
耐糖能異常　164
第二次国民健康づくり対策　20
第二次性徴　126，131，152
耐容上限量　78
高木兼寛　14
たばこ　117
卵類　46
多様化　132
短期目標　52
炭水化物　11，43，127，153，154，161，164，166
単独生活者　149
たんぱく質　11，38，42，127，128，131，142，153，155，167，175，176，199
たんぱく質・エネルギー栄養失調症　208
たんぱく質・塩分コントロール食　175

たんぱく質調整食品　177
地域高齢者等の健康支援を推進する配食事業の栄養管理に関するガイドライン　144
地域抱括ケアシステム　10
地域保健　7
地域保健法　7，32
チーム医療　8，189
チームティーチング　62
地産地消　90，132，191
窒素化合物　176
中期目標　52
中高年　150
中性脂肪　167
聴覚媒体　66
長期目標　52
調査票　40
朝食欠食　11，49，127，131，152
超低エネルギー食　163
直腸性便秘　180
治療計画　189
痛風　170
つわり　116
提案　74
低栄養　10，19，47，82，131，145，150，177，188，199，207
低出生体重児　30，116
低たんぱく質食　177，178
ディベート　64
鉄　38，131，135，153，181，208
鉄欠乏性貧血　131，153，181
電解質　180
討議形式　62
動気づけ面法　71
糖尿病　11，19，23，46，91，116，136，164，187
糖尿病神経障害　164
糖尿病腎症　164
糖尿病網膜症　164
動物性脂質　43
動物性たんぱく　43
動脈硬化性疾患　167，173
動脈硬化症　173
トータルヘルスプロモーションプラン（THP）　136，202
特定給食施設　10，28，185

特定健康診査・特定保健指導　8，33，54，135，202
特定集団　54
特別管理加算　8
特別食　159，185，187
特別食加算制度　18
特別治療食　159，187
特掲診療料　188
トランス脂肪酸　170
トランスセオレティカルモデル　54，57
鳥インフルエンザ　22
トリグリセライド　167

な
内臓脂肪　135，162
内臓脂肪型肥満　135，162
ナッジ　59
軟菜　125
軟食　125
ニーズ・アセスメント　51，54
肉類　46，90
二次性糖尿病　165
二重エネルギーX線吸収法（DEXA）　39
日本食品標準成分表　86
日本食品標準成分表（八訂）　80
日本人の食事摂取基準　77
日本人の食事摂取基準（2025年版）　23，77
日本農林規格等に関する法律　32
日本肥満学会　38，162
入院栄養食事指導料　9，187
入院患者　81
入院時食事療養　8，187
乳児　30，113，154，192
乳児期　120
乳児用調整粉乳　121
乳類　46
尿酸　170
尿蛋白量　177
尿毒症　176
人間理解　51
妊産婦　30，113
妊産婦のための食事バランスガイド　115
妊産婦のための食生活指針　113
妊娠期　113
妊娠高血圧症候群　116，172

さくいん

妊娠中毒症　116
妊娠糖尿病　116，165
妊娠前からはじめる妊産婦のための
　食生活指針　114
認知再構成法　58
認定こども園　198
妊婦・産婦食　189
年齢調整死亡率　90
脳血管疾患　91，141
農林水産省　21，88
農林物資の規格等に関する法律　32

は

パーソナル・コミュニケーション
　68
背景要因　61
ハイリスク・アプローチ　35
バズセッション　63
話し方　68
パネルディスカッション　63
歯の健康　23
半定量食物摂取頻度調査法　37
反応妨害・拮抗　58
ピアエデュケーション　64
非アルコール性脂肪性肝疾患　172
非言語的コミュニケーション　68
非言語的要素　67
被災地　154
非ステロイド抗炎症薬　179
ビタミンA　117，208
ビタミンB₁　14，153
ビタミンC　38，153
ビタミンD　127
ビタミンK　174
否定質問　73
肥満　19，39，89，113，116，
　125，152，162，183，198，
　207
肥満者　135，165
肥満症　162
肥満症治療食　162
病院　187
病院給食　187
評価　52，56
標準体重　127，161
秤量法　35
比例案分法　42
貧血　39，116，131，153，181
貧困　23，134，183，205

フィードバック　103
フード・アクション・ニッポン　90
フードガイド　83，205
フードスタンププログラム　205
フォーミュラ食　163
フォーラムディスカッション　63
副菜　21，86，125，139，152，
　199
副食　176
不特定集団　54
フリーディスカッション　62
プリン体　171
ブレインストーミング　63
プレゼンテーション　66
ヘモグロビン　181
ヘモグロビンA1c値　47
ヘルスビリーフモデル　57
偏食　89，131，193
便秘　180
保育所　9，129，184，192
保育所保育指針　10
防御因子　178
保健指導　3，8，28，30
保健所　7
保健所法　14，17
母子保健法　30
母性　30
母乳　116，119，120
哺乳量　120
ポピュレーション・アプローチ　35
本態性高血圧症　172

ま

マス・コミュニケーション　68
マネジメントサイクル　5，51，52
マラスムス　208
慢性下痢　180
慢性糸球体腎炎　160
慢性疾患　128，138
慢性腎臓病　175，176
未来質問　73
無関心期　54
無酸素運動　153
虫歯　128
メタボリックシンドローム　23，91，
　135，170
メッツ　94
目安量　35，78
目安量法　35

免疫物質　120
目的分析　52
目標設定　4，52
目標量　78
問題志向型システム　189
問題抽出　51
問題分析　51
文部科学省　21，133，193

や

野菜類　45
夜食　131，160，198
やせ　21，46，82，113，116，
　131，182
有酸素運動　153，168，174
葉酸　116，182
幼児　30，123，192
幼児期　123，193
幼児食　121
養生訓　13
幼稚園　196
洋風化　18

ら

ライフスキル教育　64
ラウンドテーブルディスカッション
　62
ラポール　69
リテラシー　101
離乳　119，120，121
離乳食　119，120，121
リバウンド　164
リポ蛋白　167
流動食　188
リン　127，175
リン酸塩　127
るいそう　182
レディネス　61
老人福祉施設　10，199
労働　202
労働安全衛生法　31，136
ロールプレイ　64
ローレル指数　127

わ

ワークショップ　64
ワルファリン　174

エスカベーシック
栄養指導論

2012 年 4 月 15 日	第一版第 1 刷発行
2016 年 9 月 30 日	第一版第 3 刷発行
2018 年 4 月 1 日	第二版第 1 刷発行
2023 年 3 月 31 日	第二版第 3 刷発行
2025 年 4 月 1 日	第三版第 1 刷発行

編著者　古畑　公／田中弘之

著　者　藤澤由美子／円谷由子
　　　　荒井裕介／岩瀬靖彦
　　　　笠原賀子／風見公子
　　　　服部富子／本田佳代子
　　　　三田陽子／改元　香
　　　　阪田直美

発行者　宇野文博

発行所　株式会社 同文書院
　　　　〒112-0002
　　　　東京都文京区小石川 5-24-3
　　　　TEL　(03)3812-7777
　　　　FAX　(03)3812-7792
　　　　振替　00100-4-1316

DTP　美研プリンティング株式会社
印刷・製本　美研プリンティング株式会社

© T.Furuhata, H.Tanaka et al., 2012

Printed in Japan　ISBN978-4-8103-1531-8

●乱丁・落丁本はお取り替えいたします